温病理论与病毒性疾病防治

主　编　张思超

编　委（以姓氏笔画为序）

万广宋　王晓君　刘亚娟　刘　毅　孙美灵
张　诏　张义敏　宋素花　李文娟　尚　青
周　琪　展照双　郭永胜　高　丹　翟云云

山东科学技术出版社

图书在版编目（CIP）数据

温病理论与病毒性疾病防治 / 张思超主编 . —济南：山东科学技术出版社，2017.1（2021.1 重印）

ISBN 978-7-5331-8629-6

Ⅰ . ①温… Ⅱ . ①张… Ⅲ . ①温病学说②病毒病—防治Ⅳ . ① R254.2 ② R511

中国版本图书馆 CIP 数据核字 (2016) 第 298924 号

温病理论与病毒性疾病防治

WENBING LILUN YU BINGDUXING JIBING FANGZHI

责任编辑：马　祥

主管单位：山东出版传媒股份有限公司

出 版 者：山东科学技术出版社

地址：济南市市中区英雄山路 189 号

邮编：250002　电话：（0531）82098088

网址：www.lkj.com.cn

电子邮件：sdkj@sdcbcm.com

发 行 者：山东科学技术出版社

地址：济南市市中区英雄山路 189 号

邮编：250002　电话：（0531）82098071

印 刷 者：北京时尚印佳彩色印刷有限公司

地址：北京市丰台区杨树庄103号乙

邮编：100070　电话：（010）68812775

规格：32 开（880mm×1230mm）

印张：10.75　　**字数：**260 千

版次：2021 年 1 月第 1 版 第 2 次印刷

定价：58.00 元

主　编　张思超

编　委　（按姓氏笔画排序）

万广宋　王晓君　刘亚娟　刘　毅　孙美灵

张　诏　张义敏　宋素花　李文娟　尚　青

周　琪　展照双　郭永胜　高　丹　翟云云

前 言

病毒是严重威胁人类健康的一种病原体,能导致流行甚至世界大流行。随着气候的极端变化,地球变得越来越暖,病毒性疾病的发病率愈来愈高,不仅成为一年四季的临床常见病、多发病,而且多数具有起病急、来势猛、变化快、传变多等特点。新中国成立以来,经过医务界的努力,多数强烈的病毒病已被控制,但少数又重新蔓延和流行。还有不少新的病毒性疾病陆续被发现,2003 年的“非典”,2009 年、2013 年的禽流感,2014 年的埃博拉等病已严重威胁人类健康。导致新病毒病出现和旧病毒病死灰复燃的因素有:国际航空旅游业的发展;大城市增多,但缺乏足够的卫生配套设施;食品贸易的全球化;森林的人为破坏;抗生素的滥用等。目前,抗生素的发展可以说是日新月异,为治疗多种疾病提供了有效的途径,但对于病毒性疾病,抗生素疗效不明显,并出现了耐药性、毒副作用等问题。青霉素的发现使人类平均寿命提高了几十岁,但正像蒸汽机把人类带入大工业生产时代一样,病毒性疾病滥用抗生素对人体内部环境的强度污染,正向全人类敲响警钟。

中医中药以其独特的魅力在国内外医学界树立了良好的口碑,一些中药在治疗病毒感染性疾病方面具有显著的临床效果,其中以卫气营血、三焦辨证为理论内涵的温病学理法方药,为解决当前发生较多的病毒性疾病,开辟了广阔的前景。温病中常用的金银花、连翘、黄芩、青蒿、柴胡等抗病毒作用突出,温病中常用方剂,如银翘散、白虎汤、蒿芩清胆汤、麻杏石甘汤、小柴胡汤等,对于病毒性疾病发热有良好的退热效果,且能明显改善临床症状及减少并发症的发生。因此，深谙温病理论，研讨其临床应用，充分发挥中医药在治疗病毒性疾病中的优势和潜力，对于丰富和发展中医药抗病毒疾病理论，创新治疗病毒性疾病新方法，筛选有效抗病毒方药，提高人类健康福祉，具有积极意义和时代需要性。

本书基于温病学理论，结合人类病毒病发病特点，系统介绍了温病与病毒性疾病的关系，病毒性疾病的温病病因、病机、治则及病毒性疾病的卫气营血证治方药，并结合现代临床及实验研究，总结了温病理论指导病毒性疾病证治思路及温病某些方药的抗病毒作用机理，以期丰富温病防治病毒性疾病理论和方法。书中涉及国家禁用药材，如犀角等，用替代品。

本书对于中医、中西医、中药等科研、教学、临床的工作者有重要参考价值和实用价值，也适用于从事病毒性疾病基础研究、卫生防疫人员以及研究生参考。

本书由中国国家科技部项目“治疗温病的中药新药研发”（编号：2014ZX09509001－001）及山东省高校中医药抗病毒协同创新中心项目“病毒性疾病的中医温病文献研究”（编号：XTCX2014A－01）资金资助。

目录

第一章 温病定义、分类及相关概念 …………………………… 1
第一节 温病定义及特点 …………………………… 1
第二节 温病的范围及分类方法 …………………………… 6
第三节 温病与温疫 …………………………… 8
第四节 温病与病毒性疾病关系 …………………………… 9
第二章 病毒性疾病的温病病因 …………………………… 11
第一节 疫病病因古代论述 …………………………… 11
第二节 病毒性疾病的现代温病病因 …………………………… 21
第三章 病毒性疾病的治则治法 …………………………… 28
第一节 病毒性疾病治则 …………………………… 28
第二节 病毒性疾病常用治法 …………………………… 32
第三节 病毒性疾病兼夹证治法 …………………………… 45
第四章 病毒性疾病的温病辨证与治疗 …………………………… 48
第一节 卫气营血辨证及三焦辨证理论 …………………………… 48
第二节 卫气营血证治 …………………………… 59
第五章 病毒性疾病的中医预防 …………………………… 114
第一节 古代疫病预防 …………………………… 114
第二节 疫病预防原则 …………………………… 129
第三节 疫病预防方法 …………………………… 136

第六章 抗病毒中药新药的研发 …… 152
第一节 中医理论构建 …… 152
第二节 中医抗病毒新药组方原则 …… 155
第七章 常见病毒性疾病温病辨治思路及研究概况 …… 164
第一节 病毒性脑炎 …… 164
第二节 病毒性肝炎 …… 169
第三节 流行性出血热 …… 172
第四节 传染性非典型肺炎 …… 175
第五节 麻疹 …… 185
第六节 流感 …… 191
第七节 艾滋病 …… 199
第八节 手足口病 …… 207
第九节 病毒性胃肠炎 …… 215
第八章 温病常用方剂的抗病毒作用研究 …… 221
第一节 卫分证方剂 …… 221
第二节 气分证方剂 …… 231
第三节 营分证方剂 …… 249
第四节 血分证方剂 …… 260
第九章 温病常用中药的抗病毒作用研究 …… 272
第一节 解表药 …… 272
第二节 清热药 …… 285
第三节 化湿药 …… 309
第四节 开窍药 …… 317
第五节 补虚药 …… 324

第一章 温病定义、分类及相关概念

第一节 温病定义及特点

一、温病的定义

某些病毒性疾病属于温病范畴，熟知温病的定义，则能判断某些病毒性疾病是不是属于温病。温病是由温邪引起的，以发热为主症，具有热象偏重、易化燥伤阴等特点的一类急性外感热病。这一定义指出了温病病因是温邪，其性质属热，而证候及病机的特点为热象偏盛，易化燥伤阴。由此可见，温病是外感病中以发热为主症的一类急性热病，它既不同于感受寒邪所引起的外感病，也区别于内伤发热性疾病，温病不是指一种具体的病证，而是包括了许多热性病在内的一类疾病。病毒性疾病属于温病中的一类，临床上如果见到某些病毒性疾病，以发热为主，在病机演变上有热象较著等特点，则属于温病，可按温病学理论辨治。

二、温病的特点

温病在发生、发展及临床表现等方面具有共同的特点，这些特点是确立温病概念、鉴别温病与非温病的主要依据。

（一）致病因素特异

温病之所以不同于风寒性质的外感病，也不同于发热性质的内伤杂病，其主要的原因在于温病是由特异的致病因素“温邪”

引起。

把温病的各种致病因素统称为“温邪”，始见于叶天士《温热论》中所说的“温邪上受，首先犯肺”。温邪包括了风热病邪、暑热病邪、湿热病邪、燥热病邪、伏寒化温等病邪，温邪的特异性体现在其致病是从外侵袭人体，发病后病证的温热性质显著，在病变过程中易消耗人体阴津，不同的温邪大多具有特定的侵犯部位等。

（二）多有传染性、流行性、季节性、地域性

大多数温病是感受温邪而引起，并可通过各种途径传播给他人，这就是所谓的传染性。古人很早就已了解到许多疾病具传染性，其中具有明显传染性并能引起流行者则称为“疫”。传染性在《内经》中称“染易”，如《素问·刺法论》称：“五疫之至，皆相染易。”易，即移的意思，染易指温邪在人群中移易、传染。刘完素《伤寒标本心法类萃》称疫疠为“传染”，并列有传染专节。吴又可《温疫论》把通过空气感染的称为“天受”，通过直接接触感染的称为“传染”，他说：“邪之所着，有天受，有传染。”可见当时已明确认识到病邪或可通过口鼻呼吸进食，或可通过直接接触等途径，传染给其他人，引起人群间的相互传播。

温病与西医学所说的传染病在概念上有内在的联系，但是也有所不同。西医学中的急性传染病多数具有温病的特征，所以属于温病范围，而西医学中的狂犬病、破伤风及大部分寄生虫病等，虽然具有传染性，但不具备温病的特性，所以不属于温病的范围，故不能说急性传染病就是温病。此外，西医的大叶性肺炎、中暑等疾病虽具有温病的特征，属于温病范围，但无传染性，所以也不能说所有的温病都有传染性，传染病中也有少数病种不属于温病。病毒性疾病也是如此，有些传染，有些则不传染。

流行性是指温邪在人群中连续传播，引起程度不等的蔓延、扩散。温病由于具有传染性，所以在一定的条件下，可以造成在人群

中的连续传播，引起在同一时期内同一疾病在一定范围内的蔓延。如流行范围极广，甚至蔓延到世界各地的称为大流行。如在短时间内（数日内）有大量的病例集中发生，称为暴发。由于自然地理和气候条件，某些温病只在一定地区流行，称为地方流行。有些温病多散在发生，而可以引起流行的温病在一定条件下也呈散在发生而不表现出明显的流行性。古代称流行性为“天行”或“时行”，而且也早就认识到流行的程度有所不同。如宋代庞安常《伤寒总病论》就说：“天行之病，大则流毒天下，次则一方，次则一乡，次则偏着一家。”指明了流行程度的不同。决定温病的流行程度及范围的因素是多方面的，有的取决于疾病本身的因素，如某些温病传染性强，就容易引起传染和较大范围的流行，反之就不易流行或不易发生大范围的流行。病毒性疾病的流行，符合温病的流行特点。

季节性指温病的发生与特定的季节气候条件有关。正因为温病具有这一特性，因此又称温病为“四时温病”。温病之所以会表现出季节性，一是因为一年四季的气候及变化不同，所形成的温邪各具特性。例如春季温暖多风，故多风热病邪为患，容易发生风温（多见呼吸系统病毒性疾病，如麻疹等）；夏季暑热炎蒸，故多暑热、暑湿为患，容易发生暑温、暑湿等（常见中枢神经系统病毒性疾病，如乙脑等）；长夏季节，天气炎热，湿气较重，故多湿热致病，容易发生湿温（常见消化系统病毒性疾病，如病毒性胃肠炎等）；秋季燥邪主令，多燥邪为患，故多发生秋燥等。二是因为在不同的季节里，不同的气候条件会影响人体的反应性及抗病能力。例如冬春季节肺卫功能易于失职，为风热病邪的入侵提供了条件，此时若气候发生变化，如应寒而反暖，或温风过暖，腠理开疏，风热病邪容易侵入肺卫，发生风温。夏秋之交的季节，湿热或暑湿之气较盛，人体的脾胃功能容易呆滞，运化力减弱，不能运化水谷之湿，易致湿邪停聚，此时若感受湿热之邪，更易损伤脾胃，内湿与外湿相合，而导致湿温、暑湿的发生。

温病的发生与流行还常表现出一定的地域性。我国疆域辽阔,地形有高山、平原、盆地、沿海等异,气候条件有寒凉、湿热、干燥、润湿之分,对温邪的形成和致病会产生不同的影响。同时,不同地域的人,体质类型、生活习惯、卫生条件等方面均有差异,对不同温邪的感受性、传播、流行等会产生种种影响,导致温病产生及流行具有地域性特点,即一些温病在某一地域较易发生,而在其他地域则较少见。例如,我国东南沿海地区气候较为炎热而潮湿,所以湿热类温病较易发生,如乙脑,发生在南方,夹湿者多。叶天士在《温热论》中就提出"吾吴湿邪害人最广",陈平伯在《外感温病篇》进一步说明:"东南地卑水湿,湿热之伤人独甚。"四川盆地湿气不易通畅散发,湿度大,雾日多,日照时间短,气温高,这样的气候条件构成了湿热病的重要发病条件,所以湿热性温病也较为常见。岭南地区夏季炎热多雨,多暑温及暑湿为患。同时,气候炎热潮湿,蚊虫孳生,易导致疟邪传播,故疟疾发病较多。又如某些地区虱子、跳蚤较多,为疫疹的发生及流行提供了条件。当然,所谓地域性并不是绝对的,有一些温病的地域性特点并不明显,如风温等,而有些具有明显地域性的温病也可在非流行地区发生。

(三)病理变化有一定的规律性

温病在病变发展过程中的病理变化具有一定的共性,可以划分为若干个阶段,其发展过程及每个阶段的病理变化有一定的规律性。这是温病区别于内伤杂病的重要标志之一。

温病病理变化的规律性,表现在温邪由表传里,由浅入深,病情由轻到重,性质由实转虚。即在温病初起阶段,病位较浅,病情较轻,随着病邪的传里,病情加重,经过邪正相争,正气渐渐消耗,由邪实之证而渐现虚象。如病邪能渐退,症状得以减轻,正气渐复,即可得愈;如正不敌邪,正气外脱,即可引起死亡;如邪去而仍有痰瘀内阻不去,在恢复期后可留有后遗症。

从温病病程发展的全过程来看,其病理变化是在温邪的作用下,导致人体卫气营血及三焦所属脏腑的功能失调及实质损害。一般来说,在温病的开始阶段是以人体功能失调为主,而在病情严重阶段,就有明显的实质损害,包括脏腑受损和阴液正气的耗伤,甚则引起阴竭阳脱。

(四)临床表现有特殊性

温病临床表现有一定的特殊性,主要表现为起病急骤,来势较猛,传变较快,变化较多,在证候表现上,则表现为热象偏高,以发热为主症,易化燥伤阴,并可出现一些危重病证。

发热是温病必见之症,是温病最基本、最主要的临床表现。在症状表现上,除发热外,常有口渴、心烦、溲赤、舌红、脉数等热症存在。

温邪伤阴是温病的基本表现,正如《温病条辨》所说:“温热,阳邪也,阳盛,伤人之阴也。”病在上焦多伤肺阴,症见口鼻、咽喉干燥,干咳无痰,或有少许黏痰;病在中焦多伤胃阴,症见口渴欲饮,食少,舌绛光亮如镜;病邪深入下焦多伤肝肾之阴,症见低热,神倦,颧赤,手足心热甚于手足背,甚而手足瘛疭,舌干绛而萎等。有的温病易导致肺胃阴伤,有的则易形成肝肾阴伤,一般来说,后者的阴伤程度更为深重。

在温病病程中还容易出现斑疹,并可发生动风、动血、闭窍等险恶证候。

以上所说的温病共同特点,是就温病的总体而言,这些特点在不同的温病中可显示出程度上的差别及自己固有的特性,因此,不同的温病又具个性,不可一概而论。

第二节　温病的范围及分类方法

一、温病的范围

温病的范围较广泛，外感热病中除风寒性质的急性病皆可属于温病范围，一般教材及参考书中则以四时温病为主，有风温、春温、暑温、湿温、伏暑、秋燥、大头瘟、烂喉痧等。另外，还有本属于温病范畴的疫毒痢、瘟黄、麻疹、白喉、百日咳、疟疾、霍乱等，按传统分科方法已归列于内科、儿科、喉科等相关学科中。

在历代文献中，对温病范围的论述随着中医外感热病学的发展，对温病的认识不断深化，温病的范围逐渐扩大，病种逐渐分化，至明清时期温病学说形成时，温病的范围已较为广泛，例如《温病条辨》就有风温、温热、温疫、温毒、暑温、湿温、秋燥、冬温、痢疾、黄疸等病种。

西医学中有部分疾病可划归温病范围，一般来讲有以下几类：具有温病特点的急性传染病。其中常见的病毒性疾病有流行性感冒、麻疹、风疹、流行性腮腺炎、传染性单核细胞增多症、流行性乙型脑炎、流行性出血热、登革热和登革出血热等；常见的细菌性疾病有伤寒、副伤寒、沙门氏菌属感染、霍乱、猩红热、流行性脑脊髓膜炎、白喉、百日咳等；立克次体病如流行性斑疹伤寒、地方性斑疹伤寒等；螺旋体病中的钩端螺旋体病；原虫病中的疟疾等。具有温病特点的某些急性感染性疾病及综合征，如大叶性肺炎、支气管肺炎、败血症、感染性休克、成人呼吸窘迫综合征、弥散性血管内凝血等。近年来也有人把急性泌尿系统感染、急性胆道感染等归属于温病的范围。具有温病特点的其他发热性疾病，如中暑、变应性亚败血症、急性白血病等。

温病的命名有不同的依据，归纳起来大致有以下几方面：一是根据发病季节命名，例如发生在春季的称春温，发生在冬季的称冬温。二是根据四时主气命名，如风温、湿温、暑温。因为春天的主气是风，故称风温；夏天的主气是暑，故称暑温；长夏季节的主气是湿，故称湿温。三是根据季节与主气结合命名，如秋燥，因其发病季节是秋季，秋天的主气是燥，故名秋燥。四是根据特殊的临床证候命名，如大头瘟、烂喉痧。临床表现为头面肿大、灼热疼痛者，定名为大头瘟；而临床表现为咽喉红肿，甚至糜烂疼痛、肌肤丹痧密布者，则命名为烂喉痧。如流行性腮腺炎则属于大头瘟。五是根据流行情况命名，如将能引起广泛流行的温病叫温疫，或称天行病、时行病等。实际上，温疫或天行病、时行病，不是单一的病种，而是温病中具有强烈传染性甚至引起流行的一类疾病，上述一些温病如引起了大范围的流行，都可以称之为温疫。

二、温病的分类

目前较常用的分类方法大致有以下两种：一是根据病证的性质分类。即根据温病的临床证候表现是否兼夹湿邪，将温病大体分为温热类和湿热类。温热类温病包括风温、春温、暑温、秋燥、大头瘟、烂喉痧等，湿热类温病包括湿温、暑湿、伏暑等。但应明确，温热类温病在病程中也可夹湿，由于其在病证性质上仍热象显著，如风温在初起时，也可夹有湿邪，但仍以表热证为主要特点，在其后的病理演变上也以热象显著为主，所以应归属于温热类温病；而湿热类温病在病之初起往往湿象表现较突出，甚至以湿邪的表现为主，然后再化燥化火。临床上某些符合温病的病毒性疾病可按夹湿与不夹湿分为两类进行辨治，如病毒性脑炎，可按夹湿与不夹湿分为两大类，通过舌苔的干腻及有无湿邪的一般症状，如肢体困重、胸脘痞闷、纳呆等判断。二是根据发病的迟早及初起是否见里热证而分类。感受病邪后立即发病,而且病发于表的称为新感类温病。这类温病的特点是初起多以表热证为主,无明显的里热证候,如风温、暑温、暑湿、湿温、秋燥、大头瘟、烂喉痧等。凡感邪后邪气伏藏,过时而发,病发于里的温病为伏邪类温病。这类温病初起以里热证为主,若无新感引发,一般无表证,如春温、伏暑等。某些病毒性疾病,如艾滋病、流行性出血热等可按伏气温病论治。

第三节　温病与温疫

在中医文献中,尚有温疫的概念,与温病的概念每有混淆。病毒性疾病中,某些病有温疫的特征,具有强烈传染性,而有些病则属于一般温病,不传染或传染性弱。

一、温疫的概念

疫,是指一种具有强烈传染性,并能引起较大范围流行的一类疾病。温疫是指温病中具有强烈传染性,并能引起流行的一类疾病,因为这类疾病的属性是温热性质的,故称为温疫。此外,尚有与温疫概念相对应的寒疫、湿疫等病,其属性都不具温热性质,故不属于温病范围。

二、温病与瘟疫的关系

在中医古代文献中,关于温疫与温病概念的认识不尽相同。

(一)认为温病流行时即为温疫

有的文献指出,许多温病在一定条件时能引起流行,这些条件包括传染源的存在(如来源于患者的“病气”、死亡患者及瘟死牲畜的“尸气”等)以及饥馑兵凶,或气候反常等,而温病一旦发生流行,就可称为温疫。王孟英说:“温湿一证,即藏疫疠在内,一人受之则为湿温，一方受之则为疫疠。”可见湿温在散发时称为湿温，如引起较大范围流行时则属于温疫，病名虽有不同，但仍属同一病种。

（二）认为温病即为温疫

代表性医家是吴又可，他在《温疫论》中说：“夫温者热之始，热者温之终，温热首尾一体，故又为热病即温病也。又名疫者，以其延门阖户，又如徭役之役，众人均等之谓也。”其后的杨栗山、戴北山等均宗其看法。这些医家强调温病与温疫相同，是基于温病必具传染性、流行性的认识而提出的。

（三）认为可按传染与否区别温疫、温病

持这种见解的医家认为，温疫是与温病不同的一类疾病，而其区别在于是否传染，传染的为温疫，不传染的为温病。其代表医家为陆九芝，他在《世补斋医书》中说：“温为温病，热为热病，……与瘟疫辨者无它，盖即辨其传染不传染耳。”可见陆氏以传不传染把温病与温疫区分为不同的两类疾病。这一观点表面上似乎有理，但忽视了温病与温疫并不是完全不同的二类疾病。实际上，具有传染性的温病，在不具备流行的条件时，也不至于引起流行，而呈散在性发病，这时只能称为温病而不能称为温疫，如具备了流行的条件，发生了流行就可以称为温疫，然而仍是同一种疾病。

第四节　温病与病毒性疾病关系

“病毒”二字古代文献并无论述，其导致的以发热为主的病毒性疾病，多属于中医的“温病”范畴。虽然病毒性疾病的临床表现不一，一种病毒可引起多种不同的临床症候群，而同一种临床症候群也可由多种不同病毒所引起，但多可见发热、咳嗽、头痛、腹胀、便秘、出血、神昏、谵语等症，多具有温病明显的卫、气、营、血病理过程。从病毒性疾病的临床表现和病因病机特点来看，该病具备温病的一般特征，可归属于温病的范畴。如：流感、病毒性肺炎、传染性非典型肺炎等与温病中的“风温病”相似；病毒性脑炎、重型流感等与温病中的“春温病”相似；流行性乙型脑炎、登革热和登革热出血热、流感与温病中的“暑温病”相似；病毒性肠炎与温病中的“湿温病”相似；发生于秋冬季的重型流感、流行性出血热等与温病中的“伏暑病”相似；流行性腮腺炎与温病中的“大头瘟”相似。

在温病学发展鼎盛的明清时期，明代温病学家吴又可所著《温疫论》的问世，对具有强烈传染性和流行性的温疫病从病因、发病、治疗各方面提出了独特见解，在温病学发展史上产生了深刻影响。《温疫论》是我国第一部温病学专著，也是第一部传染病学专著；吴又可在《温疫论·原序》中提出温疫的病因非六淫邪气：“夫温疫之为病，非风、非寒、非暑、非湿，乃天地间别有一种异气所感”，此异气又称戾气、疠气。具有强烈传染性和流行性的病毒性疾病，可归属于温病的温疫范围。吴又可的许多学术观点具有先进性，对今天的病毒性传染病仍有很大指导意义。

第二章　病毒性疾病的温病病因

第一节　疫病病因古代论述

疫病是指具有强烈传染性和流行性的一类疾病，某些病毒性疾病发病时可呈现此类特点，因此，挖掘和整理古代疫病病因，对于防治具有强烈传染性的病毒性疾病有重要意义。

一、六气

“六气”，即风、火、暑、湿、燥、寒等六种自然界正常的气候变化。若其变化过度异常，即为六淫，可导致疫病的流行。众多非医学典籍中，已有关于疫病的记载，如《吕氏春秋》：“季春行秋令，则民大疫”，曹植《说疫气》：“建安二十二年，疠气流行，家家有僵尸之痛，室室有号泣之哀……此乃阴阳失位，寒暑错时，是故生疫”等，普遍认为疫病发生与气候失常有较直接的关系。

在以《黄帝内经》为代表的医学著作中，对于疫病病因则有了深层次的专业论述。

《素问·至真要大论》提出：“夫百病之生也，皆生于风寒暑湿燥火，以之化之变也，”概括性的指出六气异常，是一切疾病发生的普遍原因。《黄帝内经》记载运气失常，如“升降不前，气交有变，即成暴郁”“气过有余，复作布正，是名不退位”，强调了气候异常与疫病发生的关系[1]。《素问·刺法论》：“五疫之至，皆相染易，无问大小，病状相似”，论述了由于运气的升降异常，气机郁结，因而某一气运太过，导致瘟疫[2]。

《素问·本病论》中“木疫”“水疫”“火疫”“土疫”“金疫”五疫的发展，与六气异常关系密切，《伤寒论·伤寒例》提出“凡时行者，春时应暖，而复大寒……冬时应寒反大温。此非其时而有其气，是以一岁之中，长幼之病多相似者，此则时行之气也”[2]。《温病条辨》记载：“按《内经》有五疫之称，五行偏胜之极，皆可致疫。虽疠气之至，多见火证，而燥金寒湿之疫，亦复时有。”

简如《疫证治例》所言：“疫邪为六气失时之沴气”，具体如下。

（一）寒淫致疫

医圣张仲景在《伤寒论·序》中对伤寒病的流行及严重性描述为“余宗族素多，向余二百，建安纪年以来，犹未十稔，其死亡者三分有二，伤寒十居其七”。《伤寒论·太阳病》篇主要是讨论感受风寒的治疗及误治后变证的治疗，关于太阳病的论述在六经中是最多的，结合《伤寒论·序》以及当时文人对瘟疫的记述，可以判断张仲景当时遇到的寒性疫病较多[2]。

《伤寒总病论》论述了“时行寒疫论”，在所用圣散子一方后，附有苏轼的序文，苏轼“谪居黄州，连岁大疫，所全治至不可数”“至危笃者，连饮数剂，则汗出气通饮食渐进，神宇完复”。可以肯定，在历史上确有寒性瘟疫的发生，而且属于严重的传染病，可以危及生命，不容小觑。

《松峰说疫》强调寒邪致疫，书中言：“寒疫，不论春夏秋冬，天气忽热，众人毛窍方开，倏而暴寒，被冷气所逼即头痛、身热、脊强”；叶子雨《难经正义》记载：“寒疫初病，恶寒无汗，面赤头痛项强，盖得之毛窍开，而寒气闭之也，与伤寒异处惟传染耳”，都明确指出感受寒淫太过为寒疫之因。

（二）暑热致疫

《伤寒论·伤寒例》提出因热致疫，如“阳脉濡弱，阴脉弦紧者，更遇温气，变为温疫……"《伤寒补亡论》承其说"又或有春天行非节之气中人，长幼病状相似者，此则温气成疫也"。

刘完素《素问玄机原病式》中提出"六气皆从火化"的观点，并指出"怫热郁结"为热证主要病机，而疫病多属火、属热，即使是风、寒、燥、湿在疫病演变过程中也可化热甚至生火，故疫病治疗不可机械照搬《伤寒论》辛温解表之法，而应以降心火、益肾水为大法，从而开创辛凉解表、表里双解之法，如双解散、防风通圣散、六一散等，均对后世产生影响[3]。

《东垣试效方》论述大头天行病因为"夫身半以上，天之气也……此邪热客于心肺之间，上攻头目而为肿盛"，《松峰说疫》主张"瘟疫者，不过疫中之一证耳，始终感温热之疠气而发，故以瘟疫别之"，都重点论述了暑热致疫。

（三）燥淫致疫

《类证治裁》论述燥疫曰："疫为燥热毒疠，从无辛温发散之例，一切风燥辛热，皆不可犯"。《世医得效方》云："身体颤掉，不能自禁，或内热口干舌破，咽塞声嘶，名曰燥疫"，并提出了以大柴胡汤为主方的治法。《重楼玉钥续编》更提出以养阴清热汤加味治疗时行燥疫。《伤寒大白》："燥疫，即时行伤燥病也，燥热之症，多伤于手阳明大肠、手太阴肺，故燥火之症，每多烦渴喘逆，当用清燥之药，如人参白虎汤，清燥汤等，切忌温燥"，更描述了燥疫的发病及易伤肺、大肠。《伤寒用药赋》："燥疫，生地或麻子仁煎汤下，或冷水下"，谈到燥疫的用药特点，以润通泻下为主。从以上描述看，燥疫在历史上时有流行，也被医家所记载[4]。

（四）湿淫致疫

《世医得效方》："乍寒乍热，损肺伤气，暴嗽呕逆，或体寒发斑，咳嗽引气，名曰湿疫。"这是对"湿疫"较早的提法及症状描述。书中还论及"秋多淫雨，人患湿疫"，提到了湿疫与季节气候的关系,并以五苓散治疗。《普济方》也提出以“沃雪汤治湿疫等”。《伤寒大白》将其定义为:“湿疫,即时行伤湿病也”。《温热经纬》:“温疫白苔如积粉之厚,其秽浊重也,舌本紫绛,则邪热为浊所闭,故当急急透解。此五疫中之湿疫,又可主以达原饮,亦须随证加减,不可执也”,进一步阐明其时湿疫的证治[4]。

(五)风淫致疫

“风疫”最早见于《素问·刺法论》,但并没有过多论述,其后医家也未阐明。究其原因并非风疫少见,可能与识别不清有关。一者风邪易夹合其他邪气,二者风疫多为偏邪,三者风邪最易化热成毒,其致疫也应多具以上特征。例如,疫病黄疸、天行咳嗽等。《三因极一病证方论》有桂枝黄芩汤:“治风疫,脉浮数而不弱,头项痛,腰脊痛,发热恶风,其证皆如太阳伤风,但脉阴不弱,相传染为异耳。”这也是对风疫较完整的记载[4]。

二、伏气

《素问·阴阳应象大论》“冬伤于寒,春必温病”是中医伏气学说的肇始。《黄帝内经》“三年化疫”的理论,是中医伏气致疫说的极致,如《素问·刺法论》:“假令甲子,刚柔失守,刚未正,柔孤而有亏,时序不令,即音律非从,如此三年,变大疫也……如此即天运失序,后三年变疫……即地运皆虚,后三年变水疠……如此则天运化易,三年变大疫。”[5]伏气致疫,伏邪性质、邪伏部位、伏发条件各不相同,具体有如下论述。

(一)伏寒藏于骨髓、肾

《素问·疟论》认为,温疟的发生是由于“得之冬中于风寒,气藏于骨髓之中……此病藏于肾,其气先从内出之于外也”,明确指出春天疾病流行及温疟发生均是由冬季感受外邪,病邪内伏于人体一定的部位,不即发病,到来年春天或夏季,病邪或为新感引动,或因正气亏虚而自发。篇中还进一步指明了病邪伏藏的部位在骨、肾等，其发病的途径是由内而外发，开后世邪伏少阴说先声。[6]

（二）伏寒藏于肌肤

继承《黄帝内经》思想的《伤寒论》，在《素问·阴阳应象大论》："冬伤于寒，春必温病"基础上，提出"中而即病者，名曰伤寒。不即病者，寒毒藏于肌肤，至春变为温病，至夏变为暑病"，形成了伏寒成温的"伏气温病说"[7]。文中指出，冬季感寒，当时即发病者，称为伤寒。当时不发病，寒毒邪气伏藏于肌肤，至春、夏发病者，即是温病、暑病[8]。

（三）热伏于经

据《东垣试效方》载："泰和二年……民多疫疠，……俗云大头天行。亲戚不相访问，如染之，多不能救"，其病机为："此邪热客于心肺之间，上攻头目，面为肿盛"，处方以"黄芩、黄连，味苦寒，泻心肺间热以为君"，即普济消毒饮。对于这种大头天行，《证治准绳》引王好古言："热伏于经，以感天地四时非节瘟疫之气，所着以成此疾，至于溃裂脓出，而又染他人，所以谓之疫疠也。"

（四）血秽伏于命门

宋钱仲阳《小儿药证直诀》："小儿在胎，食五脏血秽，伏于命门，若遇天行时热或乳食所伤或惊恐所触，则其毒当出"，论述小儿麻疹属于"血秽"内伏，遇"天行时热""乳食所伤""惊恐"等发，属于伏气疫病。

（五）热毒伏于气血

《鼠疫约编》关于鼠疫提出"律以动静互根之义，无天气之鼓荡，焉能使地气之发舒。则言地气者，必兼言天气，其说乃全。但天气远而清，人所难见，地气近而浊，人所易见耳"。认为鼠疫是由天地阴阳热毒之气伏发于气、血而起。

（六）胎毒伏于脾肺

在《疹症宝筏》里郑奋扬详采了七个医家有关麻疹的论述，其中数个医家的论述都提到麻疹是由于患者内伏胎毒，遇天行时热不正之气而发，如张景岳《景岳全书·痘疹门》："疹虽非痘之比，然亦由胎毒蕴于脾肺，故发于皮毛肌肉之间，但一时传染，大小相似，则未有不由天行疠气而发者"；马之骥《疹科纂要》："盖麻疹亦属胎毒，乃系六腑蕴蓄积热发自脾肺二经，或受风寒或伤饮食，时气感触煽动心火燔烁肺金，肺主皮毛，故其邪发于皮肤之上，出为细疹遍身点点。"[9]

（七）疠气伏于膜原

吴又可论述温疫病机为"疫者感天地之疠气……今邪在膜原者……其热淫之气，浮越于某经，即能显某经之证"，提出邪伏膜原说；林之翰《温疫萃言》继承吴氏学说，"先伏而后行者，所谓温疫之邪，伏于膜原，如鸟栖巢，如兽藏穴，营卫所不关，药石所不及"。

（八）温毒遇温伏发

《诸病源候论·温病诸候》："有冬月天时温暖，人感其气，未即发病，至春又被积寒所折，毒气不得发泄，至夏遇热，温毒始发者"皆言毒遇温热而发，《时病论·冬伤于寒大意》中谓："温毒者，由于冬受乖戾之气，至春夏之交，更感温热，伏毒自内而发"，强调遇温热而发，本身温热属阳主升发，此时人体气机亦以升发为主，气机发动则伏温之毒外发而为病。

三、杂气

以吴又可、戴天章、杨栗山、余师愚等为代表的温疫学派，概括疫病病因，既不同于自然界的风寒暑湿燥火六淫，也不是伏寒化温，而是经口鼻吸入的"杂气"，这是温疫学派有别于诸家、名立医林的特色。

《温疫论》在继承《诸病源候论》“乖戾之气”的基础上，创造性地提出自然界的一种特异性的致病因子是疫病的发生和流行的原因，并把这种致病因子称之为“杂气”，即“夫温疫之为病，非风、非寒、非暑、非湿，乃天地间别有一种异气所感”。合而言之，凡非六气、六淫，非其时之气者，余气皆总称为异气，即“杂气”；分而言之，根据气的甚弱、优劣和中病之轻重缓急，杂气又有毒气、疫气、厉气、时行之气之分。毒气乃杂气的一种成分或一种致病因子，“是知杂气之毒亦有优劣”；疫气隶属于杂气，故“疫气者亦杂气中之”；厉气为疫气中之甚者，“为病颇重，因名之厉气”“不可以常疫并论”；时行之气即疫气，染病“众之相同，皆时行之气即杂气为病也”。杂气之中致病力最强为病最重者，称为疠气或戾气[10]。这就突破了明以前的医家对温疫病因所持的时气说、伏气说、瘴气说以及百病皆生于六气的论点[11]。

吴又可同时还提出，不同的疫病，其所感受的杂气也各不相同，“至于无形之气，偏中于动物者，如牛瘟、羊瘟、鸡瘟、鸭瘟，岂但人疫而已哉。然牛病而羊不病，鸡病而鸭不病，人病而禽兽不病，究其所伤不同，因其气各异”。强调不同杂气致病具有不同种属选择性，或中人或中动物，相应的发病症状也有特异性，与近代“种属感受性”或“种属免疫性”有异曲同工之处。

林之翰《温疫萃言》继承吴又可的病因观，指出“先伏而后行者，所谓温疫之邪，伏于膜原……方其侵淫之际，邪毒尚在膜原，此时但可疏利，使伏邪易出。邪毒既离膜原，乃观其变，或出表，或入里，然后可导邪而出，邪尽方愈”。

杨栗山在继承吴又可《温疫论》杂气致病理论的基础上，认为温疫的发生，源于杂气，“杂气由口鼻入三焦，怫郁内炽，温病之所由来也”，其性质为“非温非暑，非凉非寒，乃天地间另有一种疵疠旱潦之毒气”[12]。

四、毒气

《说文解字》:“毒,厚也”,《素问·五常政大论》王冰注:“夫毒者,皆五行标盛暴烈之气所为也”,陈耕道《疫痧草》:“家有疫痧人,吸收病人之毒而发病者,为传染”,概括言之,毒者,一者邪气盛,二者可传染。作为疫病病因具体有如下特点。

(一)邪盛势猛

《感症宝筏·伤寒变证》云:“疫邪火毒,酿成斑疹,热毒蕴伏阳明,三焦俱病,是名温毒发斑。”《运气证治歌诀·三因司天运气方》说:“瘟之为病,虽有五运之分,要皆必有热毒。盖瘟疠郁蒸则成热,互相传染则成毒也”,均指火热极盛而化毒。

《温病合编·温毒大纲》言:“温毒,即温疫之秽浊最重者也。中物物死,中人人伤”;《温证指归·治温毒当与治痘毒同参》曰:“温毒有质皆伤,如枣得雾即枯,蟹得雾即死,人中之无论老幼强弱,一触即病……温毒燎原,势属燃眉”,强调温毒致病迅速,中即死伤,属于燃眉之势,真正体现毒邪有别于其他邪气的凶恶之处。

(二)多兼秽浊

《温病条辨·上焦篇》记叙:“温毒者,诸温夹毒,秽浊太甚也”,将温毒与秽浊合言,说明两者发病有内在联系。《随息居重订霍乱论》将霍乱归于“臭毒”,臭毒产生与环境秽浊不堪有直接关系,如“人烟繁萃,地气愈热,室庐稠密,秽气愈盛,附郭之河,藏垢纳污,水皆恶浊不堪”。

(三)毒可染易

毒邪致病的传染性,是指毒邪可在动物之间,人与动物之间,人与人之间相互传染。其传染性极强,易于流行,可通过空气、食物等多种途径传播。人感受了乖戾之气而发病的,多可传染。如《诸病源候论·卷八·伤寒令不相染易候》:“若因岁时不和,温凉失节，人感其乖戾之气而发病者，此则多相染易，故须预服药，及为方法以防之”。[13]

五、虫邪

人处天地之间，为五虫之裸虫，与天地间其余虫类接触密切，古人关于虫邪与疫病有如下记述：

（一）虫邪致疫

《诸病源候论·蛊毒病诸候·沙虱候》记载：“山内水间有沙虱，其虫甚细，不可见。人入水浴及汲水澡浴，此虫著身，及阴雨日行草间亦著人。”人群接触这种水，就有可能感染沙虱，进而成病，感染的人群多，“长幼之病多相似者”，即可为疫。

《诸病源候论·水蛊候》说：“此由水毒气结聚于内，令腹渐大……名水蛊也”，属于因皮肤接触了含有血吸虫幼虫的疫水而感染水蛊。

（二）虫邪传疫

刘松峰《松峰说疫》记载：“凡瘟疫之流行，皆有秽恶之气……入瘟疫之乡，是处动有青蝇”，这种青蝇，携带导致瘟疫流行的秽恶之气，飞向何处，即有可能将瘟疫染至何处。

六、温邪

叶天士博采诸家，总结以往，倡新感温病之说，将病因归于“温邪”，确定了温病的性质为温热[14]。温邪作为新感温病的病因，是具有温热性质的一类外感致病因素的总称，经后世发展为风热、暑热、湿热、燥热、温热、疫疠、温毒等七种具体邪气，感邪途径从口鼻而入，首犯部位为手太阴肺，其传变有逆传和顺传两种形式，创立了卫气营血学说，以阐明温病病机变化及其辨证论治规律[15]，以此为标志，温病学作为一门学科，其理法方药体系渐趋完善，为指导疫病以及其他病毒性疾病等的辨证论治提供了借鉴。

参考文献

[1]苏咏梅,陈梅.浅谈《内经》对疫病的认识[J].实用中医药杂志,2005,21(8):508.

[2]赵阳,伍昱,薛伯寿.略论寒疫源流[J].中国中医基础医学杂志,2003,9(12):7.

[3]孙伯欣.疫病流行因素分析与中医疫病理论创新的研究[D].武汉:湖北中医药大学,2010.

[4]桑希生.从《内经》五疫及其概念演变论疫病的分类[J].中国中医基础医学杂志,2011,17(10):1063-1064.

[5]顾植山.历代医家对疫病病因的认识[J].浙江中医药大学学报,2009,33(5):648.

[6]郝斌.伏气学说的源流及其理论的文献研究[D].北京:北京中医药大学,2007.

[7]李董勇.晋唐时期疫病病证认识浅析[J].湖南中医药大学学报,2012,32(1):4.

[8]刘景源.中医疫病学与温病学的历史沿革[J].中国中医药远程教育,2003(7):34.

[9]常亚利.清末福建医家郑奋扬疫病文献研究[D].福州:福建中医药大学,2010.

[10]王晓萍,周语平.浅谈吴又可《温疫论》的"杂气"病因说[J].甘肃中医,2006,19(3):1.

[11]岳冬辉.吴又可《温疫论》浅析[J].长春中医学院学报,2006,22(1):9.

[12]赖明生,朱平.杨栗山治疫思想探析[J].中医杂志,2013,54(4):355.

[13]朱爱松.《诸病源候论》有关"毒"的病因病机证候学理论研究[D].沈阳:辽宁中医药大学,2009.

[14]陈鹏.叶天士温邪理论琐谈[J].中医函授通讯,2000,19(1):21.
[15]马键,杨宇.温病学[M].北京:人民卫生出版社,2012:4.

第二节 病毒性疾病的现代温病病因

某些病毒性疾病属于温病范围,掌握了温病的病因,了解其致病特点,对于指导其临床的辨证论治有重要的意义。

中医病因学说是建立在"审证求因"的基础上的。温病的病因主要就是根据四时不同的气候变化,联系每种温病的发病和临床特点。以六淫的性质来归纳其病因的种类,故有风热病邪、暑热病邪、暑湿病邪、湿热病邪、燥热病邪等之分,这一认识方法贯穿了人与自然相适应的观点以及审证求因的思想,古代医家提出的"外感不外六淫,民病当分四气"就是这个意思。此外,疫疠病邪和温毒病邪也具有温热性质特点,所以也属温邪范围。

温邪致病具有共同的特性:①从外感受:温邪通过口鼻或皮毛从外而侵袭人体;②性质属热:温邪致病后,会出现发热及相关的热象;③季节相关:各种温邪的发生及致病多与一定的季节有关,因此温病的发生多有季节性,所以温邪又称为时令温邪,或简称时邪;④病位有别:不同的温邪各有不同的主要病变部位,如风热病邪侵犯的部位主要在肺,暑热病邪的主要病位在足阳明胃,湿热病邪则多犯足太阴脾等;⑤在一定条件下可以相互转化:如热灼成燥,热蒸湿动,寒郁化热等。

一、风热病邪

风热病邪是发生于冬春季节,具有风性特点及热性性质的一种复合外感病邪。春季阳气升发,气候温暖多风,易产生风热病邪,而且风热病邪也易侵袭人体为患。由风热病邪引起的温病称为风温。冬令气候异常，应寒而反暖，亦有风热病邪产生，人体也易感受其邪而发病。由冬季风热病邪导致的温病称为冬温。实际上，冬温也可以看作是冬季风温的别称，如王孟英说："冬月天暖，所感亦是风温"。某些肺系病毒性疾病的病因可参考风热病邪。

风热病邪的致病特点主要有以下几方面。

（一）多从口鼻而入，首先犯肺

因风性升散、疏泄，伤于风者，上先受之，而人身肺位最高，通过呼吸与天气相通，故手太阴肺首当其冲，正如叶天士《三时伏气外感篇》说："肺位最高，邪必先伤"，因此临床常见发热，微恶风寒，头痛，少汗，咳嗽，口微渴，苔薄白，舌边尖红，脉浮数等肺卫表证。

（二）易损伤肺胃阴津

风与热都属阳邪，风热相搏，最易耗损阴津，即叶天士所说的"两阳相劫"伤阴。在变过程中，最易损伤肺胃阴津，症见口唇咽干燥，干咳不已，或痰少而黏，口渴，舌红少苔等。

（三）变化迅速，易逆传内陷

因风邪"善行数变"，温邪又具有"热变最速"的特性，故风热病邪侵入人体，变化较快。初起少数病例也会迅速发生"逆传心包"，出现神昏谵语等险恶之证，正如陆子贤《六因条辨·风温辨论》说："倘治失宜，传变最速，较诸温热，则尤险也"。

二、暑热病邪

暑热病邪是在夏季火热之气化生，由暑热病邪引起的温病为暑温。某些病毒性疾病，如乙脑病因可参考此。

暑热病邪的致病特点主要有以下几方面。

（一）伤人急速，径犯阳明

暑热炎蒸，伤人急速，往往可以直犯阳明气分，甚至不分表里渐次。初起可不见明显的卫分证,或停留卫分阶段短暂,很快出现暑热内炽的证候,如壮热,大汗出,头晕,面赤,心烦,口渴,脉洪大等,即叶天士所说的“夏暑发自阳明”。

(二)暑性酷烈,耗气伤津

暑热病邪属亢盛的火热之气,既易伤津,又易耗气,所以在病程中易见身热,汗出,口渴,齿燥,神倦,脉虚等症状。如津气耗伤过甚,可导致津气两脱。《素问·举痛论》说:“炅则气泄”,“炅则腠理开,荣卫通,汗大泄,故气泄。”即指出了暑邪能逼津液外泄,导致正气随津耗而伤,或气随津脱的致病特点。

(三)易直中心包,闭窍动风

暑热属火,与心气相通,故暑热病邪可直中心包,闭塞机窍,或在病程中易邪闭心包或引动肝风,可见神志昏迷、肢体抽搐等。

(四)易于兼夹湿邪,郁阻气分

由于夏季炎热,天暑下迫,地湿上腾,暑热既盛,湿气亦重,所以暑热病邪易兼夹湿邪,暑湿相搏,易郁阻气分,故叶天士说:“长夏湿令,暑必兼湿。暑伤气分,湿亦伤气”。

暑热如明显兼夹湿邪,又称为暑湿病邪。暑湿病邪虽然兼具暑邪和湿邪双重性质,但仍以暑热性质显著为特点。由暑湿病邪引起的温病有暑湿和伏暑,感而即病的为暑湿;伏至秋冬发病的名伏暑。暑湿病邪的致病特点与暑热病邪有所不同,主要表现在:易困阻脾胃,弥漫三焦;易伤络动血,耗损元气。但当暑湿病邪化燥后,其致病特点与暑热病邪相似。

此外,在炎暑之时,每因贪凉露宿,在感受暑邪时亦可兼夹寒湿为患,从而表现为暑湿内蕴,寒邪束表的病证。

三、湿热病邪

湿属阴邪,弥漫于天地之间,流布于四时之内,故湿热病邪四时均有，但长夏季节因气候炎热，湿易蒸动，雨水较多，湿气较重，故湿热病邪更易形成，并伤人尤胜，所以湿热病邪致病以长夏为多见。由湿热病邪引起的温病是湿温。某些病毒性疾病，如乙脑、手足口病、病毒性肠炎等病因，可参考此。

湿热病邪的致病特点如下。

（一）黏腻淹滞，传变较慢，病势缠绵

因湿属阴邪，黏腻淹滞，与阳热之邪相搏，则胶着难解，故汪廷珍称其“半阴半阳”“氤氲黏腻”。湿热病邪致病徐缓，在病之初起，往往以湿邪特性的表现为主，所以湿热病邪侵入人体后，来势较慢，发病较缓。在发病后，湿热病邪不似寒邪之一汗即解，热邪之一清而愈，其传变较慢，往往要经过一段时间后，湿邪才能逐渐化热，所以病程较长，缠绵难愈，瘥后易于复发。

（二）易伤脾胃，以脾胃为病变中心

阳明胃为水谷之海，太阴脾为湿土之脏，脾胃同属中土，而湿为土之气，与脾胃属同气相求、同类相从，所以湿热病邪侵入人体后，易趋中焦脾胃，使脾失升运，胃失和降，出现脘痞，腹胀，呕恶，便溏，苔腻等症状。

（三）困阻清阳，闭郁气机

因湿为重浊阴邪，所以具有闭阻清阳、阻遏气机运行之性。初袭人体时，其邪多郁遏于卫气，既有身热不扬，恶寒，头身困重，神情呆钝等卫阳受困的表现，又有湿郁气机的胸闷，脘满，腹胀等症状。此外，湿热病邪除了可化燥化火外，当湿邪久困时，有的可损伤阳气，甚至发生湿盛阳微的病理变化，症见畏寒肢冷、便溏、心悸、面浮、肢肿、舌淡、苔白滑等。

四、燥热病邪

燥为秋令主气，每逢久晴无雨，气候干燥之时，容易发生燥邪为患。燥邪有寒热两种不同属性：一般来说，早秋季节，如秋阳以曝，则易形成温燥病邪；晚秋初凉，多为凉燥。由燥热病邪引起的温病是秋燥病。某些发于秋季的肺系病毒性疾病可参考此病因。

燥热病邪的致病特点如下。

（一）病位以肺为主

燥为秋令主气，肺属燥金，同气相从，燥热病邪易先侵犯肺经。初起以肺卫见症为主，症见发热，微恶风寒，口鼻干燥，咳嗽少痰等。

（二）易燥伤津液

燥热病邪易伤人体阴津，由于其病位在肺，所以特别容易耗伤肺胃之阴液，症见口渴，口鼻、唇咽及皮肤干燥，咳嗽无痰或少痰，大便干结，舌苔少津等。少数严重者，出现真阴耗伤的病理变化。

（三）易从火化

当燥热病邪热势亢盛时，可从火化，燥热化火，上干清窍，症见耳鸣、目赤、龈肿、咽痛等。

五、伏寒化温病邪

《素问·生气通天论》说“冬伤于寒，春必温病。”即认为冬季感受寒邪，当时未发病，寒邪内郁日久化热，到春季再发病，称之为伏寒化温。由伏寒化温病邪引起的温病是春温。对于某些病毒性疾病，如流行性出血热等，可参考此病因辨治。

伏寒化温病邪的致病特点如下。

（一）邪气内伏，病自里发

如内蕴里热激发，则急起发病，初病即见里热炽盛证候，或见灼热，烦渴，尿赤，舌红苔黄等气分证，或见斑疹，神昏，舌绛等营（血）分证。如有新感引发则可见表证。若逢阴虚火旺之体，则易成燎原之势，病邪迅速充斥气血表里。

(二)病情复杂多变,易闭窍、动风、动血

郁热内炽,易损伤血络,迫血妄行,引动肝风,内闭心包,出现斑疹,痉厥,神昏等。

(三)易耗伤阴液,后期多伤肝肾阴伤

阳热燔灼,易劫夺阴津,病程后期,多耗伤肝肾之阴,出现身热,颧赤,口燥咽干,脉虚,神倦,或手足蠕动,舌干绛而萎等。

六、疠气

疠气又称为厉气,或疫疠之气,因其致病暴戾,亦称戾气。疠气是六淫邪气中具有强烈传染性,并能引起播散、流行的一类致病因素。疠气分为温热性质和寒凉属性两大类,属温热性质者能引起温疫的发病、传染、流行。某些传染性较强的病毒性疾病,其病因发病可按此考虑。

疠气的致病特点如下。

致病力强,常常无分老幼,众人触之即病;多从口、鼻而入,有特异的病变定位,即所谓专入脏腑经络,专发为某病;具有强烈的传染性,易引起流行;病重多变:疠气为病严重,病情凶险,传变迅速,症状复杂多变。

七、温毒病邪

“毒”作为温病病因的记载最早见于《素问 · 刺法论》,认为“避其毒气”可令五疫不相染易。东晋时期葛洪认为温病是疠气兼夹“鬼毒”相注。尤在泾说:“毒者,邪气蕴蓄不解之谓。”清代温病学家邵步青有论温毒的专著《温毒病论》。现代许多学者也提出毒寓邪中的见解。可见毒邪作为温病的致病因素古今一致认可。

温毒病邪是指六淫邪气蕴蓄不解而形成的属性为温热性质的

一类致病因素。因其致病与时令季节相关,并能引起流行,故又称为温热时毒。温毒病邪包括风热毒邪、暑热毒邪、湿热毒邪、燥热毒邪、温热毒邪等。某些表现为头面部病变的病毒性疾病病因,可考虑此因。

温毒病邪的致病特点如下。

(一)攻窜流走

温毒病邪可内攻脏腑,外窜经络、肌腠,上冲头面,下注宗筋、阴器,其病变部位的差异与温毒病邪的性质及感邪轻重有关。如温毒攻肺,可使肺失清肃,或肺气壅滞,甚则化源欲绝,其证候轻则咳喘,重则呼吸急促困难。温毒攻心,闭塞机窍,则神昏谵语,甚则引动肝风,而痉厥并见。温毒窜扰肌腠、血络,而致丹痧、斑疹密布等。

(二)蕴结壅滞

温毒病邪客于脉络,可致局部血脉阻滞,毒瘀互结,而形成肿毒特征,局部出现红肿疼痛,甚则破溃糜烂等,病变多见于咽喉部位。温毒结于阴器,可致睾丸肿胀疼痛等。

以上是温病的常见致病因素及其致病特点,其中温毒、疫疠同样具有六淫邪气的致病特点,因为温毒病邪系六淫邪气蕴蓄不解而形成,疫疠病邪是六淫中具有强烈传染性的一类致病因素,因此,它们都未脱离六淫范围。通过“审证求因”能分辨出不同温毒病邪及疫疠病邪的六淫属性,可按“审因论治”的方法进行有针对性的治疗。对于温毒病邪导致的肿毒特征,还须注重清热解毒;对于疫疠病邪的传染和流行,应采取有力的防治措施,预防传染,控制蔓延、扩散。

第三章　病毒性疾病的治则治法

某些病毒性疾病的治疗，是在温病辨证论治理论的指导下，明确病因病机，制定相应的治疗方法，选用相应的方药，以祛除病邪，调整机体，扶助正气，从而促使患者恢复健康。

第一节　病毒性疾病治则

一、审察病因

病毒性疾病的温病病因有风热、暑热、温热、燥热等区别，这些病因的性质各不相同，而不同性质的病邪各具不同的致病特点。在临床上根据温病的症状表现，并结合发病季节等因素，推断温病的病因性质，称为“辨证求因”。在此基础上就可以针对不同的病因确定各种治法，即“审因论治”。

二、明辨病机

病毒性疾病的病变机制不同，其治法亦各不相同，所以辨别病毒性疾病的病机变化及其规律，从而制定相应的治法，是病毒性疾病辨证论治的关键。某些病毒性疾病的过程，主要表现在卫气营血和三焦所属脏腑的功能失调和实质损害，因此掌握了卫气营血和三焦辨证，就可以明确病变的部位、性质等情况，据此而确立治则、治法。如叶天士根据温病卫气营血不同阶段的病理变化，提出“在卫汗之可也，到气才可清气，入营犹可透热转气……入血就恐耗血动血，直须凉血散血”。吴鞠通则在三焦辨证的基础上提出“治上焦如羽(非轻不举)，治中焦如衡(非平不安)，治下焦如权(非重不沉)”。都是根据温病发展过程中不同阶段的病机而确立的治疗原则。

因此，运用卫气营血和三焦辨治规律，可以推断出疾病的发生发展过程和方向，有利于分阶段用药，予以“截断扭转”。二十世纪七十年代，上海的姜春华教授指出“重用清热解毒，早用苦寒攻下，及时凉血化瘀”是“截断扭转”疗法的具体措施，而其核心为“先证而治”，就是掌握疾病整个发展过程中的变化规律，在相应的证出现之前预先落实截治措施，有预见性地先发制病。本理论用于治疗病毒性疾病能快速控制病毒，迅速祛除病原，提高疗效，缩短病程，改善预后。

某些病毒性疾病，其发展演变过程中出现的危重症状和病证具有起病急、变化速、病势重、威胁大等临床特点。早期卫表之证时间较短，毒邪很快集中于中期气分证或营分证，此时应采取果断措施，清热解毒、化湿祛痰、理气行滞、清营透邪等治法早用、重用、联用，先证而治，截断病邪，以防内陷心包、深入血分，快速控制病情，阻止疾病的发展蔓延。总之，抓住气分、营分环节，积极治疗，“截断扭转”病势，防止病邪内传、下传或逆传。

三、判断邪正

一般来说，在病之初期和极期，邪势较盛，正气亦未大虚，此时多以祛邪为主。而到病之后期，邪势已衰而正气已虚，特别是在病毒性疾病后期气阴伤较著，故其治疗多以扶正，特别是养阴益气为主。

(一)及早祛邪，予邪出路

病毒性疾病，具有起病急骤，变化迅速，病情较重，威胁大等临床特点，尤其是一些病毒性传染病如重型流感、禽流感、传染性非典型肺炎等，治疗上以辨证论治为准则，重视及早祛邪，给邪气找出路。此类疾病，发病早期往往首先出现肺卫证候或上焦证候，病邪多在卫气分或营分，“以祛邪为第一要义”，而且必须及时有力，即邪退正自安，正如温疫学家吴又可所说：“客邪贵乎早逐……欲为万全之策者，不过知邪之所在，早拔去病根为要耳”，强调了急证早攻、急攻，逐邪宜早，切不可错失良机的必要性。

运用温病理论治疗SARS、禽流感、甲型H1N1流感的“祛邪”思路，非用某特效中草药去杀冠状病毒、禽流感病毒以及甲型H1N1流感病毒，而是治其所来之“路”，逐其所去之“道”。中国古代医家认为，既然有外邪入侵人体的途径，必然有驱逐其外出之门户。“祛”即“驱”，“祛”不等于杀死，而是驱逐体外，使邪有出路。正如叶天士所说：“或透风于热外，或渗湿于热下，不与热相搏，势必孤矣”“在卫汗之可也”及“入营犹可透热转气”；吴鞠通所言：“盖治外邪，宜通不宜守也”；石寿堂在《医原》中讲：“治外感燥湿之邪无他，使邪早有出路而已。”温病强调的是祛邪或透邪外出，即顺势祛邪，予邪以出路，而非杀死病毒，邪气可以从汗而解，也可以从二便而去。尤其重视在邪有透达之机时，不忘畅气机、透邪热，让祛邪之路通畅，让治疗动起来。

（二）扶正祛邪，整体调治

外感热病发生发展转归的过程，始终是邪正消长斗争的动态变化过程。及早祛邪可以截断病势，扶正同样可以“截断”病势，此即正气足则邪自退。因此，在强调祛邪的同时，还应重视扶正。温病以发热为主症，热邪长时间羁留，必耗气伤阴。因此，温病在辨证论治过程中，始终重视顾护人体的津气。

病毒性疾病患者发病前多有体质偏弱、正气不足之象。发病早中期多见发热表现，病机多为热毒壅滞，气机不畅，耗气伤阴。

只是不同疾病在证候上有在表在里之不同、夹湿夹瘀之区别；在病变后期证候上更表现为气阴两虚或兼有余邪。因此，将补气养阴贯穿在整个病毒性疾病的治疗过程，不仅对症治疗，还可以调动机体防御能力，调节人体的免疫功能，提高疗效。

因此，治疗病毒性疾病，祛邪要及时有力，但必须重视正气强弱、邪正消长情况而辨证施治。既要祛邪外出，还要顾护正气，对抗病邪与机体保护相结合以整体调治。

四、病证结合

运用温病学理论治疗病毒性疾病要遵循中医的基本规律，即辨证论治；还要认识掌握某种病毒性疾病的病原和特性，从而选择能截断病因和病原的特异性针对措施，即辨病论治。各种病毒性疾病的病因病原不同，各病有各病的特殊性，所以辨治病毒性疾病要辨病，然后定因、定位；但是，同一种疾病，由于病人的体质、年龄、性别、生活习惯、发病季节之不同，疾病反应于外的证候就不同；而且同一种疾病，在不同的阶段也有不同的病理变化、症状和体征。因此，运用温病学理论诊治病毒性疾病是根据辨病与辨证论治相结合的原则，及早祛邪、予邪出路，先证而治、截断扭转，扶正祛邪兼顾、整体调治，体现了中医学理论的优势所在。

总之，作为诊治外感热病的领先学科，温病学在卫气营血、三焦辨证纲领的指导下，利用以往温病理论诊治传染性疾病的特色，结合病毒性疾病在病因病机、发展演变、临床表现、发病季节及传染流行等方面的特点，在辨治病毒性疾病中能够把握疾病的本质，明确其病理核心，掌握其演变规律，充分显示出了中医温病学在治疗新的病毒性疾病，新的温疫病中的优势和特色。

第二节　病毒性疾病常用治法

根据病毒性疾病病因及病变阶段不同,常见治法如下。

一、泄卫透表法

泄卫透表法是通过疏泄卫表,透邪外出以解除病毒性疾病表证的一种治法。本法属于八法中“汗法”的范围,适用于病毒性疾病初起,邪在卫表者。泄卫透表法的主要作用是开泄腠理,疏解表邪,透疹外达。由于引起病毒性疾病卫表证的病邪种类有风热、暑热、湿热、燥热等不同,所以泄卫透表法又可分为如下几种。

(一)疏风泄热

即“辛凉解表”,又称为“辛凉解肌”,是用辛散凉泄之剂以疏散卫表风热之邪的一种治法。主治病毒性疾病初起,风热病邪袭于肺卫者,症见发热,微恶风寒,无汗或少汗,口微渴,或伴有咳嗽、咽痛,苔薄白,舌边尖红,脉浮数等。代表方剂如银翘散、桑菊饮等。

(二)透表清暑

是用辛温之品外散表寒,并配合辛凉清暑和苦温化湿之品,内解在里之暑湿的一种治法。主治夏月感受暑湿,复受寒邪侵犯肌表者,症见恶寒发热,头痛,身形拘急或酸楚,无汗,口渴,心烦等。代表方剂如新加香薷饮。

(三)宣表化湿

是用芳香宣透之品以疏化肌表湿邪的一种治法。主治病毒性疾病初起,湿热病邪侵于卫表者,症见恶寒微热,头昏重如蒙,身体困重,四肢酸楚,少汗,胸闷脘痞,苔白腻,脉濡缓等。代表方剂如藿朴夏苓汤。

(四)疏表润燥

是用辛凉清润之品以疏解肺卫燥热的一种治法。主治病毒性疾病初起,燥热病邪伤于肺卫者,症见发热,咳嗽少痰,咽干喉痛,鼻干唇燥,头痛,苔薄白欠润,舌边尖红等。代表方剂如桑杏汤。

运用泄卫透表法时,应注意以下几点:①对温病邪在卫表者,一般忌用辛温发汗法,而是重在疏解透表。吴鞠通说:“温病忌汗,汗之不惟不解,反生他患。”这是因为辛温之品易助热化火伤阴,从而变生斑、衄、谵妄等证,因而不能用治疗伤寒寒邪在表的辛温发汗法来治疗温病。但若属腠理郁闭无汗,或卫表有寒、湿之邪者,亦非绝对不可用辛温之品;②虽为疾病初起,但如属里热外发,则不可用本法;③对病毒性疾病表证的治疗,虽主以辛凉,但也应注意不可过于寒凉,以防凉遏不解;④使用本法应中病即止,避免过汗伤津。

现代研究提示,该法的作用大致有以下几方面:促进汗腺分泌功能及血管舒张反应,加快人体散热,促使体温下降;增强人体免疫功能,有利于驱除病原微生物及其毒素;改善全身和病变局部的循环功能,有利于局部炎症的吸收和人体功能的恢复;有些方药还具一定的抗病原微生物作用。

二、清解气热法

清解气热法是以清解气分邪热之品以解除气分邪热的一种治法,又称“清气法”。本法属于八法中“清法”的范围,适用于病毒性疾病气分里热亢盛,但尚未与燥屎、食滞、痰湿、瘀血等有形实邪相互搏结的病证。清解气热法的主要作用是清热保津、止渴除烦,使气分无形邪热或从外泄或从里解。在临床上,气分证较为多见,因而本法在治疗中运用机会较多。气分证是邪正交争最激烈的阶段,如果失治或治不如法,其邪往往可以内传营血,甚至导致液涸、窍闭、动风、正气外脱等险局，所以把好气分关对于提高病毒性疾病疗效、改善预后至关重要。由于气分无形邪热的所在部位、病势浅深、病邪性质各有不同，清解气热法又可分为以下几种。

（一）轻清宣气

是用性质轻清之品宣畅气机、透热外达的一种治法。主治邪在气分，热郁胸膈。症见身热微渴，心中懊憹不舒，起卧不安，苔薄黄，脉数。代表方剂如栀子豉汤。

（二）辛寒清气

是用辛寒之品透热外达，大清气分邪热的一种治法。主治邪热炽盛于阳明气分，热势浮盛者。症见壮热，汗出，心烦，口渴欲得冷饮，苔黄燥，脉洪数等。代表方剂如白虎汤。

（三）清热泻火

是用苦寒清热解毒之品直清里热，泻火解毒的一种治法。主治邪热内蕴，郁而化火者。症见身热，口苦而渴，心烦不安，小便黄赤，舌红苔黄，脉数等。代表方剂如黄芩汤。

运用清解气热法时，应注意：①本法所治邪热属气分无形邪热，如邪热已与有形实邪如燥屎、食滞、痰湿、瘀血等相结，单用本法往往只能“扬汤止沸”，必须去其所依附的有形实邪才能解除邪热；②如病邪未入气分，不宜盲目早用本法，用之不当反能凉遏邪气，不利于病邪的透解，所以叶天士强调“到气才可清气”；③素体阳虚者在使用本法时，切勿过剂，应中病即止，以防寒凉药戕伤阳气。

现代研究提示，该法的作用大致有以下几方面：部分药物对细菌、病毒等病原微生物有一定的抑制、杀灭作用，或对细菌的内毒素、外毒素有中和解毒作用；有的可降低毛细血管的通透性，具一定的抗炎、抗渗出作用，可减少病理损害；有的可增强血中白细胞吞噬功能，提高溶菌酶活力，提高人体血淋巴细胞母细胞的转化能力，促进抗体生成等调整免疫功能的作用；有的还具有解热、镇静、升压、强心、止血和修复机体组织器官等作用。

三、通下逐邪法

通下逐邪法是通过攻逐泻下，通导里实邪热外泄的一种治法。本法又称攻下法，属于八法中“下法”的范围。通下逐邪法的主要作用是通腑泄热、荡涤积滞、通瘀破结等。由于内结实邪的性质有燥屎、积滞、瘀血等异，而病变部位也有肠腑、下焦的不同，通下逐邪法又可分为如下几种：

（一）通腑泄热

是用苦寒攻下之剂攻逐肠腑实热燥结的一种治法。主治热结阳明，内结肠腑者，症见潮热，谵语，腹胀满，甚则腹硬痛拒按，大便秘结或热结旁流，苔老黄或焦黑起刺，脉沉实有力等。代表方剂如调胃承气汤。

（二）导滞通便

是通导肠胃湿热积滞的一种治法，有导泻实热积滞，泻下肠中郁热的作用。主治湿热积滞交结肠胃者，症见身热，脘腹痞满，恶心呕逆，便溏不爽，色黄赤如酱，舌苔黄浊等。代表方剂如枳实导滞汤。

（三）增液通下

是通下剂配合滋养阴液剂以泻下肠腑热结的一种治法。主治肠腑热结而阴液亏虚证，即所谓“热结液亏”者，症见身热不退，大便秘结，口干唇裂，舌苔干燥等。代表方剂如增液承气汤。

（四）通瘀破结

是用活血通瘀攻下之剂以破散下焦瘀血蓄结的一种治法。主治热瘀互结，蓄于下焦者，症见身热，少腹硬满急痛，小便自利，大便秘结，或神志如狂，舌紫绛，脉沉实等。代表方剂如桃仁承气汤。

运用通下逐邪法时，应注意以下几点：①如里热未成实结或里无郁热积滞者，下法不宜盲目投用；②使用通下法后邪气复聚，可以再度攻下，但要慎重掌握，避免过下伤正；③平素体虚或在疾病过程中阴液、正气耗伤较甚，虽有实邪里结，不宜一味单用攻下之法，应注意攻补兼施；④在病毒性疾病后期由于津枯肠燥而致大便秘结者，应主以润肠通便，忌用苦寒攻下。

现代研究提示，通下逐邪方药的作用大致有以下几方面：增强胃肠蠕动，改善肠管的血液循环，降低毛细血管通透性；抗菌，消炎，排除肠道及全身的毒素，促进新陈代谢；通过对肠道的局部刺激作用，引起全身性反应，增强机体免疫力；有的还具有利胆、利尿、抗血栓形成等作用。

四、和解祛邪法

和解祛邪法是通过和解、疏泄、分消，祛除半表半里病邪的一种治法，又称“和解法”。本法属于八法中的“和法”，适用于病毒性疾病邪不在卫表，又非完全入里，而是处于少阳、三焦、膜原等半表半里位置者。使用和解祛邪法的作用是透解邪热，疏泄分消，宣通气机，以达到外解里和的目的。大致有以下几种。

（一）清泄少阳

是清泄少阳胆经半表半里邪热，和降胃中痰湿的一种治法。主治邪郁少阳，枢机不利，胃失和降者。本证多见于某些湿热性病毒性疾病，症见寒热往来，口苦胁痛，烦渴溲赤，脘痞呕恶，苔黄腻舌红，脉弦数等。代表方剂蒿芩清胆汤。

（二）分消走泄

是宣展气机，清化三焦邪热痰湿的一种治法。主治邪热与痰湿阻遏于三焦而气化失司者。本证见于各种湿热性病毒性疾病湿重于热阶段，症见寒热起伏，胸痞腹胀，溲短，苔腻等。代表方剂如温胆汤加减,或以叶天士所说的杏、朴、苓之类为本法的基本药物。

(三)开达膜原

是用疏利透达之品开达盘踞于膜原的湿热秽浊之邪的一种治法。主治湿热秽浊之邪郁伏膜原者。本证多见于湿热性病毒性疾病的早期,症见寒甚热微,脘痞腹胀,身痛肢重,苔腻白如积粉而舌质红,绛甚或紫绛。代表方剂如雷氏宣透膜原法。

运用和解祛邪法时,应注意以下几点:①清泄少阳法虽有透邪泄热作用,但只适用于邪热夹痰湿在少阳者,对里热炽盛而无痰湿者不适用;②分清走泄与开达膜原二法清热之力较弱,其作用侧重于疏化湿浊,故不能用于湿已化热,热象较著及热盛津伤者。

现代研究提示,和解祛邪法的方药具有解热、抗菌、消炎、利胆、调整胃肠功能和人体免疫功能等作用。

五、祛湿清热法

祛湿清热法是通过祛除湿邪、清解邪热以清除湿热病邪的一种治法,用于湿热性质的病毒性疾病。本法的主要作用是宣通气机、运脾和胃、通利水道。在临床上,湿与热相合所引起的疾病,由于湿浊属阴邪,黏腻难解,故病势多缠绵日久,正如吴鞠通所说,湿热为患"非若寒邪之一汗而解,温热之一凉即退"。凡兼夹有湿邪者,必须注意祛湿,否则热邪也难祛除,即叶天士所说"湿不去则热不除"。较为常用的祛湿解热法大致分为以下几种。

(一)宣气化湿

是用芳化宣散之品以宣通气机,透化在表湿热之邪的一种治法。主治病毒性疾病初起,湿蕴生热,郁遏气机者。症见身热午后较甚,汗出不解,或微恶寒,面色淡黄,胸闷脘痞,小便短少,苔白腻,脉濡缓。代表方剂如三仁汤。

(二)燥湿清热

是用辛开苦降之剂以燥湿清热的一种治法。主治湿渐化热，湿热俱盛而蕴伏中焦者。症见发热，汗出不解，口渴不欲多饮，脘痞腹胀，泛恶欲吐，小便短赤，苔黄滑腻。代表方剂如王氏连朴饮。

(三)分利湿邪

是用淡渗之品利尿渗湿，使湿热之邪从小便而去的一种治法。主治湿热郁阻下焦者，症见热蒸头胀，小便短涩甚至不通，大便或溏，渴不多饮，苔白腻。代表方剂如茯苓皮汤。

运用祛湿清热法时，应注意以下几点：①应权衡湿与热的偏轻偏重，即湿重于热者主以化湿而辅以清热，热重于湿者主以清热而辅以化湿，湿热并重者则清热与化湿兼施；②如湿邪已化燥，即不可再盲目使用祛湿之品，以免助热伤阴；③素体阴液亏虚者应慎用，以免更伤阴液。

现代研究提示，祛湿清热法的方药多具有抗感染、调整胃肠功能和免疫功能、利尿等作用。

六、清营凉血法

清营凉血法是通过清营泄热，凉血解毒，滋养阴液，通络散血以清除营血分邪热的一种治法，也属于八法中“清法”的范围，适用于病毒性疾病邪入营血分。清营泄热法的作用为清营泄热、滋养营阴，而凉血散血法的作用为凉血清火、散血养阴。大致有以下几种。

(一)清营泄热

是在清解营分邪热剂中伍以轻清透泄之品，使营分邪热外透而解的一种治法。主治邪热入营分而未有明显动血者，症见身热夜甚，口干而不甚渴饮，心烦不寐，时有谵语，斑疹隐隐，舌质红绛等。代表方剂如清营汤。

(二)凉血散血

是用凉解血分邪热、活血散血之剂以清散血分瘀热的一种治法。主治血热炽盛,热瘀交结,迫血妄行者,症见身灼热,躁扰不安,甚或狂乱谵妄,斑疹密布,尿血、便血或吐血、衄血,舌质深绛或紫绛等。代表方剂如犀角地黄汤。

(三)气营(血)两清

是指清营或凉血法与清解气热法互相配合应用,以双解气营或气血邪热的一种治法。该法主治气热炽盛而营血分邪热亦甚的气营两燔或气血两燔证,症见壮热,口渴,烦躁,甚至神昏谵妄,身发斑疹,或有尿血、便血、吐血、衄血,苔黄燥或焦黑,舌质深绛或紫绛等。代表方剂如加减玉女煎、化斑汤、清瘟败毒饮等。

运用清营凉血法时,应注意以下几点:①热在气分而未入营血分者,不可早用;②营血分病变兼夹有湿邪者,应慎用本法。因本法所用方药有凉遏滋腻之弊,必要时应酌情配伍祛湿之品。③热入营血分,而气分邪热仍盛者,必须兼清气分之热,不可单治一边。

现代研究提示,清营凉血法有抗感染、抗炎、中和内毒素、增加外周血管血流量、改善微循环、减轻血管内弥漫性微血栓形成、镇静、强心等作用。

七、开窍醒神法

开窍醒神法是通过开通心包机窍,促使神志苏醒的一种治法。适用于病毒性疾病邪入心包或痰浊内蒙机窍而引起的神志异常证。其作用主要为清泄心包邪热、芳香透络、清化湿热痰浊等。根据开窍醒神法作用和适应证的不同,分为以下几种。

(一)清心开窍

是用清解心热、透络开窍之品以促进神志清醒的一种治法。主治病毒性疾病热邪陷心包而神志异常者,症见身热,神昏谵语,或昏愦不语，舌謇肢厥，舌质红绛或纯绛鲜泽，脉细数等。代表方剂有安宫牛黄丸、至宝丹、紫雪丹。

（二）豁痰开窍

是用清化湿热痰浊之品以宣通窍闭，促进神志清醒的一种治法。主治湿热郁蒸，酿生痰浊，蒙蔽机窍者，症见发热，神识昏蒙，时清时昧，时有谵语，苔白腻或黄腻，舌质红，脉濡数等。代表方剂如菖蒲郁金汤。

运用开窍醒神法时，应注意以下几点：①本法是针对病毒性疾病过程中出现神志异常症状者而设的，如未出现这类症状，一般不宜投用；②引起神昏的原因有虚实之别，如有因邪闭心窍引起者，也有因心阳外脱而致者，后者不可投用开窍方药；③开窍醒神法属应急治法，一旦神志恢复正常，即不可再用，要根据病情而辨证论治；④应针对引起神志异常的原因，如气分热盛者应配合清气或攻下实结之法，营血分热盛者应配合清营或凉血之法。

现代研究提示，开窍醒神法方药的作用大致有解热、减轻脑水肿、降低颅内压、纠正体内电解质平衡紊乱、镇静、强心等。现代临床常用醒脑静注射液、清开灵注射液等。

八、息风止痉法

息风止痉法是通过平息肝风而制止痉厥的一种治法，用于热甚动风或阴虚风动证。其主要作用为凉泄肝经邪热，滋养肝肾阴液，以控制抽搐。有以下两种。

（一）凉肝息风

是用清热凉肝之品以息风止痉的一种治法。主治病毒性疾病邪热内炽，引动肝风，风火相煽者，症见身灼热，手足搐搦，甚或角弓反张，口噤神迷，苔黄舌红，脉弦数等。代表方剂如羚角钩藤汤。

（二）滋阴息风

是通过滋养肝肾，潜镇肝阳以平息肝风的一种治法。主治病毒性疾病后期因肝肾真阴亏损而致筋脉失于滋养，虚风内动者，症见手指蠕动，甚或瘛疭，肢厥神倦，舌干绛而萎，脉虚细等。代表方剂如大定风珠。

运用息风止痉法时，应注意以下几点：①本法是针对病毒性疾病过程中出现痉厥而设的，如未出现痉厥就不宜投用；②引起发痉的原因有虚实之别，即有实风、虚风之异，实风之治重在凉肝，虚风之治重在滋潜，二证的治法不可相混；③应注意祛除引起痉厥的原因，如由气分热盛引起者应配合清气或攻下腑实之法，营血分热盛引起者应配合清营或凉血之法；④小儿患者病在卫、气分阶段，每可因高热而引起痉厥，此时往往只需投用清热透邪之剂，或用物理降温方法，热退而抽搐自止，不一定要用息风之法，应注意辨察。

九、固脱救逆法

固脱救逆法是通过大补元气、阴液以固敛气阴或阳气，救治脱证的一种治法，本法属于八法中“补法”的范围，适用于患者正气素虚而邪气太盛，或汗下太过，阴液骤损。阴伤及阳，导致的气阴外脱或阳气外脱的厥脱证候。根据病毒性疾病中虚脱的不同类型，固脱救逆法又分为以下两种。

（一）益气敛阴

是用益气生津、敛汗固脱之品补益气阴、收敛汗液以救虚脱的一种治法。主治病毒性疾病过程中气阴大伤而正气欲脱者，症见身热骤降，汗多气短，体倦神疲，脉散大无力，舌光少苔等。代表方剂如生脉散。

（二）回阳固脱

是用辛热、甘温之品峻补阳气，救治厥脱的一种治法。主治病毒性疾病过程中阳气暴脱者，症见四肢逆冷，汗出淋漓，神疲倦卧，面色苍白，舌淡而润，脉微细欲绝等。代表方剂如参附龙牡汤。

运用固脱救逆法时，应注意以下几点：①用药必须快速及时；②应根据病情轻重而适当掌握给药次数、间隔时间、用药剂量，并随时根据病情变化作相应的调整；③用本法后如虚脱得到纠正，即当注意有无火热复炽、阴液欲竭的现象，并根据具体情况辨证施治。

十、滋阴生津法

滋阴生津法是通过滋养阴液来补充人体阴液耗伤的一种治法，又称养阴法、滋阴法。本法属于八法中的“补法”范围，适用于病毒性疾病后期脏腑阴液大伤者。滋阴生津法的作用有滋补阴液、润燥制火等。由于阴液耗伤的部位和程度不同，滋阴生津法又可分为以下几种。

（一）滋养肺胃

是用甘凉濡润之品以滋养肺胃阴液的一种治法。主治病毒性疾病后期肺胃阴液耗伤较著而邪热已基本消退者，症见口咽干燥，干咳少痰，或干呕而不思食，舌苔干燥，或舌光红少苔等。代表方剂如沙参麦冬汤、益胃汤。

（二）增液润肠

是用甘寒、咸寒之品滋润肠液以通大便的一种治法。主治病毒性疾病后期邪热基本解除，阴伤未复，津枯肠燥者，即所谓“无水舟停”，症见大便秘结，咽干口燥，舌红而干等。代表方剂如增液汤。

（三）填补真阴

是用甘寒、咸寒、酸寒之品以填补肝肾阴液的一种治法，又称为滋补肝肾法。主治病毒性疾病后期，温邪久羁而劫烁肝肾真阴，邪少虚多者，症见低热面赤，手足心热甚于手足背，口干咽燥，神倦欲眠，或心憺憺大动，舌绛少苔，或干绛枯萎，脉虚细或结代等。代表方剂如加减复脉汤。

运用滋阴生津法时，应注意以下几点：①病毒性疾病过程中，阴液虽伤而邪热仍亢盛者，不可纯用本法，应与清热之法配合使用，并按照邪热与阴伤之侧重而决定清热与养阴二者孰轻孰重；②阴伤而有湿邪未化者，治疗时应注意化湿而不伤阴，滋阴而不碍湿；③凡体质阴盛或脾虚便溏者慎用本法，以免更加伤害阳气，有碍脾运。

现代研究提示，滋阴生津法的作用大致有以下几方面：直接补充电解质及多种营养素；抑制病原微生物，中和毒素；调节机体的反应能力和免疫功能，促进损伤修复；兴奋垂体－肾上腺皮质功能，改善微循环和凝血功能，防治血管内弥漫性凝血；促进胃肠蠕动，调整神经系统功能；有的还有强心、调整血压等作用。

十一、外治法

是通过皮肤、九窍给药以治疗病毒性疾病某些证候的一种治法，适用于病毒性疾病的多种病证。人体的皮肤、九窍与内在脏腑及全身的功能活动密切相关，因而通过皮肤、九窍给药可以起到祛除病邪、调整脏腑及全身功能活动等作用。某些病毒性疾病由于传变迅速，变化多端，许多传统的内服汤剂往往用之不及，此时如能不失时机地使用外治法，可望收到立竿见影的效果。正如清代外治法大师吴师机在《理瀹骈文》中所说："谓温证传变至速，非膏药所能及，不知汤丸不能一日数服，而膏与药可一日数易，只在用之心灵手敏耳。"外治法的种类繁多，对于难以内服药物的昏迷患者或小儿患者等尤为适用。外治法的作用机制，除了药物可通过皮肤、黏膜吸收而发挥疗效外，还与药物对皮肤及穴位刺激能起到调整体内免疫功能、促进毒素排泄、增强散热机制和调节脏腑功能活动等作用有关。较为常用的外治法如下。

1. 洗浴法　即用中药的煎剂进行全身沐浴或局部浸洗，以发挥散热、透疹、托毒外出的作用。主治病毒性疾病表证无汗、热势壮盛或疹出不畅之证。如小儿麻疹，疹色淡红，隐而不透时，可用鲜芫荽煎汤外洗；感受风热病邪而致高热、无汗，可用荆芥、薄荷各等分煎水擦浴等。此外，对高热而无恶寒者，还可采用：25℃～35℃ 30%左右浓度的酒精擦拭全身皮肤，或用32℃～34℃温水擦浴，都有明显的散热降温效果。

2. 灌肠法　即把根据辨证论治所确定的方剂，煎成一定浓度的汤液作保留灌肠或直肠点滴以发挥疗效。主治病证范围较为广泛，对较难口服煎剂的患者，如小儿及处于昏迷状态者尤为适用。具体用法，如肺胃热盛者用白虎汤加千金苇茎汤煎汤灌肠，痢疾用白头翁汤煎汤灌肠等。现代临床上治疗流行性出血热或其他急性传染病引起的急性肾功能衰竭，用泻下通瘀合剂作高位保留灌肠，取得了较好的效果。灌肠用的中药煎液应滤去渣，温度保持在38℃左右，患者取侧卧位（左侧卧为宜），肛管插入20～30 cm，将药液灌入，灌肠次数依病情而定。

3. 敷药法　即用药物制成膏剂、搽剂、熨剂等在病变局部或穴位作外敷。主治各种病毒性疾病局部出现热毒壅滞症状者，也可治疗其他一些病证。如病毒性疾病发生的局部肿痛，可用水仙膏外敷，敷后皮肤出现小黄疮如黍米者，改用三黄二香散。又如病毒性疾病热盛衄血，可用吴萸、大蒜捣敷于涌泉穴，以引热下行而止衄；用二甘散（甘遂、甘草各等分）外敷神阙等穴或用毛茛捣烂敷内关穴以治疟疾等。

4. 搐鼻法　即把药物研成细末，抹入鼻孔少许，使药物通过鼻腔黏膜吸收，或使病人打喷嚏以达到治疗目的。如用皂角、冰片按

6:1 比例研细,取少许放入鼻孔以取嚏,可治严重的鼻塞呼吸不畅,高热头痛或神昏等症。又有用蟾酥、冰片、雄黄各 2 克,细辛 3 克,牛黄 1 克研细,取少许放鼻孔以取嚏,可治疗中暑昏迷、猝倒、牙关紧闭之证。

病毒性疾病的外治法还有许多,如熏蒸、发泡、点眼、吹耳、雾化吸入等。这些外治法多数可以与内服药合并运用,使用得当,可以取得相得益彰的效果。外治法使用灵活,奏效较快,毒副作用较少,值得进一步研究推广。

外治法在使用时应注意以下几点:①许多外治法在方药的选择上也要注意辨证论治,不可一概机械搬用;②部分外治药物对皮肤、黏膜有一定的刺激性,因而必须注意剂量、用药时间和使用方法,以免造成皮肤、黏膜损害。

第三节 病毒性疾病兼夹证治法

在病毒性疾病过程中,除了作为致病主因的各种温邪起着重要作用外,还往往兼夹一些其他的病理因素,如痰饮、食滞、气郁、瘀血等,从而出现某些兼夹证。

一、兼痰饮

病毒性疾病过程中常兼夹痰饮的原因主要有以下几个方面:一是患者素有停痰宿饮,一旦感受温邪后,即与痰湿互结,出现痰饮发动、阻遏气机的兼夹证。二是在温病过程中,由于肺、脾、肾等脏腑功能失常,水液运化分布失司,从而导致津液不能正常布化而酿为痰饮,痰饮与温邪相互作用,出现痰饮的兼夹证。三是由于热邪炽盛,熬炼津液而化为痰热,导致有关的兼夹证。病毒性疾病中常用的针对痰饮兼夹证的治法主要有如下几种。

（一）化痰燥湿

即用行气化痰燥湿之品以治疗痰湿阻遏气机的一种治法，主治病毒性疾病兼夹痰湿内阻者，症见胸脘痞闷，泛恶欲吐，渴喜热饮，胃脘拒按，舌苔黏腻。代表方如温胆汤。

（二）清化痰热

用具有清热化痰作用的药物治疗病毒性疾病兼夹痰热的一种治法。兼夹痰热的临床表现因痰热所在部位不同而各异。如痰热壅肺，症见发热，咳喘，咳吐黄稠痰，胸闷胸痛，苔黄黏腻等；如痰热阻于肝经，症见灼热，肢体抽搐，甚则角弓反张，喉间痰声辘辘，苔黄黏腻，舌质红绛，脉滑数等；如痰热结胸，症见发热，胸下按之痛，苔黄腻滑，脉洪滑等。其他如痰热闭阻心包，则在开窍法中已论及。治疗痰热的代表方剂如小陷胸汤等。

二、兼食滞

病毒性疾病过程中兼夹食滞，主要有两方面的原因：一是发病之前胃肠之内已有未消化之食物停滞。二是在发病后脾胃运化功能减弱而勉强进食，以致食滞不化而内停，这种情况尤其多见于病毒性疾病的恢复期。根据食滞部位偏重的不同，病毒性疾病中常用的针对食滞兼夹证的治法主要有以下两种。

（一）消食和胃

用消化食滞以和胃的方法治疗食滞于胃的一种治法，症见胸脘痞闷，吞酸嗳腐，恶闻食臭，苔厚垢腻，脉滑实。代表方剂如保和丸。

（二）导滞化食

用通导肠腑食滞的方法治疗食滞于肠而腑气不通的一种治法。症见腹胀肠鸣，矢气频转，其气臭秽，或大便稀腐臭，苔浊腻，脉沉涩或滑。代表方剂如枳实导滞丸。

三、兼气郁

气郁的原因除了因邪热壅滞、痰湿内停、瘀血阻滞等造成气机不畅外，还可因情志失调而引起。病毒性疾病兼气郁则主要指后者而言，症见胸胁满闷或胀痛，时时叹息或嗳气，泛恶，不思饮食，脉沉伏或细弦。对该证的治疗，可加入理气解郁、疏肝理脾之品，代表方剂如四逆散，同时，应针对患者情志不遂的原因进行语言等方面的疏导劝慰。

四、兼瘀血

病毒性疾病过程中，热与瘀血相兼是较为多见的一种病理变化，瘀血产生后又往往与热邪互结而形成热瘀。瘀血产生的原因较为复杂，其中有的是因其他疾病或外伤而致瘀伤宿血积于体内，有的则与以下因素有关：邪热深入血分后损伤血络，血溢脉外成瘀；邪热煎熬阴血而成瘀；阴血耗伤后，血行不畅而成瘀；脏气虚衰致血行无力而成瘀；妇女患者在病毒性疾病过程中适逢月经来潮，热陷血室而致热瘀互结等。根据疾病过程中瘀血产生的原因和所在部位不同，其相应的治法为：

（一）消散宿血

针对体内原有瘀伤宿血的一种治法。主治患者体内原有瘀伤宿血而又感受温邪发为病毒性疾病者，症见身热，胸胁或脘腹刺痛或拒按，舌质有瘀斑或紫晦，扪之湿润。可加入活血散瘀之品，如桃仁、红花、赤芍、丹参、当归尾、延胡索、山楂等。

（二）清化血室

针对热入血室的一种治法。主治妇女病毒性疾病适逢经来经断而热入血室者，症见小腹胀满，昼日明了，暮则谵语，壮热或寒热往来。可用小柴胡汤加延胡索、当归尾、桃仁等。

第四章　病毒性疾病的温病辨证与治疗

第一节　卫气营血辨证及三焦辨证理论

某些病毒性疾病的发生发展符合温病的卫气营血及三焦辨证规律，掌握其辨证方法，对于病毒性疾病的诊治及判断预后有重要意义。

一、卫气营血辨证

卫气营血辨证理论是清代温病学家叶天士创立的。叶氏根据自己的临床实践，对温病病机的演变规律、病程发展的阶段性等进行了深入的观察，并结合《内经》及历代医家有关营卫气血的论述，将其引申发挥，形成了卫气营血辨证理论。卫气营血辨证对温病的病理变化及证候类型进行了高度概括，从而指导温病的治疗。

温邪一旦入侵人体，一方面体内防御机能被激发，出现一系列的邪正相争的反应，另一方面是温邪导致卫气营血及有关脏器功能失调及实质损害。一般而言，病邪在卫气分以功能失调为主，营血分的病变则以实质损害为主。

（一）卫气营血的证候与病理

1. 卫分证　卫分证是温邪初袭人体，引起以卫外功能失调为主要表现的一种证候类型。

卫分证的主要症状有发热，微恶风寒，头痛，无汗或少汗，咳嗽，口微渴，舌苔薄白，舌边尖红，脉浮数等。其中以发热微恶寒，口微渴为辨证要点。确定病邪在卫分的依据,是发热与恶寒并见,一般是发热重恶寒轻。口渴提示所感之邪为温邪。因此将发热,微恶风寒,口微渴作为卫分证的辨证要点。

卫分证是温邪初袭人体后与人体卫气相争所出现的一系列表现。如风热或燥热等温邪通过呼吸而犯于肺经,肺合皮毛,主一身之表,所以卫分首先与温邪相争,引发了以体表见症为主的证候表现。温邪在卫分的病机变化,一方面是温邪对人体的影响,表现在卫受邪郁,肌肤失于温养,而见恶寒;邪留肌表,卫气受阻,腠理开阖失职,则无汗或少汗;邪郁肺经,清肃失司则咳嗽;温邪伤津则口渴。另一方面是正气的抗邪反应,邪正相争,卫阳亢奋而发热。温邪属阳热之邪,故恶寒较轻而短暂。综上所述,卫分证的病理特点是邪郁卫表,邪正相争。

卫分证进一步发展大致有以下两种情况:一是感邪较轻,正气未衰,或加上及时恰当的治疗,温邪从表而解,疾病得愈;二是感邪较重,加之治疗不及时或不恰当,正气不能祛邪外出,温邪可从卫入气。如患者正气极虚,温邪可由卫分而直接传入营分甚至血分,此时病情较为重险。

2. 气分证　气分证是温邪在里,引起人体脏腑或组织气机活动失常的一种证候类型,属于外感病里证的范畴,同时也包括了半表半里证在内。气分证的病变较广泛,凡温邪不在卫分,又未传入营(血)分,都可属气分证范围,涉及的病变部位主要有肺、胃、脾、肠、胆、膜原、胸膈等。

气分证的表现因病变部位及证候类型不同而各有不同。气分证因为涉及的病变部位较多,以热入阳明为代表,气分证的主要症状是热势壮盛,不恶寒,汗多,烦渴喜饮,尿赤,舌质红,苔黄,脉数有力等,其中以壮热,不恶寒,口渴,苔黄为辨证要点。

气分证的形成有几种途径:一是在卫分的温邪传入气分;二是

温邪直接犯于气分，例如暑热病邪可以直犯阳明，湿热病邪则直犯于脾胃等；三是气分伏热外发，如伏寒化温病邪伏于气分而内发；四是邪热由营分转出气分等。

气分证以阳明气分证为代表，阳明为十二经脉之海，多气多血，抗邪力强，故邪入阳明，正邪抗争，里热蒸迫，而见全身壮热。温邪在里不在表，故仅有发热而不伴有恶寒。里热亢盛，迫其津液外泄而多汗，热炽津伤而口渴喜凉饮。气分热炽，舌苔见黄燥，脉洪大而有力。故热盛阳明的病理特点是：正邪剧争，里热蒸迫，热盛津伤。气分证的病机变化和临床表现大体相似，但因病变部位不同和病邪性质各异，各种气分证的临床表现不完全相同，其中湿热性质的病邪所引起的气分证，临床表现较特殊。其共有的症状是：发热，脘腹痞满，苔腻。

气分证如进一步发展，有以下两种转归：一是邪在气分，邪气较盛，正气抗邪力亦强，正气奋起抗邪，或经及时而正确的治疗，可冀邪退而病在气分阶段得愈。二是正不敌邪，或得不到及时和正确的治疗，温邪可自气分进一步发展而深入营血分，病变趋于严重。

3. 营分证　营分证是温邪犯于营分，引起以邪热盛于营分，灼伤营阴为主要病理变化的一类证候，也属于外感病里证范畴。温邪入营，脏器组织的实质损害较为明显，而有关的功能障碍更为严重，特别是以营热阴伤，扰乱心神和外窜血络为主要特点。

营分证的主要症状是身热夜甚，口干反不甚渴饮，心烦不寐，时有谵语，斑疹隐隐，舌质红绛，脉细数等。其中以身热夜甚，心烦不寐，舌质红绛为辨证要点。营分邪热亢盛，劫伤营阴，所以表现为身热夜甚，脉细而数。营热蒸腾于上，则口虽干而不甚渴饮，舌质红绛。营气通于心，所以营热侵扰心神，可见神志异常，轻则心烦不寐，甚则时有谵语。营热亢盛也可引动肝风，发生痉厥。营分受热,窜于肌肤血络,则出现斑疹隐隐。综上所述,营分证的病理特点是营热阴伤,扰神窜络。营分证的形成,一是在气分的邪热失于清泄,或湿热病邪化燥化火,进而传入营分;二是肺卫之邪乘虚直接内陷营分;三是内伏于营分的伏邪自内而发出;四是温邪不经卫气分而直接深入营分。

营分证进一步发展,大致有以下几种转归:一是在营分的邪热得以转出气分。二是在营分的邪热进一步深逼血分,出现了动血症状。

4. 血分证　血分证是邪热发展到血分,引起以血热亢盛、动血耗血为主要病理变化的一类证候。温邪深入血分,病变已属极期或后期,病情较为危重。

血分证的主要症状是身热,躁扰不安,或神昏谵狂,吐血,衄血,便血,尿血,斑疹密布,舌质深绛。其中以斑疹、出血及舌质深绛为辨证要点。

血分证的形成,主要有:一是营分邪热未解,营热羁留,病情进一步发展而传入血分;二是卫分或气分的病邪直接传入血分;三是血分的伏邪自里而发,直接出现血分证。血分证的病机变化,血热是其基础,由此而引起其他一系列的病理变化:一是由于血分热毒过盛,经血沸腾,血络损伤,造成血液离经妄行,出现多窍道的急性出血,如吐血、咯血、鼻衄、便血、尿血、阴道出血等,如血溢于肌肤则出现斑疹或肌衄等。二是由于血热炽盛,煎熬和浓缩血液,加上邪热耗伤血液,以及离经之血阻塞,都会造成瘀血,并与邪热互结而形成热瘀,有的则在脉络内形成广泛的瘀血阻滞,如何廉臣说:“因伏火郁蒸血液,血被煎熬而成瘀。”表现为斑疹色紫,舌色深绛等。三是由于“心主血”,血分瘀热易扰于心,从而逼乱心神而见严重的神志异常症状,如躁扰不安,神昏谵语等;“肝藏血”,血热也易波及肝经而引起肝风内动,出现痉厥。

血分证的发展一般有以下几种转归：一是血分证病情虽然危重凶险，但经积极而恰当的救治，可使血分邪热渐衰，正气逐渐恢复，病情可望获得缓解。二是血分热毒极盛，而正气不足，正不敌邪，可因血脉瘀阻，脏气衰竭或急性失血，气随血脱而死亡。三是血分热毒虽渐恢复而向愈，如伤而已竭，则可能发生正气外脱而亡，或形成肝肾阴伤久久不得复之证。

（二）卫气营血证候的相互传变

卫气营血证候的传变，大致有如下几种情况。

1. 自表入里　即温邪循卫气营血层次逐渐深入地发生传变，正如叶天士所说："大凡看法，卫之后方言气，营之后方言血。"但如在表之邪直接内陷心包，或由卫而直接传入营血分，则属病情危重。

2. 由里达表　即温邪自血而营，由营转气的演变过程。这类温病原有伏热自里透外，病情逐渐减轻，虽然发病时病情较重，但因邪有外达之机，所以预后较好。

3. 传变不分表里渐次　即温邪不循卫气营血表里层次的传变。这类疾病不仅在发病时可以卫气、卫营同病，而且在传变时可以同时出现气分、营分或血分的症状，临床上表现为卫气同病、气营（血）两燔、卫营（血）同病，甚至卫气营血俱病的复杂病证。这类疾病发病较急、病情较重、传变较快，如病邪很快内陷营血，则预后较差。

卫气营血辨证的意义，一是明确病变深浅层次，二是确定证候类型及病变性质，三是为确立正确的治法提供依据。温热性病毒性疾病可按卫气营血辨证。

二、三焦辨证

三焦辨证理论是清代医家吴鞠通创立的，主要用以阐述温病发病过程中三焦所属不同脏腑的病变及其传变规律，并在此基础上揭示温病不同阶段的治则。三焦辨证实质上也是一种脏腑辨证，但是温病学中的三焦辨证还反映了温病的发生、发展及传变规律，也就是说，上焦、中焦、下焦的病变基本分别反映了温病初期、中期、后期的病机特点及温病发展变化过程的大体规律。湿热性质的病毒性疾病可按三焦辨证。

（一）三焦的证候与病理

三焦辨证中的上、中、下三焦分别代表了人体胸腹内各种脏腑的病变范围，即上焦主要包括在胸部的手太阴肺与手厥阴心包，中焦主要包括上腹部的阳明胃、肠及太阴脾，下焦主要包括下腹部的足少阴肾及足厥阴肝。

1. 上焦证候　邪在上焦主要为肺及心（心包）的病变，其中肺，特别是肺卫的病变多为病毒性疾病的初期。上焦的常见证候类型主要有：

（1）温邪犯肺　温邪上受，首先犯肺。许多病毒性疾病在初起时，病邪先犯于肺。肺合皮毛而统卫，所以温邪犯肺之初主要表现为卫受邪郁及肺气失宣，主要症状有发热，微恶风寒，咳嗽，头痛，口微渴，舌边尖红，舌苔薄白欠润，脉浮数等。以发热，微恶风寒，咳嗽为辨证要点。由于温邪初侵于肺卫，正气抗邪，卫阳亢奋，故发热；温邪犯肺，导致清肃失司，故咳嗽；肺气不宣，卫气不能正常敷布，肌肤失于温煦，故微恶风寒；温邪属阳邪，性热，易伤津液，故口渴。如犯于肺卫的温邪进一步由表入里，可造成邪热壅肺，肺气闭阻，表现为身热，汗出，咳嗽气促，口渴，苔黄，脉数等。以身热，咳喘，苔黄为辨证要点。肺经邪热壅盛，耗伤津液，则可导致身热、汗出、口渴；邪热壅肺，肺气郁闭，可引起咳喘气促；苔黄脉数是里热偏盛征象。

（2）湿热阻肺　湿热性质的病邪亦可犯于肺，使卫受邪郁，肺失肃降，即吴瑭说："肺病湿则气不得化。"主要症状有恶寒发热，身热不扬，胸闷，咳嗽，咽痛，苔白腻，脉濡缓等。以恶寒，身热不扬，胸闷，咳嗽，苔白腻为辨证要点。该证称为湿热阻肺证。由于湿邪郁于卫表，则表现为恶寒；湿热互结，热为湿遏则身热不扬；湿热郁肺，导致肃降功能失司，则见胸闷、咳嗽、咽痛等。

(3)热陷心包　心主神明，而心包代心行令，所以在病毒性疾病过程中出现神明失常多责之于心包。症见身灼热，神昏，肢厥，舌謇、色绛等。邪热内陷心包的途径有多种，其中有肺卫之邪热逆传至包络者，有气分邪热渐传心营者，有营血分邪热犯于心包者，有外邪直中，径入心包者等。热陷包络，逼乱神明，则见神志异常，如神昏谵语，甚或昏愦不语；心窍为邪热所闭，气血周行郁阻，不能布达四肢，故四末失去温煦而厥冷不温，一般冷不过肘膝；心主血属营，邪乘心包，营血受病，故舌质红绛。热陷心包以神昏，肢厥，舌绛为辨证要点。

热陷心包还常夹痰兼瘀，正如何秀山所说："非痰迷心窍，即瘀塞心孔。"《温热论》中所说的"平素心虚有痰，外热一陷，里络就闭"，即指痰热内闭心包之证，症见神昏，喉间痰鸣，舌绛苔垢等。其夹瘀者，多系邪热与瘀血互结，瘀热闭塞心窍所致，症见神志如狂，唇黑甲青，舌质紫晦等。

另外，热陷心包还可引起其他病变。如心包邪热亢盛，津液耗竭，不能与阳气维系，阳失敛纳，则阴阳离决而外脱；如心包邪热闭阻，消耗心阴，不能与阳气相顺接，则阳气外脱。由内闭发展到外脱，是热陷心包所引起的危重病变。

(4)湿蒙心包　湿蒙心包指气分湿热酿蒸痰浊，蒙蔽心包络的证候。症见身热，神识昏蒙，似清似昧或时清时昧，间有谵语，舌苔垢腻，脉濡滑数等，又称为湿热酿痰蒙蔽心包证。痰湿蒙蔽心窍，心神困扰，故神志昏蒙，间有谵语；湿热上泛，故舌苔垢腻。湿蒙心包证以神志时清时昧，舌苔垢腻为辨证要点。

上焦病毒性疾病一般属于发病初期，当温邪初犯肺卫时，若感邪轻而正气抗邪有力，则邪可从表而解：如感邪重而正气虚者，温邪由表入里，肺气大伤，严重者可导致化源欲绝而危及患者生命。若患者心阴心气素虚，肺卫之温邪可内陷心包，甚至导致内闭外脱而死亡。

2. 中焦证候　邪在中焦主要为胃、脾、肠的病变，温邪传入中焦一般属病毒性疾病的中期或极期。中焦的常见证候类型主要有：

(1)阳明热炽　指邪热入阳明，里热蒸迫而盛于内外的证候。症见壮热，大汗出，心烦，面赤，口渴引饮，脉洪大而数等。以壮热，汗多，渴饮，苔黄燥，脉洪大为辨证要点。足阳明胃为多气多血之经，被称为十二经之海，故其抗邪时阳热极盛，又称为阳明经证。邪热入胃，正气奋起抗邪，里热蒸迫，外而肌肉，里而脏腑，无不受其熏灼，故见壮热、大汗出；邪热扰则心烦，邪热上蒸，则见面红赤；邪热耗伤阴液则口渴而多饮，特别是喜饮凉水；脉洪大而数亦是邪热盛于内外的表现。因熏蒸之热弥漫内外而里未结成实，故称其为“无形热盛”。

(2)阳明热结　指邪热与肠道中糟粕相结，耗伤阴津，肠道传导失司的证候。症见日晡潮热，或有谵语，大便秘结或热结旁流，腹部硬满疼痛，舌苔黄黑而燥，脉沉实有力等。以潮热，便秘，苔黄黑而燥，脉沉实有力为辨证要点。里热结聚于肠道，而下午阳热较盛，故发热日晡益甚；胃肠邪热扰乱心神，故会出现谵语；肠道热结津伤，传导失职，故大便秘结不通，或热迫津液旁流而表现为下利稀水，其气臭秽；肠道中燥屎热结阻塞，气机不通，故腹部硬满疼痛；腑实津伤则舌苔老黄而干燥，甚则可见黑燥之苔；脉沉实有力是肠腑热结之征。热结肠腑日久不愈，消烁津液，耗伤正气，可导致津液大伤或正气欲竭,形成正虚邪实之证,则预后极差。

(3)湿热困阻脾胃　指湿热性质的病邪困阻于中焦脾胃的证候。湿热中阻证因湿热之偏盛不同而有不同的表现。湿重热轻者,脾气受困,气机郁阻,症见身热不扬,胸脘痞满,泛恶欲呕,舌苔白腻等。热处湿中,热势为湿邪所遏,故身热不扬;湿困太阴,气机不畅,故胸脘痞满;脾失健运,胃失和降,浊气上逆,故泛恶欲呕;舌苔白腻系湿邪偏盛的征象。如湿渐化热;形成湿热并重或热重湿轻者,症见高热持续,不为汗衰,烦躁不安,脘腹痛满,恶心欲呕,舌苔黄腻或黄浊。里热偏盛,故见高热持续;湿热熏蒸,故虽汗出而热势不衰;中焦湿热互结,升清降浊受阻,气机失于宣展,则脘腹痛满;湿热中阻,胃气上逆,则恶心呕吐。舌苔黄腻或黄浊,亦为湿热互结的征象。湿热中阻证以身热,脘痞,呕恶,苔腻为辨证要点。

(4)湿热夹滞阻肠　指湿热与肠腑糟粕积滞相搏,肠道传导失职的证候,症见身热,烦躁,胸脘痞满,腹痛,大便溏垢如败酱,便下不爽,舌赤,苔黄腻或黄浊,脉滑数等。以身热,腹痛,大便溏垢,苔黄腻、黄浊为辨证要点。肠腑湿热熏蒸则身热,烦躁;湿邪郁阻气机则胸脘痞满;湿热夹滞内阻肠道,气机不通,故见腹痛,便溏不爽;舌赤,苔黄腻或黄浊,脉滑数为湿热内盛之象。

中焦病证一般发生于疾病的中期和极期,病机总的特点是病邪虽盛,正气亦未大伤,故邪正斗争剧烈,尚可祛邪外出而解。但若邪热过盛,每可导致津液或正气大伤,甚则引起真阴耗竭,或湿热秽浊阻塞机窍而危及生命。

3. 下焦证候　邪在下焦主要为肝、肾的病变,温邪深入下焦属病毒性疾病的后期阶段。下焦的常见证候类型有:

(1)肾阴耗损　肾阴耗损指邪热深入下焦,耗伤肾阴,形体及脏腑失于滋养的证候,又称真阴耗伤证。症见低热,神倦,消瘦无力,口燥咽干,耳聋,手足心热甚于手足背,舌绛不鲜干枯而萎,脉虚。以低热,口干咽燥,舌绛不鲜干枯而萎,脉虚为辨证要点。肾阴耗损,形体失养,故神倦,消瘦无力,脉虚;肾精不足,不能上养清窍,则见耳聋,即所谓“脱精耳聋”;阴液不能上滋,故口燥咽干;肾阴枯涸,阴虚内热,则见低热持续,入夜较甚,手足心热甚于手足背等;舌绛不鲜干枯而萎为肾阴不足之象。肾阴耗损证,多由中焦病变发展而来,特别是阳明邪热不去,阴液耗伤过甚,更易引起本证,属于疾病后期。正如吴鞠通说:“温邪久羁中焦,阳明阳土,未有不克少阴癸水者,或已下而阴伤,或未下而阴竭。”如肾阴耗伤过甚,导致阴竭阳脱,可危及生命。

(2)阴虚动风 阴虚动风是肾阴虚损,肝木失养,风从内生的证候,即所谓“水不涵木”,又称为阴虚风动证。症见手指蠕动,甚或瘛疭,神倦肢厥,心中憺憺大动,舌干绛而萎,脉虚弱等。以手指蠕动,或瘛疭,舌干绛而萎,脉虚为辨证要点。本证是在肾阴耗损的病理基础上发展而形成的,故有肾阴虚损的基本表现。肝为风木之脏,依肾水而滋养,当肾水受劫,肝失涵养,筋失濡润时,则风从内生,证见手指蠕动,甚或瘛疭。此外,肾水枯竭,不能上济心火,心神不能内舍,则见心中极度空虚而悸动不安,即所谓憺憺大动。

下焦病证一般发生于疾病的后期,邪少虚多,病情虽已缓解,但因阴精已大衰,所以病情仍然较重。若正气渐复,驱余邪外出则可逐渐向愈;但若阴精耗尽,阳气失于依附,则可因阴竭阳脱而死亡。

(二)三焦证候的相互传变

吴鞠通在《温病条辨》中提出了温病“始上焦,终下焦”的传变规律,即温病一般发生于上焦,从上焦传至中焦,再从中焦传到下焦。如上焦手太阴肺的病变为病程的初期,中焦阳明胃的病变多为病程的中期或极期,下焦足少阴肾及足厥阴肝的病变多为病程的后期。但由于感邪性质不同,体质类型有异,所以疾病三焦病机的发生及演变,不一定都是按照上述程序进行的。例如暑热病邪可直犯心包,未必始于上焦手太阴;湿热病邪直犯中道,困阻脾胃,也不始于上焦;肾精素虚者,邪气伏藏下焦,病起于足少阴;还有其他一些伏气温病也可起病于营血分。故王孟英说:“夫温热究三焦者,非谓病必上焦始,而渐及于中下也。伏气自内而发,则病起于下者有之;胃为藏垢纳污之所,湿温疫毒,病起于中者有之;暑邪挟湿者,亦犯中焦。又暑属火,而心为火脏,同气相求,邪极易犯,虽始上焦,亦不能必其在手太阴一经也。”另外,人体是一个有机的整体,邪之所感,随处可传,同时,在温病过程中,常有上焦证未解而又见中焦证者,或中焦证未解而又有下焦证的。故上焦、中焦、下焦的病变不是截然分开的,有时相互交错,相互重叠。

三、卫气营血辨证与三焦辨证的关系

卫气营血的病机变化与三焦的病机变化,既有联系,又有区别。以具体病变而言,上焦手太阴肺卫之病,相当于邪在卫分,但上焦病变中邪热壅肺而无表证者,则属于气分证范围。邪陷上焦手厥阴心包的病变,可属于营分证范围,但其病机变化与营分证不完全相同:前者主要是邪热内陷,包络机窍阻闭,心神逼乱;后者则是营热阴伤,心神受扰。气分病变不仅限于中焦阳明胃肠及足太阴脾,只要温邪不在卫表,又未深入营血,皆可属于气分证范围。足少阴肾、足厥阴肝等下焦病变,则与动血耗血、瘀热互结的血分病变有明显的区别,前者是热伤肾肝真阴、精血,其证属虚,后者病变以热盛迫血为主,病变不限于下焦,其证属实,或属虚实相杂之候。

卫气营血辨证与三焦辨证是某些病毒性疾病的重要辨证方法,在临床应用时应将二者有机结合起来,灵活运用。病毒性疾病

的病变部位，不超越卫气营血辨证所示的病变层次和范围，所以一般先以卫气营血辨证确定病变浅深层次及其发展趋势，再用三焦辨证确定病变的具体脏腑部位。

卫气营血辨证和三焦辨证所归纳出的各种病证类型之间既有联系又有区别：卫气营血辨证主要反映卫气营血的功能失常及其损伤，往往与脏腑功能失常及其损伤有一定关系；同样，作为重点揭示脏腑功能失常及其损伤的三焦辨证，也会在一定程度上反映出卫气营血的病机变化。但两种辨证方法分析病机的偏重面不同，所起的作用也各异，故不能相互取代。卫气营血辨证与三焦辨证相辅而行，经纬交错，才能将病变层次及部位、病证类型及性质、病势轻重及转归等辨析清楚而准确，从而归纳出准确的病机，为确定治法和选择方药提供可靠的依据。

第二节 卫气营血证治

一、卫分证治

（一）风热袭于肺卫

【临床表现】发热，微恶风寒，头痛，无汗或少汗，咳嗽，口微渴，咽红或痛，舌边尖红，苔薄白欠润，脉象浮数。

【病机分析】本证为病毒性疾病初起，风热病邪袭于肺卫之证。风热病邪侵袭肺卫，必郁遏卫气，使卫气开阖失司，故有发热，微恶风寒，无汗或少汗；风热上扰清阳，则见头痛；肺气失于宣畅，乃发咳嗽；风热病邪易伤津液，所以患者初起即感口微渴；风热上袭，则咽红。舌边尖红，苔薄白欠润，脉浮数为风温初起，邪在卫表之证。

【治法】辛凉解表，宣肺泄热。

【方药】银翘散、桑菊饮

银翘散(《温病条辨》)

连翘一两　银花一两　苦桔梗六钱　薄荷六钱　竹叶四钱　生甘草五钱　荆芥穗四钱　淡豆豉五钱　牛蒡子六钱　芦根适量

方中荆芥穗、豆豉、薄荷解表发汗,祛邪外出;银花、连翘、竹叶清热宣透;牛蒡子、甘草、桔梗轻宣肺气,清热利咽;鲜芦根甘凉生津,润而不腻。从全方药物来看,是以辛凉为主,配以微辛温、微苦之品,吴鞠通称之为"辛凉平剂"。

桑菊饮(《温病条辨》)

杏仁二钱　连翘一钱五分　薄荷八分　桑叶二钱五分　菊花一钱　苦桔梗二钱　生甘草八分　芦根二钱

方中杏仁、桔梗、甘草宣开肺气以止咳;桑叶、菊花、薄荷、连翘辛凉轻透,疏泄风热;佐用芦根,甘凉生津。本方药量轻,解表泄热力量不及银翘散,故吴鞠通称之为"辛凉轻剂"。

桑菊饮与银翘散皆为辛凉解表常用方剂,但二者药物组成有异,因此作用亦有别。银翘散取荆芥、淡豆豉等微辛微温之品合于银花、连翘等寒凉清解药物之中,透解表邪力量强,适用于邪偏卫表,卫气闭郁较著者;桑菊饮以杏仁、桔梗宣降肺气之品合于桑叶、菊花辛凉透热药物中,止咳功效较银翘散为优。

【临床应用】上两方多适应于肺系病毒性疾病初期。银翘散方对于风热袭表,恶寒无汗或少汗者最为适宜。若恶寒已罢,则荆芥、豆豉应减去。本方临床使用中,常须根据病情需要而加减药味。如口渴甚者可加天花粉以清热生津止渴;咳嗽较剧,加杏仁、枇杷叶宣降肺气,并佐以瓜蒌、川贝母止咳化痰;项肿、咽痛较甚,加马勃、元参、板蓝根、赤芍等清热解毒;衄血者,去豆豉、荆芥,加白茅根、侧柏叶、焦栀子凉血止血;胸膈满闷,舌苔薄腻,加藿香、郁金化湿和中;热盛津伤而见小便短赤者,加知母、黄芩、栀子、麦冬、生地，甘苦寒合化，以清热生津。此外，若肺热较盛，咳吐黄痰，可加鱼腥草、黄芩清肺化痰。

临床使用桑菊饮，如咳嗽兼见气粗似喘，可加生石膏、知母以清肺经气分之热；若舌绛，暮热为甚，宜加水牛角、元参清营泄热；如咳嗽痰黄、苔黄，加黄芩、鱼腥草以清热泄肺；如口渴较甚，加花粉以清热生津止渴。

（二）燥热袭于肺卫

【临床表现】发热，微恶风寒，头痛，少汗，咳嗽少痰或吐黏痰，咽干鼻燥，口渴，舌边尖红，苔薄白欠润，脉右寸数大。

【病机分析】本证多见于发于秋天的病毒性疾病初起，邪袭肺卫之候。邪在卫分，卫气被郁，肺气失宣，所以有发热，微恶风寒，头痛，少汗，咳嗽等表现，证同风温初起。燥热伤肺津，所以咳嗽少痰，咽干鼻燥，口渴，此与风温初起之不同处。舌边尖红，苔薄白欠润，脉右寸数大，均为燥热伤于肺卫之象。

【治法】辛凉透邪，甘润养津。

【方药】桑杏汤（《温病条辨》）

桑叶一钱　杏仁一钱五分　沙参二钱　象贝一钱　豆豉一钱　栀皮一钱五分　梨皮一钱

桑叶、豆豉辛散在表之邪；栀皮清热，与桑叶、豆豉合成辛凉之剂；杏仁、象贝宣肺止咳；沙参、梨皮养肺阴润燥。全方辛透不伤津，润燥不碍表。

【临床应用】感邪轻微，可用辛凉轻剂桑菊饮代之；若咳嗽较明显，可加瓜蒌皮、枇杷叶等。

（三）湿热袭于肺卫

【临床表现】恶寒少汗，身热不扬，午后热象明显，头重如裹，身重肢倦，胸闷脘痞，口不渴饮，苔白腻，脉濡缓。

【病机分析】本证多为夹湿特征的病毒性疾病初起，卫气同病之候。其病机特点是湿邪偏盛，热郁不宣。湿遏卫阳，腠理开阖失司，则恶寒而少汗；湿热内蕴，热处湿中，不得泄越，则身热不扬；午后气机欠振，湿遏阳郁更甚，故热象明显；湿困清阳故头重如裹；湿滞经络则身重肢倦；湿阻气机，清阳不升，浊阴不降，故胸闷脘痞。苔白腻，脉濡缓为湿阻之象。

本证恶寒发热，少汗头痛，似伤寒太阳表证，但有脘痞、苔白腻、脉缓可区别；脘痞胸闷不饥，似饮食积滞，但无嗳腐吞酸，也可区别；午后热甚，似阴虚发热，但无五心烦热，舌红少苔，亦可鉴别。

【治法】芳香宣化，祛除表里之湿。

【方药】藿朴夏苓汤、三仁汤

藿朴夏苓汤(《**医原**》)

藿香二钱　半夏一钱半　赤苓三钱　杏仁二钱　生薏仁四钱　蔻仁六分　猪苓一钱半　泽泻一钱半　淡豆豉三钱　厚朴一钱

方中豆豉、杏仁、藿香芳香宣透，祛表湿而开肺气，肺主一身之气，肺气畅则脾湿亦化；蔻仁、厚朴、半夏理气燥湿，疏运中焦；赤苓、生薏仁、猪苓、泽泻渗利下焦，使湿邪从小便外出。全方辛香、苦温、淡渗同用，外宣卫表之郁，内通三焦气机，使表里之湿分解而得以祛除。

三仁汤(《**温病条辨**》)

杏仁五钱　飞滑石六钱　白通草二钱　蔻仁二钱　竹叶二钱　厚朴二钱　生薏仁六钱　半夏五钱

杏仁入上焦，宣开肺气，通调水道；蔻仁、厚朴、半夏入中焦，芳香化浊，理气燥湿；滑石、通草、薏仁入下焦，利湿泄热；竹叶轻宣透热。诸药合用，疏通三焦气机，其中宣开上焦肺气对于湿邪的祛除尤有重要意义，吴鞠通说：“唯以三仁汤轻开上焦肺气，盖肺主一身之气，气化则湿亦化也。”

以上二方中的杏仁、蔻仁、薏仁，起到开上、畅中、渗下的作用，宣化表里,分消上下。其中藿朴夏苓汤中有豆豉、藿香辛透疏表,故邪气偏于卫表而热象不显时宜用;三仁汤中有竹叶、滑石透泄湿中之热,故湿邪渐化热而卫表湿郁较轻者宜用。

【临床应用】本证忌用辛温发汗、苦寒攻下、滋养阴液的方法治疗。本病初起,恶寒、发热、少汗,头身痛,若误认为伤寒而用辛温发汗,则湿邪随辛温发表之药蒸腾上逆而蒙蔽清窍;胸闷脘痞不饥,若误认为食滞而用苦寒攻下,则损伤脾胃阳气而致脾气下陷,导致洞泄;午后身热较甚,若误认为阴虚而滋阴,则使湿邪滞着不化,病情迁延难愈。吴鞠通说"汗之则神昏耳聋,甚则目瞑不欲言;下之则洞泄;润之则病深不解",即指出了湿温病初起汗、下、润三大治禁。

(四)风热时毒袭于肺卫

【临床表现】恶寒发热,热势不甚,无汗或少汗,头痛,头面轻度红肿,全身酸楚,目赤,咽痛,口渴,舌苔薄黄,脉浮数。

【病机分析】本证常见头面部肿大的病毒性疾病。风热时毒,侵犯肺卫,病变初起之轻证。邪毒犯于肺卫,卫气被遏,腠理开合失司,故见恶寒、发热、全身酸楚,无汗或少汗;风热炎上则见目赤、咽痛;热邪犯肺卫,津液受伤故见口渴。热毒攻窜头面,则发生轻度红肿。苔薄黄、脉浮数为风热时毒犯于肺卫之征。

【治法】疏风透表,宣肺利咽。

【方药】葱豉桔梗汤(《通俗伤寒论》)

鲜葱白三枚至五枚　淡豆豉三钱至五钱　苦桔梗一钱半　薄荷一钱至一钱半　焦山栀二钱至三钱　连翘钱半至二钱　甘草六分至八分　淡竹叶少许

方中用葱白通阳散表,与寒凉药相伍,起到寒温并用,畅达气血之功;豆豉、薄荷辛凉质轻,疏风透散肺卫之邪;山栀、连翘、淡竹叶泄热解毒,使热毒之邪自内、自下而解,同时制约辛散药之温性;

桔梗、甘草宣肺利咽。

【临床应用】若口渴甚者，加生地、玄参以清热生津利咽，无汗者可加荆芥疏风解表。风热时毒侵犯肺卫，治以疏风透表，宣肺利咽为要，但要注意不可用辛温发汗，恐辛散发汗太过，耗伤正气，并助热邪为患。本病证病因为风热时毒，正确治法宜疏风泄热解毒，在使用清热解毒之法时不能寒凉太过，以免损伤正气，清凉中应体现疏邪透解热毒的精神，使邪气不致壅结不解。

（五）温热时毒袭于肺卫

【临床表现】初起憎寒发热，继则壮热烦渴，咽喉红肿疼痛，甚或糜烂，肌肤丹痧隐约，舌红，苔白而干，或有珠状突起，脉数或浮数。

【病机分析】本证常见以咽喉病变为主的病毒性疾病初期。温热时毒外袭肌表，卫表受邪，卫气闭郁，邪正相争，故憎寒发热。初起邪在卫表故见苔白而干。毒侵肺卫，上攻门户咽喉，故见咽喉红肿疼痛，甚则糜烂，但此时咽喉溃烂多不甚。热毒盛于肺卫，扰及营分，窜及血络，则皮肤丹痧隐约。舌红，脉数，均为热毒偏盛的征象。

【治法】透表泄热，清咽解毒。

【方药】清咽栀豉汤配合玉钥匙外用

清咽栀豉汤（《**疫喉浅论**》）

生山栀三钱　香豆豉三钱　香银花三钱　苏薄荷一钱　牛蒡子三钱　粉甘草一钱　蝉衣八分　白僵蚕二钱　乌犀角八分（磨汁）　连翘壳三钱　苦桔梗一钱五分　马勃一钱五分　芦根一两　灯心二十支　竹叶一钱

丁甘仁说："烂喉丹痧，以畅汗为第一要义"。故对本证的治疗首重清透。方用豆豉、薄荷、牛蒡、蝉衣、桔梗等宣肺透表散邪；银花、连翘、山栀等清热解毒；以水牛角易原方中的犀角凉血解毒；

马勃、僵蚕、甘草解毒利咽；另用芦根护阴生津；灯心草、竹叶清心并导热下行。诸药合用，以解毒为中心，兼利咽凉营透疹，并疏散表邪。咽喉红肿，尚未糜烂者，可用玉钥匙吹喉。

玉钥匙（《三因极一病证方论》）

焰硝一两半　硼砂半两　脑子（冰片）一字　白僵蚕一分

本散为喉科的外治药，功可清热利咽，定痛消中。方中用焰硝软坚散结解毒；硼砂清热化痰，解毒防腐；冰片开结散郁，清热止痛防腐；僵蚕祛风散结解痉。用于喉痧初起，咽喉红肿而糜烂不甚者。

【现代应用】本证虽见肌肤丹痧隐约，但其病机是肺胃热毒外窜肌肤而致，故临床治疗时不可误认为是邪陷营血分而滥用清营凉血之品。同时，本证治疗虽以透达热毒为原则，但亦不可过用寒凉，以免有凉遏冰伏之弊。表郁较重者，可酌情加入荆芥、防风等以辛散表邪，表解即撤去。

（六）温疫邪气袭于肺卫

【临床表现】温疫初起，憎寒壮热，无汗或少汗，头痛身重，四肢无力，遍体酸痛，口苦咽干，胸腹满闷，舌边尖红，苔薄白或微黄，脉浮数或洪数。

【病机分析】本证多见于传染强的病毒性疾病初起。此类病证往往外有疫邪引动内有郁热，或疫邪由外传里，故初起多呈现表里同病证，但仍以卫表证为主，可兼有里热证。疫邪由外侵入，正邪抗争，卫气郁遏，故憎寒壮热；卫气受抑，腠理开合失常，可见有汗或无汗；疫邪攻窜头身，气机郁阻，可见头痛身重，四肢无力，遍体酸痛；邪气内扰，故胸腹满闷；温疫之邪较重，伤阴明显，故有口苦咽干；舌边尖红，苔薄白或微黄，脉浮数或洪数，为温疫之邪在卫表之征。

【治法】透表清里。

【方药】神解散(《伤寒瘟疫条辨》)

白僵蚕(酒炒)一钱　蝉蜕五个　神曲三钱　金银花二钱　生地二钱　木通一钱　车前子(炒,研)一钱　黄芩(酒炒)一钱　黄连一钱　黄柏(盐水炒)一钱　桔梗一钱

本方辛凉苦寒同用,表里同治,以奏神解之效。方中僵蚕味辛苦气薄、蝉蜕气寒味甘微咸,二药合用可清散上焦风热,宣散郁结,为杨氏治瘟十五方必用药对;黄芩、黄连、黄柏苦寒清热;金银花、生地甘寒,清热解毒养阴;桔梗升提肺气,使表邪可解,里邪可降;木通、车前子清热利水,使热毒从小便而出;神曲和降胃气;蜂蜜润导;黄酒导群药上下通调。如此相配,清升浊降、表里合和。杨栗山谓"此方之妙,不可殚述。温病初觉,但服此药,俱有奇验。外无表药而汗液流通,里无攻药而热毒自解,有斑疹者即现,而内邪悉除,此其所以为神解也。"

二、气分证治

气分证涉及脏腑部位较多,为方便理解和记忆,下面从人体自上而下部位介绍。

(一)头部

1. 燥干清窍

【临床表现】发热,耳鸣,目赤,龈肿,咽痛,苔薄黄而干,脉数。

【病机分析】本证为燥热化火上干清窍的证候,多见于发于秋天的病毒性疾病,以头部清窍为主的病变。耳鸣、目赤,是燥火所致的清窍不利表现;咽肿是火热之邪上扰肺胃之门户;龈肿是燥热上干胃络。苔薄黄而干,脉数是燥热津伤之象。

【治法】轻清宣透上焦燥热。

【方药】翘荷汤(《温病条辨》)

薄荷一钱五分　连翘一钱五分　生甘草一钱　黑栀子一钱五

分　桔梗三钱　绿豆衣二钱

薄荷辛凉散邪；连翘、栀子、绿豆衣宣郁泄火；桔梗、甘草利咽喉、消龈肿。本方重点在于祛除上焦燥热邪气。但燥热化火上扰，又要避免使用苦重之品，体现了“治上焦如羽，非轻不举”的治疗原则。

【临床应用】原方可加桑叶、蝉衣增强宣泄透热功效；目赤、耳鸣重者加菊花、夏枯草；咽痛重者加牛蒡子、白僵蚕。

2. 毒壅头面

【临床表现】热势益增，口渴引饮，烦躁不安，头面焮肿，咽喉疼痛加剧，舌赤苔黄，脉实数。

【病机分析】本证为病毒性疾病卫分之热已解，热毒入于气分，内壅肺胃所致。热毒炽盛，充斥肺胃，随经上窜，搏结头面脉络，故咽喉肿痛加剧，头面焮肿。气分热炽，正邪抗争，里热阴伤，故热势剧增，壮热渴饮。里热扰及心神，故烦躁不安。舌赤苔黄，脉实数为热毒炽盛肺胃之象。

【治法】清热解毒，疏风消肿。

【方药】普济消毒饮(《东垣十书》)

黄芩二钱　黄连八分　玄参三钱　连翘三钱　板蓝根三钱　马勃一钱半　牛蒡子三钱　薄荷一钱　僵蚕二钱　桔梗一钱　升麻八分　柴胡一钱　陈皮一钱半　生甘草一钱

普济消毒饮是治疗温病中大头瘟的著名方剂，方中用薄荷、牛蒡子、僵蚕、柴胡等透卫泄热，以解肺卫之风热时毒；用黄芩、黄连苦寒直折气分火热，并有清热解毒之效；连翘、板蓝根、马勃解毒消肿；玄参滋肾水而上制邪火；升麻、柴胡、桔梗升载诸药，直达病所；佐陈皮疏利中焦；甘草和中，与桔梗配伍又可清热利咽。

【临床应用】若初起表邪较盛者，加荆芥、防风、葛根以增强透表疏散之力。若初起里热不甚，去芩、连；若邪毒偏盛，头面红肿明显，加夏枯草、菊花等以清上犯之热毒；头面肿胀紫赤者，加丹皮、紫草、丹参等以凉血通络；兼腑实便秘者，加生大黄通腑泄热，导火毒下行。吴鞠通《温病条辨·上焦篇》指出："温毒咽痛喉肿，耳前耳后肿，颊肿，面正赤，或喉不痛，但外肿，甚则耳聋，俗名大头温、虾蟆温者，普济消毒饮去柴胡、升麻主之。初起一二日，再去芩、连，三四日加之佳。"并认为："其方之妙，妙在以凉膈散为主，而加化清气之马勃、僵蚕、银花，得轻可去实之妙；再加玄参、牛蒡、板蓝根，败毒而利肺气，补肾水以上济邪火；去柴胡、升麻者，以升腾飞越太过之病，不当再用升也。……去黄芩、黄连者，芩、连里药也。病初起未至中焦，不得先用里药，故犯中焦也。"吴鞠通的这些见解，可供临证参考。但方中柴胡、升麻既能疏表泄热，又可引药入少阳经，一般认为不必去之。邪热炽盛，出现神昏谵语者，应注意及时降低体温，可予冰袋或酒精擦浴。同时，亦可用清开灵注射液治疗。

3. 毒壅咽喉

【临床表现】壮热，口渴，烦躁，咽喉红肿腐烂，肌肤丹痧显露，舌红赤有珠，苔黄燥，脉洪数。

【病机分析】本证系以咽喉病变为主的病毒性疾病表邪已解，热毒壅结肺胃气分所致。壮热、烦渴为气分热盛，正邪抗争，里热阴伤所致。热毒壅结，气血不畅，膜败肉腐，则见咽喉红肿糜烂。肌肤丹痧显露为热毒外窜血络之象。气分热毒炽盛故见舌红赤有珠、苔黄燥、脉洪数。

【治法】清气解毒。

【方药】余氏清心凉膈散配合锡类散外用

余氏清心凉膈散(《疫疹一得》)

连翘三钱　生栀子一钱五分　黄芩一钱五分　薄荷一钱五分　桔梗一钱　竹叶一钱　生石膏三钱　甘草八分

方用连翘、黄芩、竹叶、山栀清泄气分邪热;生石膏大清气分之炽热;薄荷、桔梗、甘草轻宣上焦气机,兼利咽解毒。全方配伍共奏清气泄热,解毒利咽之功。同时用锡类散少许,吹于患处。

锡类散(《金匮翼》)

象牙屑(焙)三分　珍珠(制)三分　青黛(飞)三分　冰片三厘　壁钱(用泥壁上者)二十个　西牛黄五厘　焙指甲五厘

锡类散亦为喉科常用吹喉药,能清热解毒,去腐生肌,对咽喉肿痛又有破溃糜烂者,用之较为适宜。

【临床应用】运用时可加丹皮、赤芍、紫草等以凉营解毒;若兼大便秘结者,酌加大黄、芒硝通腑泄热;邪热结于颈项,肿痛坚硬者,加浙贝、蒲公英、赤芍以活血祛痰,清热解毒;气分热毒极盛者,还可加入银花、大青叶等以增强清泄热毒之功;如邪热较盛者,可加用鱼腥草注射液、双黄连粉针剂,或用穿琥宁注射液静脉点滴。咽喉红肿腐烂者,可加用六神丸口服;如见口大渴、烦躁、舌干红,属热邪伤阴较甚者,可加入生地、玄参、花粉等甘寒养阴生津。

4. 湿热蕴毒,壅于咽喉

【临床表现】发热口渴,胸痞腹胀,肢酸倦怠,咽肿溺赤,或身目发黄,苔黄而腻,脉濡数。

【病机分析】本证为湿热交蒸于气分,酿成热毒所致,多见于夹湿的病毒性疾病。湿热俱盛,充斥气分,津液被伤,则发热口渴、小便黄赤;湿热内阻于中焦气机,外滞于经络,则胸痞腹胀、肢酸倦怠;热毒壅于上则咽喉肿痛,甚则见口舌生疮;湿热郁蒸,影响了肝胆的疏泄,则见身目发黄。苔黄而腻,脉濡数为湿热俱盛之象。气分湿热交蒸,蕴酿成毒,可形成局部的肿痛,本证咽肿即是。可知"毒"乃由湿热之邪蕴久所化生,临床可见局部红肿热痛或溃烂、斑疹、发黄等。

【治法】解毒化湿。

【方药】甘露消毒丹(《温热经纬》)

飞滑石十五两　绵茵陈十一两　淡黄芩十两　石菖蒲六两　川贝母　木通各五两　藿香　射干　连翘　薄荷　蔻仁各四两

方中滑石、茵陈、木通清热利湿;黄芩、连翘、薄荷清热透邪,兼能解毒;藿香、蔻仁、菖蒲芳香化湿;射干、贝母解毒利咽,消肿散结。

【临床应用】本方芳香化湿、苦寒清热燥湿、淡渗利湿共用,使湿热分解,从上下分消,王孟英称之为“治湿温时疫之主方”。此方临床使用较广,并常随证加减:恶心呕吐,加姜汁、竹茹、半夏和胃降逆止呕;口渴心烦重,加栀子、竹叶、芦根清热生津除烦;外发白色之疹,可加竹叶、薏仁透泄湿热;肢节烦痛加木防已、薏仁。

(二)心包

湿热并重,酿痰蒙心

【临床表现】身热不退,朝轻暮重,神识昏蒙,似清似昧或时清时昧,时或谵语,舌苔黄腻,脉濡而数。

【病机分析】此为气分湿热郁久不解,酿生痰浊,蒙蔽心包之证,多见于病毒性疾病有轻度意识改变者。湿热痰浊蒙窍,心神被扰,故见神识昏蒙,呈似清似昧或时清时昧之状。身热不退,朝轻暮重,舌苔黄腻,脉濡数均为气分湿热郁蒸之征。

【治法】清热化湿,豁痰开蔽。

【方药】菖蒲郁金汤(《温病全书》)

石菖蒲三钱　广郁金二钱　炒山栀三钱　青连翘二钱　细木通一钱半　鲜竹叶三钱　粉丹皮三钱　鲜竹沥五钱　灯心二钱　玉枢丹五分

方中石菖蒲、郁金芳香化浊,辛开气郁以宣窍;玉枢丹、竹沥辟秽化浊豁痰而开蔽;竹叶、连翘、山栀、丹皮清泄蕴热;木通、灯心淡渗利湿,导湿热下行。诸药合用,清热利湿,豁痰开窍。

【临床应用】菖蒲郁金汤开窍醒神力量显不足，临床运用时，可根据痰浊、痰热的偏重，配伍不同开窍药。如痰浊蒙蔽较重，苔白腻垢浊，可用本汤剂送服苏合香丸以增强化浊豁痰、开蔽通窍之力；如热势偏盛，苔黄腻，脉滑数，神昏谵语者，本汤剂送服至宝丹以增强清心开窍，芳香辟秽之功。若痰湿进一步化热化燥，亦可内陷心包而见神昏谵语或昏愦不语，当从热闭心包之治法方药。若热入手足厥阴，痉厥并见，可加服止痉散。

（三）肺脏

1. 肺热壅盛

【临床表现】身热，汗出，烦渴，咳喘气急，或胸闷胸痛，舌红苔黄，脉数有力。或咳吐腥臭脓痰，甚则痰中带血，舌苔黄腻，脉滑数。

【病机分析】本证多为肺系病毒性疾病中期。风热或其他病邪化热入里，热壅于肺所致。因邪已化热入于气分，故身热而不恶寒；肺热郁蒸，津液耗伤，则汗出而烦渴引饮；邪热壅肺，肺气宣降失常，上逆乃见咳喘气急，甚则鼻煽，或胸闷、胸痛。舌红苔黄，脉数为里热象。若咳吐腥臭脓痰，甚则带血，则为热毒壅肺化脓的肺痈证。

【治法】清热宣肺平喘；或清肺化痰，解毒排脓。

【方药】麻杏石甘汤（引《伤寒论》）

麻黄（去节）三钱　杏仁（去皮尖，碾细）三钱　石膏（碾）三钱　甘草（炙）二钱

麻黄辛温，有发汗解表的作用；石膏辛寒，善清阳明气分之热。二者配伍，则麻黄作用不在发汗解表，而在宣肺定喘，石膏亦因得麻黄之助而专入上焦，清泄肺热；杏仁宣开肺气；甘草调和诸药。从性味功效观之，本方亦属辛凉宣透之剂，但作用主要在于宣透肺热而并非解表，此为与银翘散、桑菊饮之不同处。

【临床应用】如见咳痰黄稠,加黄芩、瓜蒌、浙贝母、竹沥以清热化痰;若痰阻气急较甚,加葶苈子、苏子以泄肺气;若咳引胸胁痛甚者,加丝瓜络、枇杷叶、郁金以化痰降气,通络止痛;若热毒炽盛,加蒲公英、银花、连翘、鱼腥草以增清热解毒之力;肺胃热盛生痰,热不得外泄,可引动肝风,见喉中痰鸣,时时抽搐,本方可加瓜蒌、知母、葶苈子清热化痰,或再加僵蚕、桑叶、菊花祛风清热,痰热去则风自息。肺热壅盛,灼液成痰,热盛肉腐,痰瘀阻络,见咳喘、胸痛、咯腥臭脓痰者,麻杏石甘汤与苇茎汤合用,或再加其他清热解毒之品更为适宜。

2. 肺热发疹

【临床表现】身热,肌肤红疹,咳嗽,胸闷,舌红,苔薄白,脉数。

【病机分析】本证常见肺系发疹性的病毒性疾病。其病机是肺经气分郁热波及营分,外窜血络。邪热内郁于肺,肺气不宣,故见身热,咳嗽,胸闷;肺热内郁波及营分,外窜血络,故见肌肤红疹,疹点一般红润。舌红,脉数为热势已盛。

【治法】宣肺泄热,凉营透疹。

【方药】银翘散去豆豉,加细生地、丹皮、大青叶、倍玄参方(《温病条辨》)

银翘散方去豆豉,加细生地四钱、大青叶三钱、丹皮三钱、玄参加至一两。

本证肺热发疹,病位重心不在表,故银翘散中去豆豉之解表,专事宣泄肺热。肺热及营,故加生地、丹皮、大青叶、元参凉营泄热解毒。

【临床应用】若无表闭恶寒,则荆芥可去;红疹明显,加蝉衣、浮萍宣表透疹。

3. 燥热伤肺

【临床表现】身热,干咳无痰或咳吐少量泡沫痰,气逆而喘,乏力，咽喉干燥，鼻燥，齿燥，胸满胁痛，心烦口渴，苔薄白干燥或薄黄干燥，舌边尖红赤。

【病机分析】本证为肺系病毒性疾病肺经燥热化火，灼伤阴液之候。肺为热灼，失其清肃之性，故见身热，干咳无痰，气逆而喘。气机壅滞则胸满胁痛，燥热伤气则乏力，燥热化火损伤肺阴，则有咽喉、鼻、齿的干燥和烦渴。以上皆说明本证里热明显，且伤阴亦较卫分证重。苔薄白或薄黄干燥，舌边尖红赤乃由燥热化火伤津所致。

【治法】辛凉透热，甘润养阴。

【方药】清燥救肺汤（《医门法律》）

冬桑叶三钱　石膏二钱五分　人参七分　甘草一钱　胡麻仁（炒）一钱　真阿胶八分　麦门冬一钱二分　杏仁（去皮尖）七分　枇杷叶（去毛蜜炙）一片

燥热化火伤肺，气阴两伤，气机失畅，治疗既不能用苦寒泻火药，也不能用辛香利气药，前者恐伤津，后者恐耗气。方中石膏、桑叶清肺泄热；胡麻仁、阿胶、麦冬润燥养阴；杏仁、枇杷叶宣肃肺气以开气机壅滞；甘草、人参之用，正如《难经·十四难》所说："损其肺者益其气"，使之益肺气以生津，但要掌握用量，不能过大，以防壅气。

【临床应用】如果表邪未尽，可加牛蒡子、连翘增强透表力量，或减阿胶以防碍表；如痰滞难咳，可加瓜蒌皮、川贝；热重津伤明显，以沙参易人参；咳痰带血者，加仙鹤草、焦山栀、侧柏叶清络止血；胸满胁痛明显，加丝瓜络、郁金活络止痛。

（四）肺肠同病

1. 痰热阻肺，腑有热结

【临床表现】痰涎壅盛，喘促不宁，潮热便秘，苔黄腻或黄滑，脉滑数，右寸实大。

【病机分析】本证病机为肺有痰热壅阻，大肠有腑实热结，是肺与大肠的同病证。邪热壅肺，灼液成痰，痰阻气机，故痰热壅盛，喘促不宁；阳明腑实热结，故潮热、便秘。脉滑数，右寸实大，苔黄腻或黄滑为痰热在肺，里有实热之象。

【治法】清肺化痰，通腑泄热。

【方药】宣白承气汤（《温病条辨》）

生石膏五钱　生大黄三钱　杏仁粉二钱　瓜蒌皮一钱五分

本方为吴鞠通创制的加减承气汤之一，石膏、大黄同用，取白虎、承气二方合用之意。方中生石膏辛甘大寒，两清肺胃，达热出表；生大黄苦寒攻下，通腑泄热；杏仁、瓜蒌皮苦降肺气，化痰平喘。四药相合，共成清肺化痰，通腑泄热之剂。本方既治肺又治肠，肺在五色属“白”，故以宣白承气汤为名。

【临床应用】如痰涎壅盛，可酌加竹沥、贝母、半夏、天竺黄等；如喘促较盛，可加葶苈子；如腹胀甚，可加枳壳、厚朴等。

3. 肺燥肠热，伤络咳血

【临床表现】初病喉痒干咳，继而咳甚则痰黏带血，胸胁牵痛，腹部灼热，大便泄泻，苔薄白干燥，舌红，脉数。

【病机分析】此为肺中燥热移肠所致的肺与大肠同病证候。燥热耗伤肺津，清肃之令不行，所以喉痒干咳；燥邪化火，灼伤血络，所以痰黏带血、胸胁牵痛；肺中燥热移肠，迫津下泄，故腹部灼热、大便泄泻。本证的泄泻，为热泻，多伴肛门热痛，或有腹痛。燥则气结，泻下亦必艰涩，似痢非痢，当与虚寒下利区别。

【治法】清热止血，润肺清肠。

【方药】阿胶黄芩汤（《通俗伤寒论》）

阿胶三钱　黄芩三钱　甜杏仁二钱　生白芍一钱　生桑皮二钱　生甘草八分　鲜车前草五钱　甘蔗梢五钱

肺中燥热伤络导致咳血，同时燥热又移肠导致便泻，是本证病机要点。虽见咳血，但由气热引起，不属血分。燥热已伤津液，便泻则使津液更伤，当肺肠同治。杏仁、桑皮、甘蔗宣肺止咳，润肺生津；阿胶养血止血；芍药、甘草酸甘化阴，缓急止痛；黄芩苦寒坚阴，又清肺与大肠之热；车前子清大小肠之热，利小便而实大便，使热从小便而去。全方苦泄坚阴，润燥养血，导热下行，燥热除，津液润，则咳血止，下利停。

【临床应用】如咳血较多，加白茅根、侧柏叶、焦山栀凉血止血；泄泻重，加白头翁、黄连、葛根凉营止利、生津。

4. 肺燥肠闭

【临床表现】咳嗽不爽，痰多，脘腹胀满，大便秘结，苔白而干，脉细。

【病机分析】本证常见病毒性疾病中后期阶段肺燥伤津，影响及肠的证候。燥热伤肺，气机失畅，故咳嗽不爽。肺气输布失职，一方面可致津液停聚而多痰，另方面由于津液不能布散，使大肠失去濡润，可见脘腹胀满、大便秘结。本证脘腹胀满，无脐腹疼痛拒按；便秘，无舌苔焦燥起刺，所以不是阳明腑实证。

【治法】肃肺化痰，润肠通便。

【方药】五仁橘皮汤（《通俗伤寒论》）

甜杏仁（研）三钱　松子仁三钱　郁李仁（杵碎）四钱　桃仁（杵碎）二钱　柏子仁（杵碎）二钱　橘皮（蜜炙）一钱半

“五仁”富含油脂，润肠通便，其中杏仁又能润肺开肺。橘皮行气化痰，蜜炙后除去燥性则更适合本证使用。本证肺与大肠同病，而且肺愈燥，大肠之秘就愈重，反之大肠之秘愈重，肺气愈失于宣畅。五仁橘皮汤使肺燥得润而肺气得畅，大便得通而腹满得除。何秀山说此方为“润燥滑肠，体虚便秘之良方”。

【临床应用】如便秘重，可加瓜蒌仁、火麻仁增强润肠通便力量；本方亦可加入桔梗、前胡等开肺宣气药，以助腑气通降。

5. 肺热移肠

【临床表现】身热，咳嗽，胸闷，口渴，下利色黄热臭，腹不硬痛，肛门灼热，苔黄，脉数。

【病机分析】此为肺胃热邪迫注大肠之候。肺与大肠相表里，肺中热邪不得外解，每可下移于肠。肺胃邪热不从外解，又不内结成实，而是迫注于肠，使津液和糟粕同下，故利下物是黄色稀便而不是稀水，气臭秽，便时肛门灼热。病起于肺胃之热，故除有身热、脉数外，还可有咳嗽、胸闷、口渴、苔黄之肺热气逆和胃热津伤表现。

【治法】清泄肺胃，坚阴止利。

【方药】葛根黄芩黄连汤(《伤寒论》)

葛根半斤　黄芩三两　黄连三两　甘草(炙)二两

葛根解肌清热，升阳止利；黄芩、黄连清泄肺胃之热；甘草缓急。

【临床应用】腹痛者，加白芍，与甘草配伍以缓急止痛；若恶心呕吐，系秽浊犯胃，可加藿香、姜竹茹芳香辟秽，和胃降逆；若下利赤白，应酌加白头翁、秦皮、金银花等清热解毒、凉血止利。

(五)胸膈

1. 热郁胸膈

【临床表现】身热，心烦懊侬，坐卧不安，舌苔微黄，脉数。

【病机分析】此证常见病毒性疾病邪气刚入气分阶段，热势不甚。邪热初入胸膈，郁而不宣，则见身热心烦，坐卧不安等症。

【治法】清宣郁热。

【方药】栀子豉汤(《伤寒论》)

栀子(擘)十四个　香豉(绵裹)四合

本方以栀子清热，豆豉宣郁达表，合之以清宣胸中郁热。

【临床应用】若有往来寒热者，可加柴胡、黄芩等；烦躁甚者，加黄连、连翘等。

2. 热灼胸膈

【临床表现】身热不已，烦躁不安，胸膈灼热如焚，唇焦咽痛，面赤口渴，便秘，小便黄赤，舌红苔薄黄，或黄白相兼而燥，脉数滑。

【病机分析】热灼胸膈，化燥化火，则见身热不已，烦躁不安，胸膈灼热如焚，唇焦咽痛，面赤口渴，大便秘结，小便黄赤，舌红苔黄或黄白相兼而燥，脉滑数。其中胸膈灼热如焚、唇焦、便秘、苔燥，为阳明燥热阴伤表现，提示已成上中焦同病证。本证便秘，由燥热伤津、腑气不降所致，其腹部不硬满疼痛，脉非沉实，可知不是阳明腑实证。

【治法】清泄膈热。

【方药】凉膈散(《太平惠民和剂局方》)

大黄(酒浸)二两　芒硝一两　甘草六钱　山栀子(炒焦)八钱　薄荷七钱　黄芩(酒炒)一两　连翘一两

山栀、薄荷、黄芩、连翘、竹叶清宣上焦郁热；硝、黄、草组成的调胃承气汤通泄肠腑，意在使胸膈之热借阳明之路而下行。

【临床应用】若无便秘，可去芒硝，或再减少大黄之用量；若口渴甚，可加玄参、花粉、芦根增强生津止渴的力量。

(六)肝胆

1. 热盛动风

【临床表现】壮热，手足躁扰，口渴引饮，头晕胀痛，颈项强急，四肢抽搐，甚或角弓反张，狂乱，时或神昏谵语，舌红苔黄燥，脉洪大或弦数。

【病机分析】本证常见病毒性疾病极期，为热邪内陷，深入厥阴，热盛动风之候，多见于小儿。热毒内陷，故身壮热。热极生风，热邪扰于清空，则头晕胀痛。热扰心神，则狂乱不宁，甚则神识昏迷。肝藏血，主筋，血热窜扰经脉，并灼伤肝阴则手足躁扰，筋脉拘急，四肢抽搐，甚或角弓反张。热邪闭郁于内，阳气不达于四肢，故肢厥。

【治法】凉肝息风。

【方药】羚角钩藤汤(《通俗伤寒论》)

羚角片(先煎)一钱五分　霜桑叶二钱　川贝(去心)四钱　鲜生地五钱　双钩藤(后入)三钱　滁菊花三钱　茯神木三钱　生白芍三钱　生甘草八分　鲜竹茹五钱(与羚羊角片先煎代水)

方用羚角、钩藤，清热息风止痉；菊花、桑叶轻清热邪，助羚角、钩藤平息肝风；生地甘寒养液，白芍、甘草酸甘化阴，共同滋养津液以缓挛急；热盛则煎熬津液成痰，热与痰浊阻塞窍络，可致狂乱神昏，故用茯神宁心，贝母、竹茹清肝经之热而化痰。诸药合用，共收凉肝息风止痉之效，是治疗热盛动风的基本方。

【临床应用】如身热炽盛而痉厥者，特别是小儿高热痉厥时，应首先采用物理降温的方法，如温水或酒精擦浴，并注意室内通风、降温等。热盛动风属气分者，加石膏、知母等；营血分发斑者，加水牛角、板蓝根、丹皮等以凉血解毒；腑实便秘加大黄、芒硝。

2. 肝胆湿热

【临床表现】尿黄，身目俱黄，色泽鲜明，恶心，厌油，纳呆，口干苦，头身困重，胸胁脘痞满或胀痛，乏力，大便干，小便黄赤，苔黄腻，脉弦滑数。

【病机分析】本证多见于肝胆系的病毒性疾病。湿热蕴结于肝胆，疏泄失职，肝气郁滞，故右胁肋部胀痛；肝气横逆，犯脾碍胃，脾失健运则腹部胀满；湿热外溢则皮肤发黄；湿热下注则小便黄；胃失和降则恶心而厌食；胆气上溢则口苦；舌红苔黄腻，脉弦数为湿热内蕴肝胆之征。

【治法】清热解毒，利湿退黄。

【方药】茵陈蒿汤(《伤寒论》)

茵陈蒿六两　栀子(擘)十四枚　大黄(去皮)二两

【临床应用】若热重于湿者,加黄柏、连翘、蒲公英清热解毒;若湿重于热者,加茯苓、薏苡仁、猪苓、白术淡渗利湿;初起身热不扬,微恶寒,身重肢倦,加藿香、薄荷等芳香宣表化湿;恶心呕吐,可加橘皮、竹茹、半夏等和胃止呕;若出现黄疸迅速加深,深入三焦,内陷心肝,可合用菖蒲郁金汤或安宫牛黄丸。

2. 热郁胆腑

【临床表现】身热,口苦而渴,干呕,心烦,小便短赤,或胸胁不舒,舌红苔黄,脉弦数。

【病机分析】本证为病毒性疾病初起,邪热发于少阳胆腑之候。热入气分则身热无寒;胆腑郁热化火上炎则口苦、心烦;热邪伤阴则口渴、小便短赤;胆热犯胃则干呕;胸胁是肝胆经脉所行之处,胆热则经脉不利,故有胸胁不舒。舌红苔黄,脉弦数为里热之象。本证病机为热郁胆腑,经气不舒。

【治法】苦寒清热,宣郁透邪。

【方药】黄芩汤加豆豉、玄参方(《温热逢源》)

黄芩三钱　芍药三钱　甘草(炙)一钱　淡豆豉四钱　玄参三钱　大枣(擘)三枚

本方由《伤寒论》黄芩汤加豆豉、玄参而来。黄芩苦寒直清胆火,配玄参清热解毒,养阴生津;芍药、甘草酸甘化阴,若热盛以赤芍和生甘草为宜;豆豉透邪外达,宣发郁热;大枣甘温,在此可不用。柳宝诒在《温热逢源》中说:“黄芩汤加豆豉、玄参,为至当不易之法。”本方一而清热,一而透热,符合胆腑郁热之治。

【临床应用】可加黄连、栀子、龙胆草等以加强其清热泻火之力;若伴见头痛恶寒,无汗或少汗者,为兼有表邪,可加葛根、蝉蜕、薄荷以透达卫表之邪。

(七)脾胃

1. 阳明热盛

【临床表现】壮热恶热,面赤心烦,汗多,渴喜冷饮,苔黄而燥,脉浮洪或滑数。

【病机分析】本证系阳明胃经热盛证候。肺经邪热不解,顺传于胃,里热蒸迫,故见壮热恶热,面赤心烦,汗多;热盛汗泄,津液耗伤,则口渴喜冷饮。苔黄而燥,脉浮洪或滑数为里热炽盛伤津,气血沸腾之象。

【治法】辛寒清气保津。

【方药】白虎汤(引《温病条辨》)

生石膏(碎)一两　知母五钱　生甘草三钱　粳米一合

本方为仲景所创清泄阳明里热之主方,吴鞠通用其治肺胃气分热盛证。方中生石膏辛甘寒,善入肺胃二经,清泄气热,达热出表;知母苦寒性润,清热生津;生甘草泻火解毒,配粳米保养胃气。全方辛寒清气而保津,吴鞠通称之为"辛凉重剂"。

【临床应用】若脉芤,可加人参以益气生津;热毒重,加金银花、连翘、板蓝根、大青叶等清热解毒;津伤明显,加鲜石斛、鲜芦根、天花粉生津养液;若肺热盛,肺气不宣,咳嗽有痰者,可加杏仁、瓜蒌皮、金银花、鱼腥草宣降肺气,清热解毒。

吴鞠通在《温病条辨》一书中明确指出白虎汤的禁忌,即"脉浮弦而细者,不可与也;脉沉者,不可与也;不渴者,不可与也;汗不出者,不可与也。"指出大凡病属表邪未解,或里热未盛,或非阳明实热者均当禁用,但临床又不可过分拘泥。

2. 痰热结胸

【临床表现】身热面赤,渴欲凉饮,饮不解渴,得水则呕,胸脘痞满,按之疼痛,便秘,苔黄滑,脉滑数有力。

【病机分析】此处结胸并非指的是胸部,而是心下,即胃脘部。

本证系邪热入里，与痰搏结于胸脘而成。邪热亢盛，故面赤身热；痰热内阻胸脘，津不上承，故见渴欲饮水，饮不解渴；胃气不降，故得水则呕；痰热内结，气机不畅，故感胸脘痞满，按之疼痛。以上诸症为痰热结胸的主要征象。大便秘结为痰热内阻，腑失通降所致。苔黄滑，脉滑数有力亦系痰热内阻之象。

【治法】清热化痰开结。

【方药】小陷胸加枳实汤(《温病条辨》)

黄连二钱 瓜蒌三钱 枳实二钱 半夏五钱

方中黄连苦寒清热燥湿；瓜蒌化痰宽胸；半夏除痰散结；枳实降气开结。四药辛开苦降，共收清热化痰开结之效。

【临床应用】本方由《伤寒论》小陷胸汤加枳实而成。因证属痰热内阻，腑失通降，故加枳实以增强通腑开结之功。临证若呕恶较甚者，加竹茹、生姜汁以和胃降逆；痛引两胁加柴胡、黄芩。

3. 湿重于热，困于中焦

【临床表现】身热不扬，脘痞腹胀，时欲恶心，口不渴或渴不欲饮或渴喜热饮，大便溏泄，小便浑浊，苔白腻，脉濡缓。

【病机分析】本证为湿邪蕴阻脾胃，气机升降失常之候。由湿热病邪直犯中焦，或膜原湿浊转归脾胃而致。湿中蕴热，热为湿遏，故身热不扬；脾为湿困，气机郁阻，则脘痞腹胀；脾不布津则口渴，但多渴不欲饮或喜热饮；湿浊下注则大便溏泄；浊气上逆，胃失和降，则恶心呕吐；苔白腻，脉濡缓为湿邪偏重之象。

【治法】燥湿化浊，疏利中焦。

【方药】雷氏芳香化浊法(《时病论》)

藿香叶一钱 佩兰叶一钱 陈广皮一钱五分 制半夏一钱五分 大腹皮(酒洗)一钱 厚朴(姜汁炒)八分 加鲜荷叶三钱为引

藿香、佩兰芳香化湿；陈皮、半夏、大腹皮、厚朴理气燥湿，散满除胀，降逆止呕；荷叶升脾中清气，且又透泄郁热，清升则浊自降。

【临床应用】原方药量较小，临证可酌情加重。本证系湿中蕴热，湿象偏重，故治疗宜温运化湿为主，不可早投寒凉之剂，以免气机郁闭，湿浊难化。

4. 湿热并重，困阻中焦

【临床表现】发热汗出不解，口渴不欲多饮，脘痞呕恶，心烦溺赤，便溏色黄，苔黄滑腻，脉濡数。

【病机分析】此为病毒性疾病的湿热俱盛，互结于中焦，郁阻脾胃之候，多出现在病毒性疾病湿渐化热的过程中。湿热交蒸则发热汗出，但湿性胶滞，故虽有汗而热势不退；势盛伤津则口渴，但因湿邪内留又饮不多；小便短赤、心中烦闷为热邪明显的表现；湿热郁于中焦，脾胃气机升降失常则同时见到脘痞、呕恶、便溏。苔黄腻，脉濡数为湿热交蒸之象。

本证与湿困中焦证病位都在中焦，前者脘痞呕恶、便溏与发热汗出、心烦溺赤并见，说明已成湿热并重之势；后者身热不扬，口不渴或渴不欲饮，苔白腻，脉缓，为湿邪偏重。

【治法】苦辛通降，清热化湿。

【方药】王氏连朴饮(《霍乱论》)

川连一钱　厚朴二钱　石菖蒲一钱　半夏一钱　淡豆豉三钱　炒山栀三钱　芦根二两

方中黄连苦寒清热燥湿；山栀、豆豉清宣郁热；厚朴、半夏苦温理气燥湿；石菖蒲芳香化湿；芦根清热化湿，生津止渴。全方苦辛并进，寒温同调，分解湿热，共成辛开苦降法的燥湿清热方。

【临床应用】若因湿热郁蒸肌表，外发白色脓点，加竹叶、薏仁辛凉透表，甘淡利湿；腹满闷不舒，苔黄滑，根部厚腻，加麦芽、茵陈导滞行气，祛湿化浊。

5. 热重于湿，阻于脾胃

【临床表现】壮热汗出，面赤气粗，口渴欲饮，身重脘痞，苔黄微腻,脉象滑数。

【病机分析】本证为阳明热盛而兼太阴湿邪未化。壮热汗出,面赤气粗,口渴欲饮为阳明热盛伤津;身重脘痞为太阴湿困;苔黄微腻,脉象滑数为里热兼湿之象。

【治法】辛寒清气,兼以化湿。

【方药】白虎加苍术汤(《类证活人书》)

石膏一斤　知母六两　甘草(炙)二两　粳米三两　苍术三两

本方由白虎汤加苍术而成。白虎汤清阳明之热,苍术燥太阴之湿。

【临床应用】若阳明热较盛,可酌加竹叶、银花;若热盛化火,可酌加黄芩、黄连、栀子;如中焦湿邪明显者,可加藿香、佩兰等。

(八)大肠

1. 阳明热结

【临床表现】日晡潮热,时有谵语,大便秘结,或纯利恶臭稀水,肛门灼热,腹部胀满硬痛,苔黄而燥,甚则灰黑而燥,脉沉有力。

【病机分析】本证系气分热邪与肠中糟粕相结所致,为阳明腑实已成之证。邪热与燥屎内结,故见日晡潮热;里热熏蒸,胃浊扰心,则时有谵语;燥结于肠,腑气不通,乃致大便秘结,腹部胀满硬痛。本证亦可表现为下利纯稀水,为热迫津液从旁渗下所致,即热结旁流,必下利臭,肛门灼热,腹痛不减。舌苔黄燥,甚则灰黑而燥,脉沉有力,乃邪热深入,里热伤津,热结肠腑之象。

【治法】软坚攻下热结。

【方药】调胃承气汤(《伤寒论》)

甘草(炙)二两　芒硝半升　大黄(酒洗)四两

本方系仲景所创三承气汤之一。方中大黄苦寒攻下;芒硝咸寒软坚润燥;甘草缓和硝、黄急趋之性,使其留中解结。方中既无枳、朴之燥烈,又可攻下燥结郁热,故温邪初结胃肠,腑实之轻证,或热结旁流者,每多用之。

【临床应用】若见腹部胀满甚者,可去甘草,加枳实、厚朴以行气除满,实为大承气汤,但枳、朴性偏温燥,津伤甚者须慎用。

2. 阳明腑实,阴液亏损

【临床表现】身热,腹胀满,便秘或热结旁流,口干,咽燥,唇裂,舌苔焦燥,脉沉细。

【病机分析】本证为热在肠腑,与肠中糟粕相结而成的热结阴伤证。伏热内盛,或素阴液亏损者,病温后易成此证。其临床表现,除有身热、腹部胀满疼痛、大便秘结等阳明腑实见症外,还有口干、咽燥、唇焦而裂等阴液亏损见症。脉沉细说明正气已虚,故本证已成虚实夹杂之证。

【治法】滋阴增液,攻下腑实。

【方药】增液承气汤(《温病条辨》)

玄参一两　麦冬(连心)八钱　细生地八钱　大黄三钱　芒硝一钱五分

本方是吴鞠通加减承气汤之一,由增液汤加大黄、芒硝而成。玄参、麦冬、生地质润多汁,合用有滋阴生津、润肠通便之功效;大黄、芒硝合用,咸苦寒凉,泻热软坚,攻下腑实。两组药合用,虚实兼顾,滋阴攻下。

【临床应用】如邪热已退,仅为阴亏而便秘,或阳明腑实得下之后又便秘者,可减去硝、黄,用增液汤“增水行舟”。

3. 阳明腑实,气液两虚

【临床表现】身热,腹满便秘,口干咽燥,倦怠少气,或撮空摸床,肢体颤动,目不了了,苔干黄或焦黑,脉沉弱或沉细。

【病机分析】本证为阳明腑实,气阴两虚之证,多由腑实证应下失下,邪热壅闭,气阴大伤而致。身热、腹满、便秘、苔干黄或焦黑为阳明腑实阴伤之象；口干咽燥、唇裂舌焦、倦怠少气，说明阴血大耗，精气大虚；而撮空摸床、肢体颤动、目不了了为失精失神，元气将脱之候。

【治法】滋阴益气，攻下腑实。

【方药】新加黄龙汤(《温病条辨》)

细生地五钱　麦冬五钱　玄参五钱　生大黄三钱　芒硝一钱　生甘草二钱　人参(另煎)一钱半　当归一钱半　海参(洗)二条　姜汁六匙

本方系以陶节庵之黄龙汤去枳实、厚朴、桔梗，加麦冬、玄参、生地、海参、姜汁而成，故名新加黄龙汤，亦可看成是增液承气汤加人参、甘草、当归、海参、姜汁而成，是吴鞠通的加减承气汤之一。方中用大黄、芒硝泻热软坚，攻下燥结；人参、甘草补益正气；麦冬、玄参、当归、生地滋阴养血，海参滋阴软坚；姜汁宣通胃肠气机，鼓舞胃气。诸药相合以收攻下腑实，益气滋阴之效。

【临床应用】若有肾阴虚可加熟地、知母、何首乌等；脾虚加白术、茯苓。

4. 阳明腑实，小肠热盛

【临床表现】身热，腹满便秘，烦渴，小便短赤，涓滴不畅，溺时疼痛，舌红苔黄。

【病机分析】本证为阳明腑实，小肠热盛之候，多见于病毒性疾病的发展过程中。身热，腹满便秘为阳明腑实之征；小便短赤，涓滴不畅，溺时疼痛为小肠热盛，下注膀胱所致；二肠热盛，总由热伏较久，津液耗伤所致，故又出现烦渴。舌红苔黄，脉数为伏热内盛之象。

【治法】通导大小肠之热，养阴生津。

【方药】导赤承气汤(《温病条辨》)

赤芍三钱　细生地五钱　生大黄三钱　黄连二钱　黄柏二钱

芒硝一钱

本方为吴鞠通加减承气汤之一。硝、黄通大肠之秘，生地、赤芍、黄连、黄柏养阴泄热，导火腑之热下走。治疗之后，每见大肠之秘得通，小肠之热亦解，而小便自然畅利。尿短赤涩由热盛津伤所致，切不可误认为是下焦湿阻而用淡渗通利之品。

【临床应用】若烦渴甚，加花粉、知母、元参等养阴清热；心烦不寐加琥珀、竹叶以清心除烦。

5. 湿热夹滞阻肠

【临床表现】身热稽留，胸腹满闷灼热，呕恶，便溏不爽，色黄如酱，苔黄垢腻，脉濡数或滑数。

【病机分析】本证为湿热郁蒸气分，与肠道积滞相结，大肠传导失司之候，可见于病毒性疾病气分证的发展过程中。湿热交结肠道，故身热稽留不退；湿热滞肠，气机不畅，故胸腹满闷灼热，呕恶，便溏色黄如酱。此种粪便多臭秽，溏而不爽，肛门有灼热感。苔黄腻，脉濡数为湿热互结之征。

【治法】导滞通下，清热化湿。

【方药】枳实导滞汤（《通俗伤寒论》）

枳实二钱　生大黄（酒洗）钱半　山楂三钱　槟榔钱半　川朴钱半　川连六分　六曲三钱　连翘钱半　紫草三钱　木通八分　甘草五分

邪在肠腑，非通导不能祛除。但肠腑之邪由湿热与食滞相结而成，故既应通导又应祛湿泄热。方中大黄、川厚朴（川朴）、枳实为小承气汤减小其用量，加槟榔推荡肠中积滞，化湿理气泄热；紫草、连翘、川黄连（川连）清热解毒化湿浊；山楂、六神曲（六曲）化滞和中；木通利湿清热；甘草调和诸药。全方苦辛通降，导滞通下，祛除肠中湿热积滞。

【临床应用】本方所治，系湿热夹滞阻于肠道之证。若误用苦寒重剂，非但湿邪不去，反而更伤脾胃中阳。湿热积滞多胶结难解，非一次攻下所能尽除，常需连续导滞通下，而且制剂宜轻，才能使病邪排尽，此即“轻法频下”。临床上每见下后不久，邪热又聚，大便复溏而不爽，即为湿热积滞未能尽除之象，可再行轻剂导滞通下，直至肠中邪尽为度。邪尽当以湿热夹滞之证消失为据，正如叶天士所说：“伤寒邪热在里，劫烁津液，下之宜猛；此多湿邪内搏，下之宜轻。伤寒大便溏为邪已尽，不可再下；湿温病大便溏为邪未尽，必大便硬，慎不可再攻也，以粪燥为无湿矣。”

（九）膀胱

小肠热炽，津液亏虚

【临床表现】发热，口渴饮冷，小便短少不利，身体灼热无汗，舌红，苔黄燥，脉细数。

【病机分析】本证为热盛伤津之小便不利，病机属虚实错杂。火热内燔则高热不退，火盛伤阴则口渴饮冷，阴津大伤，故无汗。津伤化源不足，无以为溺，则小便短少不利，舌脉所现，皆为火盛伤阴之象。

【治法】清热泄火，甘苦化阴。

【方药】冬地三黄汤方（《温病条辨》）

麦冬八钱　黄连一钱　苇根汁（冲）半酒杯　玄参四钱　黄柏一钱　银花露（冲）半酒杯　细生地四钱　黄芩一钱　生甘草三钱

【临床应用】本证可见于流行性出血热少尿期，此类小便不利，不可采用淡渗利小便之药，如云苓、车前子、泽泻等，否则阴液愈伤。正确治疗宜补充阴津，津足则小便通畅。

（十）膜原

湿重于热，阻于膜原

【临床表现】寒热往来，寒甚热微，身痛有汗，手足沉重，呕逆胀满，舌苔白厚腻浊或如积粉，脉缓。

【病机分析】本证多见于病因为湿热的病毒性疾病，发热多日不退，或长期使用抗生素者。薛生白说："膜原者，外通肌肉，内近胃腑，即三焦之门户，实一身之半表半里也。"湿浊阻遏膜原，表里之气失和，阳郁不伸则恶寒；郁极而通，阳气伸展则恶寒消失而见发热汗出。如此邪正反复交争，则见寒热往来之症。又因膜原湿邪盛，阳气郁而不达则寒甚热微。湿邪外渍肌肉，则身痛，手足沉重；秽浊内阻，胃失和降则呕逆胀满。舌苔白厚腻浊甚则如积粉、脉缓为邪在膜原，湿浊重而热轻之象。

【治法】疏利透达膜原湿浊。

【方药】雷氏宣透膜原法(《时病论》)

厚朴(姜制)一钱　槟榔一钱五分　草果仁(煨)八分　黄芩(酒炒)一钱　粉甘草五分　藿香叶一钱　半夏(姜制)一钱五分　加生姜二片为引

本证湿浊闭郁较甚，非一般化湿剂所能奏效。方中槟榔、厚朴、草果直达膜原，疏利透达，祛除盘踞之邪；藿香、半夏、生姜化湿理气调脾；黄芩清湿中之热，甘草和中。

【临床应用】膜原湿浊重，故温燥辛烈药当用，但辛燥药又易耗津，故一旦湿开热透即应停用，以免助热伤津。此外，阴亏阳盛体质者亦当慎用。原方药量较少，临证可酌加。

(十一)三焦

1. 湿热弥漫三焦

【临床表现】身壮热，面赤耳聋，胸闷，咳痰带血，脘痞，不甚渴饮，小便短赤，下利稀水，舌红赤，苔黄滑。

【病机分析】本证为湿热弥漫三焦气分之候。湿热内郁，蒸腾于外则身热不退，上蒸清窍则面赤耳聋；暑热漫及上焦，侵袭于肺，肺主一身之气，肺气不利，气机受阻，热损肺络，可见胸闷，咳痰带血；湿热阻于中焦则脘腹痞闷而不甚渴饮。湿热蕴结下焦，肠道失于分清泌浊，则见小便短赤，下利稀水。

【治法】清热利湿，宣通三焦。

【方药】三石汤（《温病条辨》）

飞滑石三钱　生石膏五钱　寒水石三钱　杏仁三钱　竹茹（炒）二钱　银花（露更妙）三钱　金汁（冲）一酒杯　白通草二钱

以杏仁宣开上焦肺气；石膏、竹茹清泄中焦邪热；滑石、寒水石、通草，清利下焦湿热；银花、金汁涤暑解毒。全方重在清暑泄热，兼以利湿。

【临床应用】应根据湿热弥漫三焦部位的侧重不同而分别选择用药：如湿热偏于上焦者，主用杏仁、荷叶、大豆卷等；偏重于中焦者，主用石膏、竹叶、竹茹、苍术、半夏、厚朴等；偏重于下焦者，主用滑石、寒水石、猪苓、茯苓、泽泻、通草等。此外，若见心胸烦闷较甚者，可加栀子皮、竹叶心；小便赤痛明显者，可加车前草、薏苡仁等。

2. 湿重于热，蒙上流下

【临床表现】热蒸头胀，呕逆神迷，小便不通，渴不多饮，舌苔白腻。

【病机分析】本证为中焦湿浊久困所致的蒙上流下证，即薛生白所说的“湿多热少，则蒙上流下”。湿热郁蒸于上，则热蒸头胀，甚而神迷；湿困中焦，胃气不能下降则呕逆；湿浊注下，泌别失司故小便不通。渴不多饮，舌苔白腻为湿遏气机，湿重热轻之证。症见神迷、呕逆、尿闭，说明三焦俱病。尿闭使湿浊不得外泄，上蒙清窍，则头胀、神迷更重。本证与单纯的膀胱湿阻证不同，神迷已成蒙蔽心窍之势，呕逆亦因小便闭阻而日渐加重，常为病毒性疾病急重证之一。

【治法】先予芳香开窍，继进淡渗利湿。

【方药】苏合香丸，茯苓皮汤

苏合香丸(《**和剂局方**》)

白术　青木香　乌犀角　香附子(炒去毛)　朱砂　诃子　白檀香　安息香(别为末，用无灰酒一升熬膏)　沉香　麝香(研)　丁香　荜茇各二两　冰片(研)　熏陆香(即乳香，研细)　苏合香油(入安息香膏内)各一两

茯苓皮汤(《**温病条辨**》)

茯苓皮五钱　生薏仁五钱　猪苓三钱　大腹皮三钱　白通草三钱　淡竹叶二钱

神迷、小便不通均为急症，故二方并进为好。苏合香丸芳香开闭，通窍醒神。茯苓皮汤中，茯苓皮、猪苓、薏仁、通草淡渗利湿；竹叶利湿泄热；大腹皮理气化湿。诸药同用，渗利湿邪，使小便通行，湿浊得下。

【临床应用】由于神迷、小便不通均属危急之症，以二方同时使用为妥，必要时可采用中西医结合进行治疗。

3. 湿重于热，肠道失司

【临床表现】神识如蒙，少腹硬满，大便不通，苔垢腻。

【病机分析】本证由湿热久郁，肠道气机痹阻所致的大肠传导失司的病证。肠道气机不通则少腹硬满，大便不通；湿浊上犯，蔽郁清窍，则神识如蒙；苔垢腻为湿浊偏盛之象。本证以少腹硬满，大便不通为主症。其腹部硬满而较少疼痛，苔白腻而非焦燥黄厚，可知不属热结肠腑证。

【治法】清化湿浊，宣通气机。

【方药】宣清导浊汤(《温病条辨》)

猪苓五钱　茯苓五钱　寒水石六钱　晚蚕沙四钱　皂荚子三钱

本方用晚蚕沙化肠道湿浊；皂荚子宣通肠道气机；猪苓、茯苓、

寒水石利湿清热。湿化热清，气机得通，则大便自下，清窍之蔽亦开。湿阻肠道，而非热结肠腑，忌用苦寒攻下。

【临床应用】如神志昏蒙较甚，可加服苏合香丸以开蔽苏神；如少腹胀满气急，可酌加杏仁、瓜蒌、厚朴、枳实等宣通上中焦气机，散满除湿。

（十二）少阳

1. 热郁少阳

【临床表现】往来寒热，胸胁苦满，默默不欲饮食，心烦喜呕，口苦，咽干，目眩，舌苔薄白，脉弦。

【病机分析】邪热犯于少阳，正邪相争，枢机不利。正胜则发热，邪胜则恶寒；足少阳之脉，下胸中，贯膈，络肝属胆，循胁里，故见胸胁苦满；肝胆气郁，疏泄失职，故神情默默而寡言；胆热内郁，影响脾胃，脾失健运则不欲饮食；胆火内郁，上扰心神则心烦；胆热犯胃，胃失和降则喜呕。

【治法】和解少阳。

【方药】小柴胡汤（《伤寒论》）

柴胡半斤　黄芩三两　人参三两　半夏（洗）半升　甘草（炙）　生姜（切）各三两　大枣（擘）十二枚

方中柴胡苦平，入肝胆经，透解邪热，疏达经气；黄芩清泄邪热；法夏和胃降逆；人参、炙甘草扶助正气，抵抗病邪；生姜、大枣和胃气、生津。诸药合用，可使邪气得解，少阳得和，上焦得通，津液得下，胃气得和，有汗出热解之功效。

【临床应用】若胸中烦而不呕，去半夏、人参，加瓜蒌实清热理气宽胸；若渴，去半夏，加天花粉止渴生津；若腹中痛者，去黄芩，加芍药柔肝缓急止痛；若胁下痞硬，去大枣，加牡蛎软坚散结；若心下悸，小便不利者，去黄芩，加茯苓利水宁心；若不渴，外有微热者，去人参，加桂枝解表；若咳者，去人参、大枣、生姜，加五味子、干姜温肺止咳。

2. 湿热郁蒸少阳

【临床表现】寒热似疟，午后身热较重，入暮尤剧，天明得汗诸症稍减，但胸腹灼热不除，口渴心烦，脘痞，苔黄白而腻，脉弦数。

【病机分析】本证为湿热病邪郁蒸少阳气分，热重湿轻之候。多由卫气同病证发展而来。少阳为气机出入升降之枢，故湿热蕴蒸，每易郁阻于少阳。邪郁少阳，枢机不利则寒热往来如疟；午后湿热之邪交蒸更甚，故发热较重；天明阳气渐旺，气机得以疏通，腠理开泄，故汗出，发热亦降。湿邪黏滞，难以尽解，故虽诸症有减但胸腹灼热不除。暑邪内蒸，上扰心神则心烦，津液损伤则口渴。湿阻下焦则小便不利，湿邪中阻则脘痞。苔黄腻，脉弦数为湿热郁蒸之象。

本证与上证比较，小柴胡汤所治病证不加湿，而本证是湿热并存，临床可通过苔腻与否来判断。

【治法】清泄少阳，兼以化湿。

【方药】蒿芩清胆汤(《通俗伤寒论》)

青蒿钱半至二钱　黄芩钱半至三钱　淡竹茹三钱　半夏钱半　枳壳钱半　陈皮钱半　赤茯苓三钱　碧玉散(包)三钱

青蒿芳香清透，黄芩清泄胆热，共同畅利少阳枢机；半夏、陈皮、竹茹、枳壳辛开湿郁，疏利中焦，和胃化痰；赤茯苓、碧玉散清利湿热，导湿下泄。诸药合用，胆热清，湿热化，三焦气机通利，湿热之邪从三焦分而走之。

【临床应用】临床使用本方，若热郁较重，可加栀子、黄连清热除烦；若湿邪中阻明显，加白蔻仁、通草、大豆黄卷理气化湿。

三、卫气同病证治

（一）外有表邪，内有实热

【临床表现】发热恶寒，无汗或有汗，头项强痛，肢体酸痛，腹胀，便秘，唇焦，舌苔黄燥，脉滑数或弦数。

【病机分析】本证为新感时令之邪引动在内气分之伏热，或气分内有伏热，调摄不慎，复感外邪，从而形成卫气同病证。外邪困阻肌表，卫气被郁，腠理闭塞，则见发热恶寒，无汗或有汗；邪遏卫表，经气不畅，则头项强痛，肢体酸痛；内有伏热，扰神伤津，则见心烦、口渴、唇焦；气分内热，影响胃肠，升降不利，则见腹胀，大便干燥；舌红苔黄燥，脉数为邪热炽盛之象。

【治法】疏解表邪，清热通腑，表里双解。

【方药】增损双解散（《伤寒瘟疫条辨》）

白僵蚕（酒炒）三钱　全蝉蜕十二枚　广姜黄七分　防风一钱　薄荷叶一钱　荆芥穗一钱　当归一钱　白芍一钱　黄连一钱　连翘（去心）一钱　栀子一钱　黄芩二钱　桔梗二钱　石膏六钱　滑石三钱　甘草一钱　大黄（酒浸）二钱　芒硝二钱

方中僵蚕、蝉蜕、姜黄、大黄四味组成为升降散，起到升降气机，热散毒消的目的；防风、薄荷、荆芥解表；柴胡和解半表半里；大黄、芒硝荡涤肠胃；栀子、黄芩、黄连清热解毒；石膏清肺胃之邪、连翘祛诸经之游火；白芍、当归养阴血以柔筋；六一散清利湿热，使其从小便而解；桔梗，开宣上焦，肺气化则热散。

【临床应用】若系外感风热之邪，表热证明显者，可加银花、牛蒡子、竹叶等以疏风泄热；若系风寒外束，恶寒、无汗较重者，可加苏叶、葱白等以疏表散寒；大便无明显干燥者，可去硝黄；津伤重者，可加天花粉。

(二)外有风热,内有湿热

【临床表现】恶寒发热,无汗或少汗,头痛,周身酸痛,脘痞,心烦口渴或渴不多饮,小便短赤,苔腻,脉濡数。

【病机分析】本证为湿热内郁而时邪外束,系表里同病之候。外邪束表,卫气闭郁则恶寒发热、无汗、头痛、周身酸痛。暑邪扰心则心烦,伤津则口渴、小便短赤,湿邪困阻气机则胸闷。苔腻,脉濡数为湿热阻滞之象。

本证特点为既有表证又有里证,与秋冬季节感受风寒邪气引起的仅有表寒证而无里热证的伤寒表证不同。此外,与湿温病初起卫气同病证也不同,后者虽亦表里同病,但热象不显,以湿蕴气分为主。

【治法】清暑化湿,解表透邪。

【方药】银翘散去牛蒡、玄参,加杏仁、滑石方(《温病条辨》)

银翘散方去牛蒡子、玄参,加杏仁六钱,飞滑石一两。

银翘散解表清热,轻透邪气。去牛蒡子之润,加杏仁、滑石开肺气、渗膀胱,分利湿热。吴鞠通说:“太阴伏暑,舌白口渴,无汗者,银翘散去牛蒡、元参,加杏仁、滑石主之。”银翘散中本无元参,此即为去牛蒡子,加杏仁、滑石。

【临床应用】若胸闷较重者,加藿香、郁金芳香宣气化湿;呕而痰多,加半夏、茯苓和胃化痰止呕;小便短少,加薏仁、通草渗利湿邪;里热重,加栀子、黄芩清泄郁热。

四、营分证治

(一)热灼营阴

【临床表现】身热夜甚,心烦躁扰,甚或时有谵语,斑疹隐隐,咽喉干燥而反不甚渴饮,舌质红绛,无苔或苔薄黄,脉细数。

【病机分析】本证为热在营分,灼伤营阴,扰神窜络之候,可由伏邪发于营分,也可由气分之热陷入营分所致。营分受热则津液受灼,故见身热夜甚,口干咽燥;心主血而统营,营分热盛,则心神被扰而烦躁,甚则谵语;邪热内闭,窜于血络,则斑疹隐隐;咽燥口干而不甚渴饮,系邪热入营,蒸腾营阴上潮于口。舌红绛,脉细数为营分有热,营阴被耗之象。热入营分,若不兼他邪,多舌绛无苔;若属热初入营而气热未解,多兼有苔垢。

【治法】清营泄热养阴。

【方药】清营汤(《温病条辨》)

犀角三钱 生地五钱 玄参三钱 竹叶心一钱 麦冬三钱 丹参三钱 黄连一钱五分 银花三钱 连翘二钱

本方为清泄营热的主方。水牛角(代犀角)清心凉营,配以黄连苦寒清心解毒;玄参、生地、麦冬清营分之热而滋阴液之虚。热入营分,每有血络瘀滞之变,丹参养心血,除烦热,又能通瘀活络;银花、连翘、竹叶轻清宣透,使营分之热透出气分而解,即叶天士"入营犹可透热转气"。诸药合用,共奏清心凉营养阴、透热转气之效。

【临床应用】若兼有卫表证,见恶寒,无汗或头痛,可加薄荷、牛蒡子、豆豉等宣散表邪。

(二)热陷心包

【临床表现】身灼热,神昏谵语或昏愦不语,舌謇,肢厥,舌色鲜绛,脉象细数。

【病机分析】本证为邪热深入心包,闭阻机窍之候。邪在手太阴,若误治、失治,或心气素亏,邪气内陷,则可逆传心包,形成本证。邪热闭遏于里,故见身热灼手,四肢厥冷;邪热内陷,灼液为痰,痰热阻闭包络,乃见神昏谵语或昏愦不语;舌为心之苗,心之别络上系舌本,今心包痰热阻塞舌本,脉络不利,故见舌謇言涩;舌色鲜绛,脉细数皆为心营热盛伤阴之征。

【治法】清心开窍。

【方药】清宫汤送服安宫牛黄丸

清宫汤(《温病条辨》)

元参心三钱　莲子心五分　竹叶卷心二钱　连翘心二钱　犀角二钱　连心麦冬三钱

安宫牛黄丸(《温病条辨》)

牛黄一两　郁金一两　犀角一两　黄连一两　朱砂一两　冰片二钱五分　麝香二钱五分　真珠五钱　山栀一两　雄黄一两　黄芩一两

清宫汤系清心包邪热之要方。方中犀角清心泄热;元参心、莲子心、连心麦冬清心滋液;竹叶卷心、连翘心清心泄热。诸药合用,可清透心包邪热。原方各药均用心,取“以心入心”之义。安宫牛黄丸是治疗温病高热神昏的有效方剂,具清热解毒、开窍醒神、止痉息风之功。

【临床应用】犀角以水牛角代替,用量可增大5~10倍,并可再加生地、大青叶以增强清热凉血效果。安宫牛黄丸的新制剂清开灵、醒脑静注射液等急救中成药也已在临床广泛使用。若出现内闭外脱,表现为身体灼热,神志昏愦,倦卧,气息短促,汗多,脉散大或细数无力。或发热骤退,面色苍白,四肢厥冷,汗出不止,虚烦躁扰,气息短促,舌淡,脉微细欲绝。立即采取益气敛阴固脱或回阳固脱法,选生脉散、参附汤加减。若见汗出淋漓者,可加龙骨、牡蛎以止汗固脱;如见口唇青紫,可加入桃仁、丹皮、丹参、赤芍等活血化瘀药。

(三)热陷心包兼腑实

【临床表现】身热神昏,舌謇肢厥,便秘,腹部按之硬痛,舌绛,苔黄燥,脉数沉实。

【病机分析】本证属于手厥阴心包与手阳明大肠同病之候。

热陷心包，故见身热神昏，舌謇，肢厥；燥屎内结，则见便秘，腹部按之硬痛；脉沉实而数，舌绛，苔黄燥，乃气营皆热之象。

本证既有热闭心包之神昏肢厥，又有阳明腑实之便秘腹痛。但单纯之腑实证，因阳热内郁，浊气乘心，亦可见身热肢厥、昏谵，应注意与本证区别。一般来说，单纯腑实证，舌謇而言语不利，神昏程度均相对较轻。

【治法】清心开窍，攻下腑实。

【方药】牛黄承气汤（《温病条辨》）

安宫牛黄丸二丸，化开，调生大黄末三钱，先服一半，不知再服。

本方系吴鞠通加减承气汤之一。安宫牛黄丸清心豁痰开窍，生大黄泄热攻下燥结。

【临床应用】若心包见症严重而大便燥结较轻者，亦可先予安宫牛黄丸清心开窍，然后再予攻下。服安宫牛黄丸后心窍得开，燥屎有时亦随之而下，故吴鞠通说："牛黄丸亦有下大便之功能。"如果燥结重，可加入芒硝适量。

（四）热在心营，下移小肠

【临床表现】身热夜甚，心烦不寐，口干不甚渴饮，小便短赤热痛，舌绛，脉细数。

【病机分析】本证为心营有热，下移小肠之候。热在心营，营阴受损，故身热夜甚，口干不欲饮，舌红绛，脉细数；热扰心神则心烦不寐；心与小肠相表里，心营热邪下移小肠则小便短赤热痛。此既有心营热盛，又有小肠火腑热炽，与单纯热炽心营证有别。

【治法】清心凉营，清泄小肠。

【方药】导赤清心汤（《通俗伤寒论》）

鲜生地六钱　朱茯神二钱　细木通五分　麦冬（辰砂染）一钱　粉丹皮二钱　益元散（包）三钱　淡竹叶钱半　莲子心三十

支　灯心(辰砂染)二十支　莹白童便(冲)一杯

热在心营,兼有小肠热盛,治当清心凉营为主,佐以清泄小肠。方中生地、丹皮、麦冬清营泄热养阴;茯神、莲子心、灯心清心宁神;佐以木通、竹叶、益元散、童便以清导小肠之热。

【临床应用】可酌加水牛角、玄参、麦冬、黄连等药增强清心凉营、滋阴泻火的力量。

(五)热闭心包,血络瘀滞

【临床表现】身热夜甚,神昏谵语,口干漱水不欲咽,皮肤、黏膜出血斑,舌色深暗或紫绛。

【病机分析】此为热陷营血,血脉瘀滞,瘀热闭阻心窍之候。热灼营阴,血液受劫,故身灼热而夜甚,皮肤、黏膜瘀斑;热入心包,灼液成痰,痰热闭阻心窍则神昏谵语。口干漱水不欲咽,舌深暗或紫绛,为热在营血,瘀血阻络之征。

【治法】清营泄热,开窍通瘀。

【方药】犀地清络饮(《通俗伤寒论》)

犀角汁四匙(冲)　丹皮二钱　连翘一钱半　淡竹沥两瓢(和匀)　鲜生地八钱　生赤芍钱半　原桃仁(去皮)九粒　生姜汁两滴(同冲)

本方由犀角地黄汤加味而成。犀角地黄汤清热凉血散血,通瘀活络;桃仁通络化瘀;菖蒲汁、姜汁、竹沥涤痰开窍;连翘、灯心清泄心营之热;茅根凉血泄热,从而达到清泄包络瘀热之目的。何秀山说:“热闭包络神昏,非痰迷心窍,即瘀塞心孔,必用轻清灵通之品,始能开窍而透络。”本方即轻清透络、活瘀泄热之良方。

【临床应用】若瘀热阻于心包,神昏谵语或昏愦不语,可配用安宫牛黄丸清心开窍。

五、卫营同病证治

【临床表现】发热微恶寒，头痛少汗，口干不欲饮，心烦不寐，舌红少苔，脉浮细而数。

【病机分析】本证为热邪内郁营分而又兼外邪束表之候。邪袭于表，卫气被遏则发热恶寒，头痛少汗；热邪内犯营分，热灼营阴，则心烦不寐，口干不欲饮。舌红少苔，脉浮细数，为营热兼表之象。

【治法】凉营养阴，解表透邪。

【方药】银翘散加生地、丹皮、赤芍、麦冬方(《温病条辨》)

银翘散方加生地六钱　丹皮四钱　赤芍四钱　麦冬六钱

银翘散辛凉泄卫，疏解表邪；生地、麦冬滋养营阴；丹皮、赤芍清泄营热。诸药合用，解表凉营。吴鞠通说："太阴伏暑，舌赤口渴，无汗者，银翘散加生地、丹皮、赤芍、麦冬主之。"

【临床应用】素体营阴亏损，或感邪后营阴耗伤过重，方中可加玉竹、玄参滋养阴液，以资汗源。

六、血分证治

(一)热盛动血

【临床表现】身体灼热，斑色深红或紫黑，或吐衄血、便血、尿血，烦躁不安，昏狂谵妄，舌色深绛，脉数。

【病机分析】本证为热毒炽盛，迫血妄行之候，多由气营分之热不解，传入血分所致。血分热盛，故身体灼热；损伤血络，则血液外溢，见斑疹、衄血、便溺血等出血症；热邪耗血，血热搏结，营运障碍，则形成脉络内瘀结，故斑色深红或紫黑，舌色深绛；血分之热扰于心神则烦躁不安，甚则昏狂谵妄。舌深绛，脉数是血分热炽，血热互结之象。

【治法】凉血散血，清热解毒。

【方药】犀角地黄汤(《温病条辨》)

干地黄一两　生白芍三钱　丹皮三钱　犀角三钱

犀角清热凉血解毒；生地清解血中热毒而止血，又可滋阴生津；芍药选赤芍为宜，侧重于清热凉血散血，若阴伤重则用白芍；丹皮凉血泻火。四药合用，凉血、养阴、活血皆备，即叶天士“入血就恐耗血动血，直须凉血散血”。

【临床应用】本方是治疗血分热毒炽盛所致耗血动血的代表方，如热毒重，加大青叶、知母、栀子增强清热解毒的力量；斑色紫赤，加大青叶、玄参、丹参、紫草增强凉血解毒活血的力量；神昏谵妄者，本方加服安宫牛黄丸清心凉营开窍；出血者，加侧柏叶、白茅根、大小蓟、茜草凉血止血。

(二)毒入血分

【临床表现】灼热躁扰，斑疹密布，色呈紫黑，神昏谵妄，吐血、衄血、便血，甚或兼见四肢抽搐，角弓反张，喉中痰声辘辘，舌绛，苔焦。

【病机分析】本证为热火毒邪燔灼血分，内陷心包，风动痰生之重险证候。症见灼热烦躁，昏迷谵妄，为血分热毒炽盛，扰乱心神之象。斑色紫黑，吐、衄、便血，为热盛动血，迫血妄行。由于热盛动风，风动痰生，故本证每常伴见抽搐，喉中痰壅等症。

【治法】凉血解毒，清心开窍。

【方药】神犀丹(《温热经纬》)

犀角尖(磨汁)　石菖蒲　黄芩各六两　粪清　连翘各十两　真生地(冷水洗浸透绞汁)　银花各一斤(如有鲜者捣汁用尤良)　板蓝根九两(无则以飞净青黛代之)　豆豉八两　玄参七两　花粉　紫草各四两

方中以犀角、粪清、银花、连翘、玄参、黄芩、板蓝根、生地、紫草、豆豉凉血解毒透斑；花粉等生津止渴；石菖蒲芳香开窍。并配合安宫牛黄丸以加强开窍醒神之力。

【临床应用】如有动风抽搐者，可配合羚角钩藤汤以凉肝息风；痰涎壅盛者，加天竺黄、胆南星、竹沥清热化痰；斑色紫黑者，加生地、紫草、大青叶，或用丹参注射液静脉滴注。

（三）热与血结

【临床表现】身热夜甚，少腹硬满，按之疼痛，小便自利，大便结或色黑，神志如狂，或时清时乱，口干而漱水不欲咽，舌紫绛或有瘀斑，脉沉实或涩。

【病机分析】本证为邪热内陷血分，搏结成瘀，蓄于下焦，上扰心神之候。血热相结，故身热夜甚；少腹坚满，按之疼痛，大便色黑或结，小便自利，为有形实邪聚于下焦，但未影响及膀胱；瘀热上扰心神，故神志如狂，或时清时乱；热邪耗阴故渴，但热入血分，反不如气分之热能饮，所以表现为漱水不欲咽。舌紫绛或有瘀斑，脉沉实或涩，是瘀热互结，血运不畅之征。

【治法】通下泄热，活血逐瘀。

【方药】桃仁承气汤（《温病条辨》）

大黄五钱　芒硝二钱　桃仁三钱　芍药三钱　丹皮三钱　当归三钱

本方即《伤寒论》桃核承气汤去桂枝、甘草，加丹皮、赤芍、当归而成。赤芍、丹皮既能活血化瘀，又能清热凉血；当归养血活血，桃仁活血通络；大黄、芒硝通下泄热，攻逐瘀结。诸药合用，共达通下泄热，活瘀散结之目的。本证病机为热瘀相搏，有形实邪结聚于下焦，故大便必结。若便溏则不宜用桃仁承气汤。

【临床应用】血热盛者可加清热凉血的紫草、水牛角等；瘀血较甚者可加活血散瘀的三七粉；若见神志昏狂，可加用安宫牛黄丸。

七、气营(血)两燔证治

【临床表现】壮热,口渴,烦躁,头痛,肌肤发斑,出血,舌绛苔黄,脉数。

【病机分析】本证为气分之热未解,而营血分之热已盛之候,多由伏热内发,炽盛于气营(血)所致。壮热、口渴、烦躁、头痛、苔黄、脉数为气分热盛之象;发斑、出血、舌绛为营血之热炽盛,迫血妄行。

本证特点为气分证与营血分证同时存在,以壮热,烦躁,出血,发斑为主要表现,不同于单纯的气分证或营血分证。

【治法】气营(血)两清。

【方药】玉女煎去牛膝、熟地,加细生地、玄参方;化斑汤;清瘟败毒饮

玉女煎去牛膝、熟地,加细生地、玄参方(《温病条辨》)

生石膏一两　知母四钱　玄参四钱　细生地六钱　麦冬六钱

本方由吴鞠通在张景岳玉女煎的基础上加减而成,故又称加减玉女煎。方中石膏、知母清阳明气分之热;玄参、生地、麦冬清营凉血而养阴。吴鞠通说:“去牛膝者,牛膝趋下,不合太阴证之用。改熟地为生地者,亦取其轻而不重,凉而不温之义,且细生地能发血中之表也。加玄参者,取其壮水制火,预防咽痛失血等证也。”

化斑汤(《温病条辨》)

生石膏一两　知母四钱　生甘草三钱　玄参三钱　犀角二钱　白粳米一合

本方即白虎汤加犀角、玄参而成。斑为阳明热毒,迫于血分,血从肌肉外渍而成,故用白虎汤清气分炽热;斑出色深绛,为热毒重而血络瘀滞,加犀角、玄参清热凉血,解毒化斑。

本方气血两清，解毒化斑，适用于气血两燔，出血见症明显者。临床使用时，可酌情加大青叶、丹皮、赤芍、生地，增强凉血解毒的力量。

清瘟败毒饮（《疫疹一得》）

生石膏大剂六两至八两，中剂二两至四两，小剂八钱至一两二钱　生地大剂六钱至一两，中剂三钱至五钱，小剂二钱至四钱　犀角大剂六钱至八钱，中剂三钱至五钱，小剂二钱至四钱　黄连大剂四钱至六钱，中剂二钱至四钱，小剂一钱至一钱半　栀子　桔梗　黄芩　知母　赤芍　玄参　连翘　鲜竹叶　甘草　丹皮（原方未标用量，可用一般量）

本方由白虎汤、凉膈散、犀角地黄汤、黄连解毒汤共同加减而成，是余师愚治疗疫病发斑的主方。白虎汤、凉膈散清透气热，犀角地黄汤、黄连解毒汤清营凉血，解毒化斑。诸药合用，清气解毒凉血，故名清瘟败毒饮。病情紧急者，可昼夜连续服用，使药力持续不断，直至热毒亢盛之势减退。

【临床应用】在用加减玉女煎治疗气营两燔证时，如热毒较炽盛者，可加黄连、黄芩、板蓝根、大青叶等清热解毒之品。在用化斑汤治疗斑疹透发时，可加丹皮、大青叶、赤芍等凉血散血，化斑解毒之品。清瘟败毒饮药味多而用量大，热毒不甚者，不宜轻投。

八、后期证治

（一）温热性病毒性疾病后期证治

1. 胃阴耗伤

【临床表现】身热已退，头面焮肿消失，口渴欲饮，不欲食，咽干，目干涩，唇干红，舌干少津，无苔或少苔，脉细数。

【病机分析】本症见于头面部肿大的病毒性疾病后期，肺胃热毒已解，津液受伤之证。肺胃热毒已解，故见热退、面赤肿痛消失。

胃津耗损，故口渴欲饮；胃阴不足，受纳腐熟功能未复，故见不欲饮食；胃阴耗伤，阴津不能上荣，官窍不利，故见咽干、目涩、唇干红等症。舌干少津，无苔或少苔，脉细数等，为胃阴亏耗之象。

【治法】滋养胃阴。

【方药】七鲜育阴汤（《重订通俗伤寒论》）

鲜生地五钱　鲜石斛四钱　鲜茅根五钱　鲜稻穗二支　鲜鸭梨汁　鲜蔗汁各二瓢（冲）　鲜枇杷叶（去毛炒香）三钱

方用生地、石斛、茅根、梨汁、蔗汁甘寒生津，滋养胃阴；鲜稻穗养胃气；枇杷叶和降胃气。待胃阴复，胃气和降，自能进食。方中鲜稻穗也可用谷、麦芽代替。

【临床应用】余热未净者，可加玉竹、桑叶以清泄热邪；胃阴耗伤较甚者，可加北沙参、麦冬以滋养胃阴，并可酌情加入少量砂仁振奋胃气，取阳生阴长之意；也可加入乌梅、五味子、木瓜等酸味之品，与甘寒养胃阴之药合用，起到酸甘化阴之效；如兼气虚，出现气阴两伤者，可加太子参，重者用西洋参等。

2. 肺胃阴伤

【临床表现】身热不甚，干咳不已，口舌干燥而渴，舌红少苔，脉细数。

【病机分析】此证常见肺系病毒性疾病后期，热已退或大部已退，肺胃阴液未复之候。外感热邪渐尽，所以身热不甚或无热；肺津伤，肺气失于清肃，所以干咳不已；胃阴伤，所以口舌干燥而渴。舌红少苔，脉细数为肺胃阴液未复之象。

【治法】甘凉滋润，清养肺胃。

【方药】沙参麦冬汤，五汁饮

沙参麦冬汤（《温病条辨》）

沙参三钱　玉竹二钱　生甘草一钱　冬桑叶一钱五分　麦冬三钱　生扁豆一钱五分　花粉一钱五分

五汁饮(《温病条辨》)

梨汁　荸荠汁　鲜苇根汁　麦冬汁　藕汁(或用蔗汁)

热邪已退,肺胃阴伤,治疗当以滋养肺胃为主。沙参麦冬汤中沙参、麦冬、花粉、玉竹皆甘凉滋润,养肺胃之阴;扁豆、甘草益气和中;桑叶轻宣而不燥。以上药物合用有滋阴润燥、清养肺胃之功。若津伤重,可配用五汁饮,促进肺胃阴液的恢复。

3. 余毒未尽,肺胃阴伤

【临床表现】咽喉腐烂渐减,但仍疼痛,丹痧渐退,壮热已除,惟午后仍低热,口干唇燥,皮肤干燥脱屑,舌红而干,脉象细数。

【病机分析】此证为病毒性疾病恢复期的表现。热毒已衰退,余邪未净,肺胃阴伤未复,故壮热除,午后低热持续及咽喉轻度糜烂等症。肺胃阴伤故见口干唇燥,皮肤干燥、脱屑等症。舌红而干、脉细数等,均系阴津耗损。

【治法】滋阴生津,兼清余热。

【方药】清咽养营汤(《疫喉浅论》)

洋参三钱　大生地三钱　抱木茯神三钱　大麦冬三钱　大白芍二钱　嘉定花粉四钱　天冬二钱　拣玄参四钱　肥知母三钱　炙甘草一钱

本方重在滋阴生津,故药用洋参(可用北沙参替代)益气养阴;天冬、麦冬、生地、玄参甘寒养阴;白芍、甘草酸甘化阴;知母、花粉滋养阴液并兼清泄余热;茯神宁心安神。

【临床应用】若余毒较著,低热、咽痛较明显者,可加入青蒿、银花等清热解毒,透泄热邪。若兼腰痛、尿血,为阴伤动血,宜加女贞子、墨旱莲、白茅根、小蓟、山栀仁等以凉血止血;若兼四肢疼痛,甚则关节难于屈伸者,宜加丝瓜络、川牛膝、赤芍、桃仁等以化瘀通络。咽喉糜烂未愈者,仍可用锡类散、珠黄散等外吹患处。本病后期如遗毒流于关节、心、肾而发生痹证、心悸、水肿者,可按内科学中有关疾病辨证治疗。

4. 阴虚火炽

【临床表现】身热，心烦不得卧，口干咽燥，舌红苔黄或薄黑而干，脉细数。

【病机分析】本证为热伤肾阴，心火炽盛之证。病毒性疾病日久，热邪深入少阴，下劫肾阴而致阴虚，上助心火而使火炽，且阴愈虚而火愈炽，火愈炽而阴愈虚。心火炽盛则身热，心烦，舌红苔黄；肾水亏则口干咽燥、脉细；阳入于阴则寐，今阴虚不能纳阳，阳亢不能入阴，故心烦不得卧寐。

【治法】清心降火，育阴安神。

【方药】黄连阿胶汤(《温病条辨》)

黄连四钱　黄芩一钱　阿胶三钱　白芍一钱　鸡子黄二枚

本方系在《伤寒论》黄连阿胶汤基础上减少用量而成。黄芩辅黄连，苦寒泻心火而坚真阴；白芍、阿胶甘酸咸滋阴而抑阳；鸡子黄为血肉有情之物，下能补肾而益阴，上能宁心而安神，有交通心肾，使水火既济之功。诸药刚柔相济，可使肾阴渐复，心火渐清，水能济火，阴能纳阳则诸症自除。

【临床应用】此时邪热较甚，可加鱼腥草注射液、双黄连注射液等；若肝肾阴液亏耗较严重，可加用生地、生脉注射液等。

5. 肾阴耗伤

【临床表现】低热久留不退，午后颧红，手足心热甚于手足背，口干咽燥，齿焦或黑，舌质干绛或枯萎，甚或紫晦而干，或神疲欲寐，耳聋，脉虚大或结代。

【病机分析】伏热久羁，每多深入下焦，劫灼肝肾之阴，故本证已成邪少虚多之候。肾阴亏虚不能制阳，则低热久留不退，特点为手足心热甚于手足背，并伴午后颧红。口干，咽燥，齿焦乃肾阴虚，津液不能上润所致。肾开窍于耳，肾精充盈则耳聪，肾精衰竭则耳聋，神疲欲寐乃阴精虚极，神气不养所致。舌绛而干，甚则紫晦而干，舌体枯萎，为肾阴欲竭之危候；脉虚大乃阴虚阳浮之象，脉结代为阴液干涸，血行涩滞。

【治法】补益肝肾，滋养阴液。

【方药】加减复脉汤(《温病条辨》)

炙甘草六钱　干地黄六钱　生白芍六钱　麦冬五钱　阿胶三钱　麻仁三钱

本方由《伤寒论》炙甘草汤(亦名复脉汤)去参、桂、姜、枣、清酒等温热之品，加滋阴敛液的白芍而组成，故名加减复脉汤，为治疗温病热入下焦，肝肾阴伤的主方。吴鞠通说："热邪深入，或在少阴，或在厥阴，均宜复脉。"方用炙甘草补中益气，使脾胃气复而精血津液自能化生；生地、白芍、麦冬、阿胶属甘酸寒之品，养阴生津，以补肝肾；麻仁润燥益阴。诸药合用共奏滋阴退热，养液润燥之效，治疗温病后期下焦阴伤之候。

【临床应用】本方是针对真阴大伤之证而设，若邪热尚盛者，不得与之，以防滋腻恋邪难解。如肝肾阴液亏耗严重，可配合麦味地黄口服液，或用生脉注射液静脉滴注，以加强滋补肝肾阴液之功。

6. 阴虚动风

【临床表现】低热，手足蠕动或瘛疭，口角颤动或目上视、斜视，心中憺憺大动或作痛，甚则时时欲脱，形消神倦，齿黑唇裂，舌绛而干，或光绛无苔，或焦干紫晦，脉虚软或细促。

【病机分析】本证为肾阴耗损，水不涵木，以致虚风内动之候，多见于病毒性疾病后期，由肾阴耗伤证进一步发展而来。阴虚不制阳则生内热，此属虚热，多为低热不去；肝为风木之脏，赖肾水之滋养，肾水虚不能滋养肝木，则筋脉失于濡养而拘挛，以致出现手足蠕动或瘛疭，口角颤动或目上视、斜视等动风之症；心中憺憺大动或心中作痛，为肾水耗竭，不能上济于心，心之气阴两亏，心神浮动而致；时时欲脱，是指真阴亏耗，不能维系阳气，随时可出现阴阳离决的危候；形消神倦，为精竭不能养形充神所致。齿黑唇裂，舌干绛或光绛无苔，脉虚皆为肾阴耗损之征。

【治法】滋阴息风。

【方药】三甲复脉汤、大定风珠

三甲复脉汤（《温病条辨》）

炙甘草六钱　干地黄六钱　生白芍六钱　麦冬五钱　阿胶三钱　麻仁三钱　生牡蛎五钱　生鳖甲八钱　生龟板一两

本方为加减复脉汤加生牡蛎、生鳖甲、生龟板而成。加减复脉汤滋养肝肾之阴，牡蛎平肝潜阳，鳖甲、龟板滋阴潜阳，共同平息内风。

大定风珠（《温病条辨》）

生白芍六钱　阿胶三钱　生龟板四钱　干地黄六钱　麻仁二钱　五味子二钱　生牡蛎四钱　麦冬六钱　炙甘草四钱　鸡子黄二枚　生鳖甲四钱

本方为三甲复脉汤加五味子、鸡子黄而成的救阴重剂。五味子补阴敛阳以防厥脱之变；鸡子黄滋养阴液，以增强息风之力。全方药物味厚滋补，纯虚无邪方可用。

【临床应用】若兼喘者，加人参益气而平喘；若自汗者，加龙骨、人参、小麦益气敛汗；若心悸重者加茯神、人参、小麦益气养心。

7. 邪留阴分

【临床表现】夜热早凉，热退无汗，能食形瘦，舌红苔少，脉沉细略数。

【病机分析】本证为病毒性疾病后期，余邪留伏阴分之候。人体卫气昼行于阳而夜行于阴，阴分有热邪，卫气夜入阴分，必与阴分中之余热相搏，故夜热；至晨卫气从阴分出于阳，不与热邪相争，故早凉。邪不在表,阴分余热不随卫气而外解,故热退无汗。久病耗阴则形瘦。舌红苔少,脉沉细略数,皆为余热耗伤阴液之象。

【治法】滋阴透热。

【方药】青蒿鳖甲汤(《温病条辨》)

青蒿二钱　鳖甲五钱　细生地四钱　知母二钱　丹皮三钱

青蒿芳香透热外出,鳖甲能入于阴分而滋阴搜邪,青蒿配鳖甲,能领阴分之邪外出。细生地养阴清热,丹皮泄血中伏火,知母润燥清热。诸药合用,有养阴透热之功,是清虚热的代表方,可用于各种热病之阴虚夜热证。

【临床应用】本方对于各种病毒性疾病后期长期低热不退或其他多种不明原因的长期发热及某些功能性发热,均有较好的退热作用。兼肺阴虚者可加沙参、麦冬、贝母等滋养肺阴;兼胃阴虚者可加玉竹、石斛、山药等滋养胃阴。还可佐以食疗,如雪梨汁、石斛茶等。

8. 热伤心肾

【临床表现】心热烦躁,消渴不已,麻痹,舌红绛,苔黄黑干燥,脉细数。

【病机分析】本证见于病毒性疾病的后期阶段,乃热邪久竭,余邪伤及心肾所致。热下劫肾阴,水不上承,心火亢炽,心肾不交,则心神不宁而烦躁不安,心胸灼热。真阴亏损,内热灼津,则消渴不已。肾水不能滋养肝木,则筋失濡养,故麻痹。舌红绛、苔黄黑干燥、脉细数等,是阴伤火炽之象。

本证病机为肾水亏虚,心火亢炽。肾水不足,不能上济于心,则心火愈亢;心火愈亢,则必下劫肾水,而肾水愈虚,两者可互为影响。

【治法】清心火,滋肾水。

【方药】连梅汤(《温病条辨》)

黄连二钱　乌梅三钱　麦冬(连心)三钱　生地三钱　阿胶二钱

本方由《伤寒论》黄连阿胶汤去黄芩、芍药、鸡子黄加乌梅、生地、麦冬而成。方以黄连清心热;阿胶、生地滋肾液,麦冬甘寒滋阴。方中乌梅与黄连相合,有酸苦泄热之效;与生地、麦冬合用,有酸甘化阴之功,使心火清而肾水复。水火既济则心烦、消渴可除;肾水得复,肝阴可充,筋脉能润养,则麻痹可愈。

【临床应用】若脉虚大而芤者加人参;若口干渴饮者,加石斛、天花粉、玉竹;心烦不寐加远志、莲子心、酸枣仁等;头晕目眩加天麻、白芍、何首乌;低热加白薇、地骨皮;大便干者,加生白芍、何首乌、黑芝麻;余邪未尽而低热久久不退者,可用青蒿鳖甲汤加减。

9. 余邪未净,痰瘀滞络

【临床表现】低热不退,心悸烦躁,手足颤动,神情呆钝,默默不语,甚或痴呆,失语,或手足拘挛,强直等。

【病机分析】此证为病久不解,余热夹痰、瘀留滞络脉而气钝血滞,且阻闭机窍所致。余热不清、气阴亏损则见低热不退。心悸、烦躁,甚或虚风内动,手足颤动。若包络痰热未清,清窍失灵则见神情迟钝,甚或痴呆,默默不语。如热退之后仍见手足拘挛、肢体强直、抽搐,是因痰瘀留滞经络所致。若因痰瘀留滞不去,气血日亏,筋脉失养,可后遗瘫痪等症。

【治法】化痰祛瘀搜络。

【方药】三甲散加减(《湿热病篇》)

醉地鳖虫　醋炒鳖甲　土炒穿山甲　生僵蚕　柴胡　桃仁泥

方中以柴胡配鳖甲入阴分以透邪,以桃仁配地鳖虫破瘀以泄下,以僵蚕配山甲片入络而散邪,共奏络通脉和、热瘀俱化之效。

【临床应用】如余热未清而低热难退者,可酌加青蒿、地骨皮、白薇等。如痰浊蒙闭清窍而致意识不清，可用苏合香丸以豁痰开窍。如心肝火旺而伴见烦躁者，可加龙胆草、栀子、生地等。如见痰瘀阻络而肢体拘急，强直或手足震颤、不时抽动者，除可加止痉散外，还可配合白附子、胆星、乌梢蛇、桃仁、红花、白芥子等。

10. 气阴两虚

【临床表现】身热渐退，干咳痰少而黏，盗汗或自汗，神倦纳呆，手足心热，口干或渴，舌红瘦，少苔，脉细数。

【病机分析】病毒性疾病后期，热邪初退，但耗气伤阴，故有神倦、自汗。阴虚则内热，故口干、手足心热、盗汗等。肺阴不足，故可干咳痰少。舌脉所现，皆气阴两虚之象。

【治法】益气养阴，润肺化痰。

【方药】生脉散合沙参麦冬汤

【临床应用】本方多用于病毒性疾病后期，尤其是温热性病毒性疾病产生的气阴不足。咳甚者，加百部、炙枇杷叶、苦杏仁；低热不退者，加银柴胡、白薇，亦可合用青蒿鳖甲汤；盗汗明显者，加煅牡蛎、糯稻根；呃逆者，加竹茹、炙枇杷叶；纳差食少者，加炒麦芽、炒谷芽；腹胀者，加佛手、香橼皮；余热未清者，症见身热多汗，心烦，口干渴，舌红少苔，脉虚数者，可用竹叶石膏汤加减。

（二）湿热性病毒性疾病后期证治

1. 余湿停留

【临床表现】身热已退，脘中微闷，知饥不食，苔薄腻。

【病机分析】此为病毒性疾病气分证久延，邪热渐衰，余湿未尽的证候，见于病毒性疾病恢复期。邪热已退，故不发热；余湿未尽，胃气不舒，脾气未醒，则脘中微闷，知饥不食。苔薄腻为湿未尽之征。

【治法】轻清芳化，清涤余湿。

【方药】薛氏五叶芦根汤（《温热经纬》）

藿香叶　薄荷叶　鲜荷叶　枇杷叶　佩兰叶　芦根　冬瓜仁

方中藿香叶、佩兰叶、鲜荷叶、薄荷叶、枇杷叶芳香化浊，轻清宣透，醒脾舒胃以畅中；芦根、冬瓜仁配五叶宣畅气机，还可清除余湿。

【临床应用】邪气已衰，不宜重剂克伐，更不宜用苦寒药，以免伤中焦之气。薛生白说："此湿热已解，余邪蒙蔽清阳，胃气不舒，宜用极轻清之品，以宣上焦阳气。若投味重之剂，是与病情不相涉矣。"

2. 脾胃气虚

【临床表现】腹泻稀水便，或完谷不化，或有白色奶瓣，于食后作泻，食欲减退，面色萎黄，精神萎靡，乏力，舌淡，苔薄白，脉沉无力，小儿指纹淡。

【治法】健脾益气，温中止泻。

【方药】参苓白术散(《太平惠民和剂局方》)

莲子肉(去皮)一斤　薏苡仁一斤　缩砂仁一斤　桔梗(炒令深黄色)一斤　白扁豆(姜汁浸，去皮，微炒)一斤　半白茯苓二斤　人参(去芦)二斤　甘草(炒)二斤　白术二斤　山药二斤

方中人参、白术、茯苓益气健脾渗湿；山药、莲子肉健脾益气，兼能止泻；白扁豆、薏苡仁助白术、茯苓以健脾渗湿；砂仁醒脾和胃，行气化湿；桔梗宣肺利气，通调水道，又能载药上行，培土生金；炒甘草健脾和中，调和诸药。综观全方，补中气，渗湿浊，行气滞，使脾气健运，湿邪得去，则诸症自除。

【临床应用】少气懒言者可加黄芪、升麻；完谷不化者可加附子、干姜。

3. 肾气不固

【临床表现】疾病后期小便频数量多，甚至遗尿，口渴引饮，腰酸肢软，头晕耳鸣，舌淡，脉虚弱。

【病机分析】本证多见于流行性出血热后期，邪热已退，肾气大伤之证。肾虚不固，膀胱失约，则见尿频尿多，甚或遗尿；肾阳亏虚，气不布津，故口渴引饮；腰为肾之府，肾虚则腰酸膝软；肾主骨生髓，肾开窍于耳，肾虚则髓海空虚，故头晕耳鸣；舌淡，脉虚弱为肾虚之象。

【治法】温阳化气，益肾缩尿。

【代表方】右归丸合缩泉丸

右归丸（《景岳全书》）

大怀熟地八两　山药（炒）四两　山茱萸（微炒）三两　枸杞（微炒）四两　鹿角胶（炒珠）四两　菟丝子（制）四两　杜仲（姜汁炒）四两　当归三两（便溏勿用）　肉桂二两（渐可加至四两）　制附子二两（渐可加至六两）

缩泉丸（《魏氏家藏方》）

天台乌药（细锉）　益智仁（大者，去皮，炒）各等分

【临床应用】如肾气虚较甚，尿量极多，可加入桑螵蛸、鹿角胶、覆盆子等；腰酸明显者，加入杜仲、怀牛膝；气虚生湿者，合用五苓散。

第五章　病毒性疾病的中医预防

第一节　古代疫病预防

病毒性疾病具有强烈的传染性，往往来势凶猛，长期以来，病毒性疾病严重威胁着人类健康，传染性病毒的变异性和致病性也随环境的变化而日益加剧，国内外现代医学致力于抗病毒药物的分子研究，有所成就却难以跟上变异的步伐。中国古代数次爆发的瘟疫同样具有强烈的传染性和致病性，反观数千年的疫病防治历史，总结古代疫病发生发展防治规律，可以为现代病毒性疾病的防治提供借鉴并开阔思路。

疫病同病毒性疾病多具有传染性、流行性、季节性及地域性的特点，《说文解字》云："疫，民皆疾也"[1]，自先秦以来，不同地域疫病时有发生，或因时令节气、虫鼠传疫，或因战乱兵伐。局部或大规模的瘟疫严重威胁着人类健康，中国至少已有 3 500 年的疫情史，春秋至近代(公元前 770 ~ 公元 1911 年)的 2 681 年中，有确切记载的疫灾之年达 669 年，平均疫灾频度达到 25%[2]，即平均每 4 年就有1 年发生疫灾。中华古代先贤，自岐黄为始，擎彻天地，把握阴阳，总结疫病的发生发展规律，延及苍生后世，经历朝历代医家发挥补充，形成了特定环境背景下的古代疫病防治理论体系。古代疫病预防的研究与学习对于禽流感、手足口病等现代病毒性疾病的防治大有裨益，其丰富的文献资料与临床经验是古代医家应用自然集体智慧的结晶，不论单味还是复方应用，从模糊数学[3]

层面来讲,在炮制以及具体应用过程中不断变化着的有效成分既体现了以"模糊应对变异,以干扰打破常态"的思维方法,同时也反映了中医学调和阴阳、治病求本的诊疗思路。这一节将分别论述中国古代不同时期在疫病预防方面所提出的防疫理论与相关实践。

一、先秦时期

早在西周时期,自医巫疗疾之始,我们的祖先就已经开始探索导致疫病流行的原因,通过观察自然环境的变化,将四时异常、阴阳失调同人畜发病相联系。《山海经·卷四·东山经》有"其中多箴鱼……食之无疫疾""有鸟焉……名曰青耕,可以御疫"[4]等与防疫相关的记载,同时代民间多以祝由、祭祀之法祛邪防疫,这些记载虽带有一定的神话色彩,却体现出我国古人在防疫方面的积极愿望。有文字明确记载的疫病爆发从商朝开始,现代出土的甲骨文中"疾年"即是指疫病多发之年。春秋战国时期,疾病流行已较为常见,赵国和秦国等地已有局部疫情发生。人们已经认识到"四时皆有疠疫",指出疫病是"气不和之疾",已能辨别出伤寒、疟疾、蛊、痒疥疾、麻风等传染病。那时已经出现防治疫病的相关措施,如《逸周书·大聚解》记载"乡立巫医,具百药,以备疾灾"。

在奠定中医理论基础的《黄帝内经》中,系统阐释了阴阳五行、病因病机学说,其中"治未病"思想即是疾病预防为先的挈领,《周易·既济》也有"君子以思患而预防之"[5]的论述,《素问·四气调神大论》曰:"不治已病治未病,不治已乱治未乱……病已成而后药之,乱已成而后治之,譬犹渴而穿井,斗而铸锥,不亦晚乎"[6]。《淮南子·说山训》谓:"良医者,常治无病之病,故无病"[7]。这些都是传统"治未病"思想的体现。疫病预防当然也不外其陈,《黄帝内经》中诸多养生摄身条文、外修内炼之法即是通过培固正气来强身健体、预防疾病。

同时,《黄帝内经》运气七篇,结合古代的天文、历法、气象、物候等自然科学知识来阐述人体的生理病理变化及其与自然的关系,以六气主客加临推演六气变化,阐述岁支、六气与温疫的关系,分一火为少阴君火与少阳相火。“君火以明,相火以位”,二火各司其职,则万物得火之明煦,生发不止[8]。“君位臣则顺,臣位君则逆”,二火相逢,本位相逆,则“灾病四起,逆于生化”。六气主客加临,主气上临君相二火,火热之邪盛行,容易导致人发生温疫;君相二火司天、在泉,火岁相合,如不能正常变换、迁退,则也易引发温疫。

运气方法能够推测时令年运、风雨寒温,水火为逆之年必是疫病流行之时,借此以期做好疫病的防范与诊治工作。《素问·六元正纪大论》指出:“辰戌之岁,初之气,民厉温病。卯酉之岁,二之气,厉大至,民善暴死。终之气,其病温。寅申之岁,初之气,温病乃起。丑未之岁,二之气,温厉大行,远近咸若……终之气,其病温厉”。《温病条辨·原病篇》也借此发陈[9],即按六十甲子周期分属年份,岁支为辰戌的年份,初之气大寒日至春分日,容易发生温病、疫疠。岁支为丑未的年份,二之气春分日至小满日,易发生疫疠,且发病急,起病快。

《黄帝内经》中有“三虚致疫”[10]的说法,强调疫病发生的根本原因即正气虚、运气弱以及人神失守。从一定角度说明,在先秦时期,医家注重培固人体正气的重要性,倡导固护正气是避其毒气的主要方面,充分发挥自在的主观性,也客观上反映了当时疫病爆发之后处理难易远较预先防护为重。《素问·金匮真言论》也指出“藏于精者,春不病温”。这些阐述都体现了先秦时期医家注重固护人体正气来治病防疫。《素问·刺法论》在强调“正气存内,邪不可干”之后,同样阐述避其毒气的重要性。可见,重视人体正气在预防疫病中主导地位的同时，仍要强调避其毒气这一关键环节，正如《素问·六元正纪大论》所云："避虚邪以安其正"。

《素问·刺法论》中尚有"五气护体"和"三法防疫"[11]的论述，"气出于脑，即不邪干……即室先想心如日，欲将入于疫室，先想青气自肝而出……次想白气自肺而出……五气护身之毕，以想头上如北斗之煌煌，然后可入于疫室"。具体描述了古人预防疫病调摄神气的方法。归纳而言，还是首倡培固正气在疫病预防方面的重要性。避疫三法可概括为催吐法、药浴取汗法和服药法，"于春分之日，日未出而吐之""于雨水日后，三浴以药泄汗"，并作小金丹方："辰砂二两，水磨雄黄一两……每日望东吸日华气一口，冰水下一丸，和气咽之，服十粒"，小金丹方着似繁琐，不免借当时象法巫术、神话之义，却也是先秦医家对疫病防护的内服药探索，在无法探查细菌、病毒的早期年代，已见先驱远见卓识。

二、秦汉时期

自秦统一六国，医家对于疾病的探讨日益兴盛，加之帝王多寻长生秘术，巫、医、道多家杂糅，"仙术奇方"广为搜罗，一定程度上促进了养生医理的阐释。政府地方建制逐步健全，为政者尚有体恤民情、安邦防疫之策，秦律中就规定麻风患者必须集中在"疠迁所"进行隔离观察。从相关史料记载来看，两汉以来，在防治疫病方面积累了较多经验。在疫病流行之年，以政府为主导，地方民间自主群防群治等方面值得当今借鉴。在《汉书·平帝纪·卷十二》中记载，公元2年，平帝诏"民疾疫者，舍空邸第为置医药"[12]，说明在西汉时期就已经采取隔离制度以防止疫情扩散；同年即推行宣传隔离措施，并设立"临时时疫医院"，对疫患进行隔离治疗以阻断传染，控制传染源，切段传播途径。君主制下，虽不免消极避疫，但确为后世避疫防疫提供了思路。隔离治疗效仿至今，也是大灾大疫防治的一条基本措施。

西汉时期已经注重对疫患尸体进行防疫处理，《汉书·平帝纪·平帝诏》记载："民病疫者……赐死者一家六尸以上葬钱五千"。北魏宣武帝增设了"诏令埋葬露尸"，后期直至隋唐时期仍沿用法令，《全唐文·隋唐五代卷·卷七十二》记载公元832年文宗诏："有一门尽殁者，官给凶具，随事瘗藏"[13]。这些埋葬尸体以切断病源的政策实施，说明为政者已经认识到尸患传疫的严重性。对于传染病而言，深知患疫尸体是重要的传播媒介之一，自秦汉之始，历朝历代无不加强对病患尸体的处理，避免了尸体暴露荒野而传播疫病，尽管局部地区仍存在方式、方法的问题，对疫病防治仍起到了积极的作用。

这一时期开始颁布医方并倡导群防群治，史料记载，在官道要路立牌并编撰一些简单的增强体质、避疫防疫的药方，如制备香囊、药枕等，引导群众运用以增强机体抵抗力，控制疫病蔓延。如遇大疫之年，官政必开仓放粮以减免租税，此类措施可安定民心、维护稳定。大疫之年政府律令地方官员巡视散药，赐棺埋葬，未感染者当送药预防，如发现疫病而死者，地方负责制棺深埋，以防疫病的进一步扩散。

秦汉时期，在京城之中，政府已注重日常环境卫生整治，特别是在战乱、地震等大灾之后，及时清理，并喷洒雄黄等杀毒药剂，对于日常垃圾处理也有一定的法度，规定虫鼠牲畜死疫处理的地点和方法，汉朝已有应用蚊帐的记载。史料记载，汉灵帝下令还制造出专门的洒水工具"翻车"和"渴乌"[14]，"用洒南北郊路，以省百姓洒道之费。"以洁净道路，控制疫情传播。

三、三国两晋南北朝时期

三国两晋南北朝时期是中国古代疫病频发的一大高峰期，疫灾频度约为21%[2]，较先秦两汉和其后的隋唐五代都要严重。这一时期疫灾高峰的形成，与水灾、旱灾等极端气候事件频繁有关，主要人为因素在于国家四分五裂、战乱连绵，乡民流离失所，不免暴死街头，三国混战、永嘉之乱以及南北朝时期的五胡乱华均导致了大批难民的流动，人口大规模迁移，导致疫病流传范围较广。难民的流动既为瘟疫的流行提供了便利的传播途径，也使瘟疫的流行具备了大量的易感人群，从而导致了瘟疫的频繁发生。在此时期，疫后复感伤寒状况较为常见，烈性传染病天花就是该时期借由战争引入并广泛流传的。瘟疫频发，则防疫治疫措施相对较多，特别是仲景伤寒学说的发扬传承，为疫病防治提供了借鉴。医家在探索药性理论的同时，已经制备较多的成方成药，供官民佩戴以避疫祛邪。

晋朝葛洪在《肘后备急方·卷二》中记载了较多的疫病应急处方，突遇疫病之初，主张下法以泻其毒，以大黄、甘草、麻黄、杏仁、芒硝、黄芩、巴豆配伍为丸，指出："家人视病者，可先服取利，则不相染易也"[15]，并通过熬豉、酒渍之法来防治传染性较强的疾患。书中记载用青蒿以治疟，用蒜、乌梅、麻仁、柏子仁、干姜、细辛、附子等防疫备急，《肘后备急方·卷八》论述了较多的疫病外治预防方法，"以川芎、白芷、藁本三味等分治下筛，纳(米)粉中以涂粉于身"[15]，诸如此类外治法一直延续到明清时期，时人喜用雄黄酒外涂，苍术粉外覆之法，防疫效果不错。魏晋时期有用雄黄散涂五心、额上、人中及耳门以预防疫病的记载。这样的群体防疫措施起到很好的效果，家家户户有备疫之策，特别是中药药剂丸散的应用为疫病防治提供了更多主观性思路。佩戴之法如所载捣女青屑系户上帐前、马蹄木捣屑佩带，达到防疫祛邪的目的。书中倡导空气消毒法，用雄黄、雌黄、朱砂等为主的消毒药物制成太乙流金方、虎头杀鬼方等预防疫病的方剂，配身携带，或悬挂于屋中，或在房屋中烧熏进行空气消毒。诸多医书中附有药佩、香薰之法，如东晋《延年秘录》用桑根悬门户上同时让人佩带来预防瘟疫。《肘后备急方·治卒为犬所咬毒方第五十四》指出“疗狂犬咬人方，仍杀所咬犬，取脑傅之”[15]的办法。

同时，隔离措施也日渐完善，《后汉书·皇甫规传》载有专门的隔离区“庵庐”，以防止军中疫病的流行。《晋书·王彪之传》记载：“永和末多疾疫，朝臣家有时疾染易三人以上者，身虽无疾，百日不得入宫”[16]。这一时期，百废待兴，历史上第一所官立医科学校建立于南朝宋元嘉二十四年(公元443年)[17]，与此同时的北魏也出现了官立的医学校。通过官办医学校，传授治病救人、防疫治疫方法，极大促进了中医学的发展。

《肘后备急方·治时气病起诸劳复方第十四》在疫后饮食禁忌方面也多有发挥，中医强调，疫后防复加重，首要注意饮食禁忌。书中论述：“凡得毒病后百日之内，禁食猪、犬、羊肉，并伤血及肥鱼久腻，干鱼则必大下痢……又禁面食、胡蒜、韭薤、生菜、虾辈，食此多致复发则难治”[15]。主张大病初愈之时，正气必伤，脾胃对肉食运化能力下降，以清淡五谷为宜，防止出现“大下痢”的现象。再者，书中严申，疫病初瘥应慎行房事，“卒阴易病，男女温病，瘥后虽数十日，血脉未和，尚有热毒，与之交接者，即得病，曰阴易杀人……若瘥后，病男接女，病女接男。安者阴易，病者发复，复者亦必死”[15]。阐述房劳在疫病流行期间的大弊，易成男女皆相染疫，大损元气。

四、隋唐五代时期

隋唐时期，经济较为富庶，社会比较稳定，这一时期涌现出大批医家著书立说，政府广开医学门路，传抄医学典籍，人人得医书而奉尊经典，为后世医学发展奠定了基础，疫病预防理论与方法也获得长足发展。唐玄宗时，下令各州都要抄写陶弘景的《本草经集注》和《百一集验方》，不久又颁布玄宗亲制的《广济方》。一时诵读医家经典，蔚然成风。巢元方在《诸病源候论·卷之十·温病诸候》中论述："人感乖戾之气而生病，则病气转相染易，乃至灭门，延及外人，故需预服药，及为法术以防之"[18]。

药王孙思邈为中医方药体系作了较为系统的归纳总结，其所著《备急千金要方》载有赤小豆丸方[19]（赤小豆、鬼臼、鬼箭、丹砂等）、雄黄散、太乙流金散等多个防疫的药方。"以雄黄、雌黄为主药研末，绛袋盛，佩带于身，并门户上"。亦记有正月饮"屠苏酒"以辟温疫的记载[19]，论述饮屠苏酒"辟疫气令人不染温病及伤寒"，并提出"饮先从小起……一人饮一家无疫，一家饮一里无疫，饮药酒得三朝，还滓置井中……当家内外有井，皆悉着药辟温气也"[19]，书中还载有近20首辟疫方，丰富了药物预防外治的使用方式，将佩戴同口服、烟熏、粉身、纳鼻、浴体等相结合，创制蜜丸、散剂、汤剂、酒剂、膏剂等以方便携带，广泛应用雄黄、雌黄、细辛、川芎、蜀椒、桂心、白芷等辛香味厚药物，为后人进行疫病的药物预防提供了很多药性、药剂借鉴。《千金要方》用桃根煮水浴儿以祛邪避疫，水解散用桂心、甘草、大黄、麻黄四味治下筛，患者以生熟汤沐浴疗时兴头痛。《新修本草·卷第十九》主张用药酒避疫，"酒味苦、甘、辛，大热，有毒。主行药势，杀百邪恶毒气"，为历代医家广泛用于防疫。《新修本草·卷第十九》论述"昔三人晨行，一人健，一人病，一人死。健者饮酒，病者食粥，死者空腹。此酒势辟恶，胜于食"[20]。

《千金方》《外台秘要》中所载的犀角地黄汤、葳蕤汤、黑膏方以及雄黄丸等治瘟、辟瘟方药，被广泛应用于当时的疫病防治，同时这类方剂被后世温病学家沿用化裁，一定程度上促进了明清温病学派的发展。孙思邈尝试将一些用疫病患者的脓汁、血清防治疣、疵,可以算作中医预防“接种疫苗”的早期探索,是中医免疫学的先驱,远较西方为先。

《千金方·卷一百五十一》同时记载了用中药杀灭老鼠、蚊蝇、蛆虱等方法,已经充分认识到虫害对疫病爆发的影响,每到一处必先防疫灭虫。据孙思邈所言,瘟疫之时,户户庭前用微火烧“杀鬼烧药方”,书中记载用苍术、贯众、赤小豆等进行饮用水的消毒,将防疫思想灌输到日常生活之中。

隋唐时期,仍注重并完善对疫患隔离措施,麻风病人集中收治,尤其做好边境的防护工作,防止其他部落疫情相传。史书记载,贞观四年(630),突厥部落爆发疫病,“殒丧者多,暴骸中野,先后相属”。唐太宗立刻派出使者,在长城以南分道巡察,发现突厥人的尸体,就地掩埋,断绝尸体传染病菌的可能[21]。隋唐时期,政府一方面设置医官,建立医学校,大力宣传医学知识,另一方面,受封建迷信思想影响,他们也寄希望于上天的帮助。《文献通考·卷二十五·周礼注疏》中记载了:“国有大故,天灾弥祀社稷祷祠。大故,兵寇也;天灾,疫疠水旱也,弥,犹遍也。遍祀社稷及诸所祷,既则祠之以报焉”[22]。借祈祷、巫术以安定民心,维护社会稳定。疫病爆发时节,政府多次派遣医官探查,给予方药,并传授防疫之法。“贞观十五年、十六年、十七年、十八年、二十二年,派遣医官分别到夏、谷、泾、徐等十余州送药救疗。”“委长吏差官巡抚,量给医药,询问救疗之术,各加拯济”,地方官员亲自下乡送药,并将具体实施情况向中央汇报[23]。使得疫病防治更加系统化,逐渐形成政府为主导的防疫治疫思路。这一时期,在中央设太医署[17],太医署既是医疗机构又负责医学校的管理,专业门类较全,设医学、针灸学、按摩学等专业,其中涉及对疫病的防治教授,对普及医学知识、破除巫医迷信、防治疫病流行做出了巨大的贡献。

五、宋金元时期

宋金元时期，政局时乱时稳，南北经济差异较大，苏杭一带经济最为富庶，集贸市场一时兴起，出现夜市，完整意义上的城市开始出现，定时开城闭户，对控制局部疫情起到一定作用，市井出现较多香囊、药剂售卖场所，家家自备以应急疫，印刷术发明后，医学书籍广为流传，促进了疫病内服、外治法的发展。一些医家开始突破“法不离伤寒，方必遵仲景”的框框，如朱肱活用经方治外感热病，刘河间“六气皆从火化”，王安道脱却伤寒辨证温病等，他们认为外感热病中温热程度高、起病急、传变速，一开始就病情重的疾病应从伤寒中分出来，实际上把急性传染病从伤寒中分出去了，中医传染病学自此初见端倪。

宋朝之时，每当夏秋或疫病流行，太医局会按照发病状况，辨证施治，由专人定方，配制成药，这一时期，成立国家药局——惠民和剂局，负责支付疫病流行阶段配方花费，并制备一定的丸散膏丹成剂，以备灾疫之年开仓赈济。《续资治通鉴长编·卷四百八十三》记载：“访闻日近在京军民难得医药，令开封府体访，如委是人多病患，可措置于太医局选差医人，就班直军营坊巷，分认地分诊治”[24]。部分医家，别出心裁，化裁方药，宋代许洞在《虎钤经》中记载防治疫气的时方有“时气疫方”“霍乱吐泻方”“瘟疟方”等。疫病流行之际，将预防药方传印成册供民众参考。或将有效方剂刻于路旁石碑，方便市民采撷应用，宋代《苏沈良方·卷之六》中的圣散子方[25]，就曾经被刻在路口石碑上。医家在煎药过程、服药方法也有所创建，在服法上强调在疫病流行期间要“朝朝服”“月月朔望服”“举家(各)服”。这体现了这一时期自上至下，从大夫到百姓，日渐形成预防疫病的思路方法，在思想上已渐渐将祈祷为主变为主动预防，平时注重养生术的学习，疫病流行阶段，强调服药的广泛性。

北宋时期，政府还关心人员聚集的监狱的卫生状况，从景德三年（公元1006）起，每年暑热难当时，便进行“虑囚”[26]，以避免牢狱疾疫流行。“御崇政殿临决之，杂犯死罪降流，流徒递降，杖笞释之……日旰即罢，复令军头引见司覆奏所决刑名，审视讫，乃命实行”[26]。宋代日渐注重对尸体的处理，不单是疫病流行期间，将寻常生老病死尸首形成丧葬制度，不仅在灾害爆发时成为重要措施，也是地方官吏的一项日常工作，史料记载，政府在各地开辟“漏泽园”，以专门收埋无主尸体。

北宋末年，在徽宗的主持下，政府颁布了《圣济总录》和《和剂局方》，作为当时设立的官药局配药的依据。后经不断地修订和增补，南宋时改为《太平惠民和剂局方》颁行于各地。各级地方官吏还积极宣传医药知识，破除巫谶迷信，“教以医药，稍变其风俗”[16]。各地州县都建立起官办的“惠民药局”一直延续到明代，对地方疫情的控制起到了积极的作用。宋末，政府开始对一些病坊进行管理，由国家拨发安济坊每年所需的钱米医药，妥善解决流民问题，尤其控制继发性、伴生性疫病的发生，在地震、蝗灾、水灾、旱灾之后，派官员探查，发放救灾物资、医药等。对流民问题也采取分散安置的办法，尽量把他们分散到城市附近的农村，既便于赈济，又可以防止疫病的爆发。南宋市井已有防蝇罩来保证饮食安全卫生，据《忘怀录》所载，唐宋时期就有专门淘井的人，并提出了修造能够澄滤、消毒及加盖保护的水井，保证饮水安全，这些措施都对疫病预防起着积极作用。

六、明清时期

明清时期是中国古代疫病爆发的又一高峰期，其疫灾频度高达33%[2]，处历朝历代瘟疫爆发之顶峰。极端天气、自然灾害频繁及民族冲突战乱仍然是这一时期瘟疫频繁的主要因素，主要区别在于，南宋以后，经济富庶，人口激增，特别是明清以来，人口密度增加，流动性增强，王士雄《霍乱论·卷上治法篇》谓："人烟稠密之区，疫疠流行"，致疫病种增多，传染性较前为大，加之伤寒治疫大肆流行，然疫病之中寒疫为数较少，促使明清时期成为疫病频发阶段，这一阶段明清医家探寻防治疫病的方法，温病学派师古创新，丰富了杂气致病理论，提出了预防疫病较为有效的内服方药和外治手法。

张景岳在《景岳全书·卷二十六》强调饮食卫生在疫病预防中的重要性，记载用"福建茶饼"进行口腔消毒，以防病从口入。随着理论的不断探索与完善，部分医家在防疫治疫方面治法多样，《疫疹一得·疫病篇》强调："热疫乃无形之毒，难以当其猛烈重用石膏直入肺胃，先捣其窝巢之害，而十二经之患，自易平矣。"[27]

明代集中草药大成的《本草纲目》中有诸多关于疫病预防的论述，用雄黄、土茯苓杀灭老鼠和苍蝇、蚊子、蛆、虱等，"辟百邪，杀蛊毒"；药浴处方如"白茅香、茅香、兰草并煮汤浴，辟疫气"；悬挂法，如"钓樟叶置门上"以辟疫；烧薰法，用"降香末、枫、乳香等分为丸熏之"，"去恶气甚妙"；或用沉香、蜜香、檀香"一并烧之辟疫"，疫气流行之时，可于房内焚烧苍术、艾叶、白芷、丁香、硫磺等药以进行空气消毒辟秽。《本草纲目》引用"谈野翁方"用白水牛虱预防天花，常食大蒜以预防疫痢、霍乱等传染病。李时珍注重饮水卫生，《本草纲目·水部》记载："凡井水有远从地脉来者为上，有从近处江湖渗来者次之，其城市近沟渠污水杂入者成碱，用须煎滚，停一时，候碱澄乃用之"，防止病从口入。胡正心在《简易备验方·瘟疫篇》中提出了蒸汽消毒，《本草纲目·谷部》载"米酒主行药势，杀百邪恶毒气"[28]。如上所述方法在明清医家著述中已较为常见，标志着明清时期疫病预防涉及范围的逐步扩大，防疫思想深入人心。

长期以来，瘟疫的爆发与息止，使医家上下在防疫方面有不少互通之处。熊立品《温疫传症全书》云："温疫盛行，递相传染之际……毋近病人床榻，染其秽污；毋凭死者尸棺，触其臭恶；毋食病家时菜，毋拾死人衣物"[29]，对避其毒气之说描述较为详尽。又有陈耕道在《疫痧草》中说："医生以及不得不与病人接触者，宜远座不宜近对，即诊病看喉，亦不宜与病者正对，宜存气少言，夜勿宿于病者之家"[30]，着重描述了医家在诊治过程中注意防疫措施。另外"家有疫痧人，吸收病人之毒而发病者，为传染，兄发痧而预使弟服药，盍若弟发痧而使兄他居之为妙乎？"强调了隔离的重要性，明清之际喜用雄黄酒外涂周身以防疫，郑肖严在居处避疫环境卫生方面论述更为详细，指出"避之之法当无事时，庭堂房屋洒扫光明，厨房沟渠整理洁净。房间窗户通风透气，凡黑湿处切勿居住。闻近邻有鼠死，即要时时照察。埋鼠时掩鼻转面，勿触其气。如误触其气，急取逆风吹散之，此《内经》所谓避其毒气天牝从来，复得其往之法也。并宜时常用如意油拭鼻，以避邪气"。刘奎在《松峰说疫》中指出"凡有疫之家，不得以衣服、饮食、器皿送于无疫之家，而无疫之家亦不得受有疫之家之衣服、饮食、器皿"[31]。倡导闭气之法以防疫，"用舌顶上额，努力闭气一口，使气充满毛窍，则不染"，鲍相璈亦有"辟瘟防护保身良法""每看病完毕即洗手……至病家行坐莫离客位"。

明清时期，诸多医家已认识到虫害对于疫病相染的影响，《松峰说疫·卷之二·除秽》记载"凡温疫之流行，皆有秽恶之气……识观入温疫之乡，是处动有青蝇"[31]，并有"逐蝇祛疫法"记载，"忆昔年，入夏瘟疫大行，有红头青蝇千百为群，凡入人家，必有患瘟疫而亡者。后传一法，用铁盆不拘大小，纳白矾四两……青蝇自当远避，举家即免瘟病。其盆随便安于宅之僻处，经岁莫动，相传极效"[31]。洪雅存《北江诗话·卷四》记载:"赵州有怪鼠,白日入人家,即伏地吐血死,人染其气,亦无不立殒者"[32]。这是对鼠疫的描述,提倡消灭老鼠,杜绝后患。

《松峰说疫·瘟疫统治八法》还记载用屠苏酒方、麻豆投井方、苍术、贯众、赤小豆等对饮用水加以消毒。书中还载有避瘟方65方,归纳外治防疫八法,对内服、纳鼻、取嚏等分别陈述,刘奎凭亲身经验认识到焚烧降真香等药物可以预防瘟疫,李时珍还有"用苍术同猪蹄甲烧烟"以避疫的说法。这些方药治法丰富了中医外治法的范畴,对现代病毒性疾病的预防有很好的借鉴意义。书中记载:"范文正公所居之宅,浚井先必纳青术数斤于中以避瘟"[31]。清·王士雄《霍乱论·瘟疫篇》亦提出:"疫疠流行……平日即宜留意,或疏浚河道,毋使积污,或广凿井泉,毋使饮浊。直可登民寿域"[33]。陈无择于《石室秘录》提出,用贯众一枚,浸入水缸之内,加入白矾少许进行饮水消毒。可见,保持水源的清洁,或在井中投放相应的药物,对预防疫病具有重要意义。

据清代俞茂鲲《痘科金镜赋集解》记载,明代隆庆年间,安徽省太平县的民间医生把轻症天花患者的痘疹接种于健康人的鼻内以获得免疫力,名为"鼻苗",是"最早的民间人痘接种术"。是对人类免疫学的较早探索。此外,多数医家注意饮食起居的调理,吴有性《温疫论·下篇》提出:"疫邪已退,脉症俱平,但元气未复,或因梳洗沐浴,或多言妄动,遂致发热,前证复起,惟脉不沉为辨,此谓劳复""若夫大病之后,客邪新去,胃口方开,几微之气,所当接续,多与、早与、迟与,皆非所宜,宜先进粥饮,次糊饮,次糜粥,循序渐进,先后勿失其时"。清代政府对外国传染病的传入有所警惕,对海港内进入的外来船舶都要进行检疫。为了防止天花传播,清代设立了专门的避痘处[34],为诸皇子建立隔离带。市井之间也有相关的关卡,按时开关,定期检疫。

参考文献

[1]许慎.说文解字注[M].上海:上海古籍出版社,1981:31.

[2]龚胜生.中国疫灾的时空分布变迁规律[J].地理学报,2003,58(6):870-878.

[3]印大中,卢传坚.从模糊数学看中医药抗病毒的科学性[J].振兴中医药杂志,2009,30(2):78-79.

[4]王婕琼,刘兰林,李泽庚.古代中医药有关疫病的预防措施[J].中国中医药信息杂志,2011,18(1):4-6.

[5]杨天才.周易[M].北京:中华书局,2011:16-17.

[6]黄帝内经[M].北京:中华书局,2010:42-43.

[7]顾迁.淮南子[M].北京:中华书局,2009:36.

[8]王利锋,苏颖.《黄帝内经》君相二火与温疫的关系[J].吉林中医药杂志,2014,34(4):339-341.

[9]吴瑭.温病条辨[M].北京:人民卫生出版社,2005:18.

[10]顾植山."三虚"致疫中医学对疫病病因的认识[J].中国中医基础医学杂志,2009,15(5):350-351.

[11]岳冬辉.《内经》疫病防治理论浅析[J].陕西中医,2010,31(7):933-934.

[12]班固.汉书[M].北京:中华书局,2007:1421-1432.

[13]董浩.全唐文[M].长春:吉林文史出版社,2007:560.

[14]范晔.后汉书[M].北京:中华书局,1965:2537.

[15]葛洪.肘后备急方[M].天津:天津科学技术出版社,2011:43.

[16]房玄龄.晋书一册[M].北京:中华书局,1974:134.

[17]张剑光.三千年疫情[M].南昌:江西高校出版社,1998:17-18.

[18]巢元方.诸病源候论[M].太原:山西科学技术出版社,2015:56.

[19]孙思邈.备急千金要方[M].北京:人民卫生出版社,1955:176.

[20]苏敬.新修本草[M].合肥:安徽科技出版社,1981:489.

[21]宋敏求.唐大诏令集[Z].上海:学林出版社,1992:6.

[22]马端临.文献通考[Z].北京:中华书局,1991:3－20.

[23]王钦若.册府元龟[Z].北京:中华书局,1982:2－6.

[24]李焘.续资治通鉴长编[M].上海:上海古籍出版社,1986:134－136.

[25]沈括.苏沈良方[M].上海:上海科学技术出版社,2005:15.

[26]徐松.宋会要辑稿[Z].北京:中华书局,1957:5.

[27]余霖.疫疹一得[M].江苏:江苏科学技术出版社,1985:19.

[28]李时珍.本草纲目[M].太原:山西科学技术出版社,2013:1156－1157.

[29]熊立品.温疫传症全书[M].北京:中国中医药出版社,1988:28.

[30]陈耕道.疫痧草[Z].北京:中华书局,1980:14.

[31]刘奎.松峰说疫[M].北京:人民卫生出版社,1987:102－256.

[32]洪亮吉.北江诗话[M].北京:中国中医药出版社,2002:117.

[33]王士雄.霍乱论[M].北京:中国中医药出版社,2009:16－17.

[34]阿桂.皇清开国方略[Z].文渊阁四库全书影印本,台北:商务印书馆,1986:30.

第二节　疫病预防原则

在祖国漫长的医学发展史中,经历了数千百次疫病的流行爆发,中医先哲在防治疫病的实践中积累了丰富的经验。古代医家在总结瘟疫的病因及传播的基础上,着重强调了“养内避外、调和阴阳”“客邪早逐”“药物预施”等在防疫上的重要性,总结而言,防疫的基本原则可包括以下三个主要方面。

一、培固正气,增强体质

培固正气,增强体质是疫病预防在主观方面的体现,可以有效地提高机体抵御疫邪入侵的能力,使疫邪不得侵犯人体,或即使感受了疫邪,也能抗御疫邪的长驱直入,使病情轻微,易于诊治。《素问·本病论篇第七十三》指出“人气不足,天气如虚,人神失守,神光不聚，邪鬼干人，致有夭亡”。如自身正气不足，加之岁运不及，神气失守，最易受疫邪干犯，导致发病。“正气存内，邪不可干”既是养生原则，更是养生方法，这一论述体现了养内避外的扶正祛邪思想，一方面培固正气、增强体质，使外邪无法侵入；另一方面避开疫气，不受其毒，提示固护正气，增强抵御外邪的能力以预防疫病的重要性。《黄帝内经》提出了调摄精神、顺应自然和固本藏精以固护正气等颇具特色的重要原则。《素问·生气通天论》论述了“苍天之气，清净则志意治，顺之则阳气固，虽有贼邪，弗能害也，此因时之序”，倡导顺应四时节气，调整自身阴阳状态来强身健体。

《素问·上古天真论》谓：“上古之人，其知道者，法于阴阳，和于术数，食饮有节，起居有常，不妄作劳，故能形与神俱，而尽终其天年，度百岁乃去。”通晓道义，善知阴阳，因地制宜，因时制宜，内守精神，外修法度，心力有无，浩养正气，这正是古代养生摄身[1]的精神内涵，如《素问·评热病论》所说，“邪之所凑，其气必虚”，再如《灵枢·百病始生》云：“此必因虚邪之风，与其身形，两虚相得，乃客其形。”居处无偏盛偏衰，常避虚邪贼风；食饮无过阴过阳，安度寒暑春秋。避疫之道，即培固正气、养生摄身之法。

(一)起居有常

自然环境的变化，可影响人体的生理功能，自身阴阳相作，更要合乎自然节律，灾疫之年，水火为逆，草木失其常态，通看自然的异常变化，调节起居，避寒避暑，顺应四时之变，可有效提高人体对疫邪侵袭的抵御能力。张景岳指出：“瘟疫乃天地之邪气，若人身正气内固，则邪不可干，自不相染，故避之之法，惟在节欲节劳。”清代郑肖严《鼠疫约编》指出“避疫之法，陈修园有言：惟在节欲节劳，勿令忍饥，以受其气。又胆为中正之官，胆气壮，则十一经之气赖以壮，邪不能入”[2]。《松峰说疫》通篇也在强调起居有常以养正气的重要性。

（二）恬淡虚无

《黄帝内经太素》曰："悲则心系急，肺布叶举，而上焦不通，营卫不散，热气在中，故气消矣。"情绪失畅易导致气机郁滞、营卫失调、脏腑功能失常，而易于患病。预防之法，熊立品《治疫全书》指出："时气大发，瘟疫盛行，递相传染之际，内则养定精神，外则加谨防范""若其人元气壮盛，精神强健，则正气充实，病气尸气无从侵入"。《松峰说疫·卷一》中说"家中传染者，缘家有病人，旦夕忧患，饮食少进则气馁，感其病气，从口鼻而入，故宜清阳明，舒郁结，兼理劳伤为要"[3]，强调调畅情志的重要性，精神内守，避免五志失常以增强抵御病邪的能力。

恬淡虚无，毋置事内事外，保持良好的心态，可以维护体内气机活动的升降出入，五脏气机和畅，即能上行清气，下降浊气，和营卫以固表，护元真以藏精。调和情绪，气机和畅，始兴宣降，鼻窍通利，则肺气通畅，相傅主气、治节的功能得以周全，宣发肃降各守其时，并行而不悖，五脏六腑气机调和，升降之枢运筹帷幄，表里之机安和有序，水津四布，精气运行。若五志失常，情绪失控，心态为之动摇，精神不守而出窍，气机逆乱而郁闭，五脏不相调畅，则疫邪毒气易于侵袭，精虚气损而发病。

（三）饮食有节

处居劳作，无不关乎饮食，养成良好的饮食习惯，适应四季节令而进补发陈，调和五味，食不厌精，脍不厌细，荤素搭配，不嗜肥甘，无过厚腻；大渴毋大饮，大饥毋大食。饮食五谷入于中焦，脾胃运化则精气流备，阴阳升降有序，水谷受纳而土旺健运。气血生化以泉源不竭，营卫周身而疫气难侵。饮食调节包括饮食有节、食疗防疫等多个方面。

《时疫解惑论·上卷》曰："兵凶之际，疫疠盛行，况兹值夏月乎，人在暑湿交蒸之中无隙可避，不能淡泊滋味、屏逐声色者。则交蒸之毒迳由口鼻袭入"[4]。淡泊滋味,饮食有节,能固护脾胃,安后天之本,调中焦升降之枢,宜升清降浊,正气充足,邪无从入。刘奎自创姜酒、椒酒、椒柏酒、松毛酒以食疗、酒疗。如椒酒:"元日,吞赤小豆七粒,服椒酒一杯,却病避瘟",明清时期,饮屠苏酒为各家所推崇。在食疗防疫方面,可以结合众多的药膳,毋过补、妄补,因人制宜、因时制宜,调节自身阴阳偏盛状况,通利气血以强身健体。

(四)法于阴阳,和于术数

培固正气以增强体质,除了注意起居劳作、调畅情绪、合理饮食外,还需正确掌握各种养生术,通过气功、导引来调畅人体内在气机,自古流传的养生术如五禽戏、八段锦、太极拳等可有效地调节五脏机能,促进气血津液代谢,平衡人体阴阳升降。中医养生术数蕴含丰富的阴阳五行、河洛象数以及易医易理思想,理解各种养生术的原理,结合人体自身的身体素质状况,制定合理的养生计划,融术数于生活,于生活中提炼其精髓,持之以恒,日久可强健体魄、培固正气,有助于抵御疫邪侵袭。

清代名医张隐庵先生在《内经集注·上古天真论篇第一》中说:"术数者,调养精气之法也"[5],古人研习术数,倡导用易理来推演并顺应天地阴阳变化,趋吉避凶。先贤们懂得效法天地阴阳变化,并根据它来调整、平衡自身的阴阳。人秉天地之气而生,阴阳的流通变化无时无刻不在支配着人体的身心活动。人体真气的运行与天地的运行变化息息相关,懂得使自己的炼养合乎天地运行的规律,并根据这些规律来调整饮食和作息,不过度劳累,让身体与精神都合乎于道来生活,如此,则形与神俱,病安从来!

二、及时诊治,控制传播

瘟疫邪气具有起病急发病快的特点,及时诊治、控制传播可将疫病的传播范围控制到最小，是建立疫病二级防御体系的基本原则。吴又可在《温疫论》中提出“客邪贵乎早逐”的治疫思想，早在隋唐时期，就有隔离疫患的疠人坊[6]，还有宋代的安济坊，一直延续到明清时期，由政府直接管控。防疫体系的建立需要国家、社会、医家及个人的共同协作，普遍形成有疫早报、及时诊治的思想观念，国家政府应当在政策法令上完备系统的防疫治疫体系；各界倡导形成良好的预防为先、防疫抗病的社会风气；对疫病患者，必须早发现、早隔离、早治疗，医家与患者必当通力合作，采取隔离诊治的办法，控制传染源，切断传播途径，同时及时向有关防疫部门报告，以便采取相应的防疫措施。

早期发现并治疗疫病患者，有利于缩短病程，减轻死亡率，有助于控制疫病的传播与流行，熟悉掌握不同季节多发疫病的初起表现，及时确诊并采取相应的治疗方案。对烈性疫病，严格隔离，疑似患者当密切观察，穿戴隔离衣帽，做好防护措施，患者痰液、排泄物、血液等做好消毒处理。对于呼吸道传染病，保证公共场所环境卫生，室内空气消毒，人流密集区做好消毒灭菌措施。对于消化道类传染病，注意饮食卫生。对于虫鼠传染病，开展广泛的爱国卫生运动，做好杀虫灭害的工作。

及时诊治，控制传播，既能提高疫病防治的可控性，也可防止已病防变、瘥后防复，主要是针对已经感受疫邪，局部发生疫病而设的预防措施。疫病具有起病急、传变快的特点，在疫病发生后，必须采取正确的、积极的治疗措施，以防疫情传变，对患者进行隔离治疗的同时，务必对患者进行情志疏导，缓解其精神压力，注重对患者的情感、生活护理，关切病患家属的心理状况，最大限度地减轻病患的痛苦，为防治疫病提供支持，合理安排治疫手段，为疫病防治寻找新的突破口。以现代中西医疗法为主，结合古代疫病防治疗法，提高临床疗效，促进患者康复，减少变证的发生，对疫病缓解的情况加以认真分析，做好防护工作并加以推广应用，防止病情复发及加重，阻止疫病的进一步传播。在防疫治疫过程中注重把握疫病发展的病变规律，针对性地辨证施治，适时采取清热、解毒、解表、清气、祛湿、攻下、清营、凉血等常规疗法，配合透热转气、截断扭转、回厥开窍、防治未病等治疗方法，有效控制病情发展，以先安未受邪之地。

在及时诊治疫情的同时，必要加以辅助的是对患者的人文关怀，既能提高疗效，又能减轻患者痛苦、减轻并发症和减少后遗症的发生。运用整体观念辨证护理，密切观察病情变化，寻找治疫的切入点，在后期阶段应当以护理调摄为主，药物治疗为辅，对病患死者妥善安置并做好善后工作。

三、预施药物，防止染病

预施药物是指在疫病流行期间，或在推算时令异常（运气理论）的情况下，在一定范围内，有针对性地对老幼体弱、偏盛者等易受瘟疫、毒邪感触而发的特殊群体使用或推广防疫措施，包括在养殖、畜牧业方面的预防措施，维系人与自然社会的可持续发展，形成良性生态循环。古代医家在“养内避外”基本原则之下，制定了预防瘟疫传播及流行的方法，在药物预防方面发明了汤、丸、散、膏、酒等多种方剂。

预施药物多根据中药性味而选择，其中以芳香服气类药物为主。“服气疗法”来源于古人对自然养生观和治病防病理念的深刻认识，指通过呼吸闻嗅芳香药物或自我感受药物气息、烟熏来调畅人体气机阴阳，从而达到治病防病、养生延年目的的中医疗法。如苍术，在预防疫病中起到重要作用。《和剂局方》仙术汤就是以苍术配合干姜、大枣、杏仁、甘草而成，辟疫除寒湿，温脾胃而进饮食。《验方新编·卷十五》载以“苍术末、红枣，共捣为丸如弹子大，时时烧之，可免时疫不染”。

具备芳香服气特性以辟秽防疫的中药在民间较为广泛应用，亦可称之为“服气药物”。古人将芳香类药物佩戴在颈部、胸前或着于手臂，低头方可闻到药的气香，以达到祛邪保健作用，此为闻气防病，指通过闻嗅药物的气味来调畅人体气机阴阳，达到治病防病目的的治疗思路。服气药物以辛味芳香药物居多，芳香类药物多具辛味，能散、能行、能开，有杀虫、化湿、辟秽、开窍、醒脾等作用，据统计[7]，用于佩戴、烟熏等服气类药物有110味。从历代史书和出土的香炉、香薰来看，芳香类服气药物广泛应用于防疫、辟秽、养生、疗疾等诸多领域，可上溯到距今5 000多年的炎黄时期。出土的《五十二病方》中记载了佩兰、青蒿、牛膝、白芷、蜀椒、厚朴、辛夷等芳香类辟秽祛邪的应用，唐宋时期出现大量以芳香药物为主的方剂，如安息香丸、胡椒理中丸等。《本草纲目》中郁金、苍术、乳香、没药、檀香、砂仁、豆蔻等芳香药物广泛应用于化湿、理气、辟秽的各类方剂中。明清时期疫病大肆流行，诸多温病学家倡用芳香化浊药物辛透达邪、祛病防病。吴鞠通喜用芳香气味的花叶末梢来清轻透达上焦，尤擅用银花、连翘、芥穗、薄荷等清轻芳香之品，辛凉清透卫分之邪，通过芳香药物向外向上透达清热。辛香擅走既可调畅人体上下气机以舒畅肝体，又能贯通腠理内外以宣通肺气。

归纳而言，芳香类“服气药物”根据自身偏性的不同，具体功用而又有所区别。芳香杀虫类，如雄黄、八角莲、芜荑、鬼箭羽、白矾、槟榔及榧子等；芳香解表类，如桂枝、荆芥、紫苏、香薷、白芷、胡荽及柽柳等；芳香清热类，如银花、连翘、夏枯草、竹叶、地锦草、白蔹、牡丹皮及青蒿等；芳香除湿的苍术、厚朴、威灵仙、伸筋草、松节、青风藤、秦艽、五加皮、石楠叶、藿香、佩兰、砂仁、豆蔻及草果等；芳香温里的蜀椒、茴香、吴茱萸、丁香、胡椒、八角及高良姜等；

芳香行气的木香、陈皮、沉香、檀香、佛手、香橼、玫瑰花、甘松、九香虫及八月札等；芳香开窍的麝香、冰片、苏合香及石菖蒲等；芳香活血的川芎、乳香、郁金、姜黄、枫香脂、益母草、月季、凌霄花、降香以及莪术等；芳香辟秽的艾叶、桃枝、柳枝、麝香、冰片及柏叶等。芳香类的“服气药物”不乏药食同源的食疗品，饮食药物五味可以滋养形体，形体进一步产生元气，药物气息，亦可以温煦阴精以递达阴阳本性。佩带香囊、烟熏消毒是中国传统的防疫方法，已有数千年的历史。据有关古籍文献 195 条资料统计，用于佩带香囊、烟熏消毒的防疫药有 110 味，其中频次超过 10 以上的有 21 种；方剂 171 首，除去重复，有 39 首[7]。

参考文献

[1]姚伟，王恩成，冯全生．养生摄身法预防疫病历代文献研究[J]．山西中医，2015，31(4)：42－43．

[2]清·郑肖严辑．珍本医书集成(七)内科类．鼠疫约编[M]．上海：上海科学技术出版社，1986：34．

[3]刘奎．松峰说疫[M]．北京：人民卫生出版社，1987：102－256．

[4]刘复．时疫解惑论[M]．上海：上海三友实业社，1915：18．

[5]张志聪．内经集注[M]．杭州：浙江古籍出版社，2002：15．

[6]释道宣．续高僧传[Z]．上海：上海书店出版社，1989：869．

[7]林明欣，朱建平．非口服中药防控经空气传播疫病之古代文献研究[J]．中华中医药杂志，2015，30(5)：1624－1625．

第三节　疫病预防方法

在总结论述先秦以来历朝历代医家学者防疫思想以及民间传统防疫方法基础之上，根据疫病预防过程中需培固正气、控制传播以及预施药物等防疫原则，我们对疫病的预防方法应该有更为系统而清醒的认识。构建自上而下的完整的疫病防御体系，倡导国家政府法令为主导，医者尽职尽责，人与自然和谐相处，推广应用具体可行的防疫方法，共同应对大灾大疫。通过概览中国瘟疫史的发展过程，特别是对晋唐和明清瘟疫预防方法加以研究整理，发现古代对疫病预防涉及环境净化、养生摄身、接种预防和情志调节等多个方面，治法分内服、外治的不同，外治具体方法又有悬佩、熏洗、涂抹、针灸、刮擦、塞鼻、取嚏、点眼、涌吐、粉身、熨法等十余种。

一、内服法

内服法多用单味或多味中药，根据个体差异，制备合适的剂型，或成散成丸，或酒浸茶饮，或煎汤内服，内服法主要根据中医理论辨证施治，在此简单叙述。晋唐明清时期都有松叶阴干研末有辟疫之用，《山东省中医验方汇编》记载，用“甘草一两、白芷一钱、细辛一钱五分、片砂三钱、薄荷冰四分、冰片二分，共为细末”[1]，做成散剂内服来预防霍乱。在预防麻疹方面，各时代不同地区因习惯用药不同，加之医家对药性理解存在差异，预防方法较多，《山东省验方汇编》记载用紫草、甘草、广木香加水煎浓汁内服[1]或用白茅根、绿豆、黑豆、红小豆水煎常服，部分地区则用芝麻、丝瓜或用紫草茸煎汤代茶服用以预防[2]。湖北地区还有用“雄黄二钱、枯矾一钱、麝香四厘、蟾酥四厘，共为细末，以饭为丸[3]”来预防小儿麻疹。《松峰说疫·卷之五·避瘟方》所载内服法也较为丰富，“时瘟疫流行，水缸内每早投黑豆一握，全家无恙”“五月五日午时，多采苍耳嫩叶阴干收之。遇疫时为末，冷水服二钱。或水煎，举家皆饮，能避邪恶”。尚有避瘟良方广为流传，“瘟疫盛行，车前子隔纸焙为末，服即不染”[4]。在预防流感方面，南方多用荆芥、防风、桑叶、连翘水煎服[5]，或用银花、鱼腥草、龙眼叶代茶饮，用云苓、菊花、土黄连、桉树叶煎水代茶饮来预防湿热疫[6]。

二、悬配法

悬配法，即悬挂、佩戴，指在身上佩带或在所居之处悬挂药物的方法，医家论述及实际操作多联合应用，悬配法是“服气药物”药佩香薰疗法的具体应用，主要利用挥发性中药制剂的有效成分，氤氲药物气味来防御疫邪侵袭。中医方药各具阴阳之气，温凉偏性定其性味之根，寒热多寡主其升降之能，草木吸纳天地精华而发为其生气，花叶之属，发于根木，用其源泉而散在阴阳。从天人和合的角度来看，中医用药讲究药物的阴阳属性，但凡偏性，即可用其水火，阴阳相平，则具大同之象，药物独特的气味也不例外，迎之清凉，知其荷香，姜之老辣，城关虎将。

药物悬挂、佩戴以其简便易行、美观修饰的特点，更能体现群体预防养生保健的思路，多用绛裹、丝帛包裹芳香服气类中药制剂，悬挂于门楹、帐前、枕边或佩戴于胸前、颈部、手臂、腰部等。悬香以雄黄、鬼箭羽、白矾等芳香杀虫类或艾叶、麝香、桃枝等芳香辟秽类为主；佩香多使用苍术、白芷、竹叶、月季、牡丹等理气类。

《山海经》曾记载“薰草，佩之可以已疠”，华佗《中藏经》中记述用绛囊盛安息香来防治传尸、肺痿、时气、瘴疟等病[7]，佩戴服气类药物，在当时已是一种习俗，不仅有很好的芳香辟秽效果，还有美观修饰的作用。孙思邈对佩香防病有较为完整的认识，《备急千金要方·卷九》记载常用赤散（藜芦、踯躅花各一两，丹皮、皂荚各一两六铢，附子、桂心、珍珠各一两，细辛共为末，分一方寸匕置绛囊中带之，着臂自随）佩戴身上来祛避瘟疫，兼用太乙流金散于绛囊内悬于门楹以祛邪秽。李时珍在《本草纲目》中用麝香做成香佩，以治疗噩梦纷纭之症，刘松峰以苍术、桔梗、细辛、附子、乌头共为细末，创老君神明散[4]，常佩于身边以防瘟疫。清代已有药堂制作了防病御邪的佩香、悬香，如苏州同仁堂的避瘟散、杀鬼丸等。

刘氏还拟定了除秽靖瘟丹，将药末装入绛囊，阖家分带，时时闯臭，防病治病。在卷之五所列诸方避瘟方中的老君神明散、藜芦散、务成子萤火丸、杀鬼丹、避瘟方、太乙流金散，均可用于佩带或悬挂来预防瘟疫。

近时端午、鬼节，常以雄黄、艾叶、苍术相配悬于门楹；以桔梗、桑叶于绢帛内，着孩童手腕、脚腕、颈下；年轻女子佩戴以香附、百合、益母草混合研成的香囊。这是民俗文化多元素交汇的体现，根据病情选择相应的药物，按照治疗要求做相应配伍，装入布袋或绢带，佩戴在胸前、腰间或其他部位，如将附子研末与艾绒和匀，配于身上时时闻嗅，对寒性头痛有很好的疗效；藿香、佩兰、砂仁之类时时闻嗅可芳香化湿。还可将药物放在衣服之间，如将药物散放在棉衣之中，冬日配合桂枝、细辛、半夏、陈皮等防治慢性咳喘，将菊花、薄荷、桑叶、绿豆等装入枕头以清解头痛目赤，白芷、辛夷装入枕芯，防治鼻塞鼻渊；黄庭坚《种决明》诗中有“枕囊代曲肱，甘寝听芬苾”的说法，其他如香炉熏法更能清心安神，益智宁心。现代研究表明[8]，利用中草药或生活中的一些香剂来熏蒸、熏洗、焚熏等，即可达到解毒抑菌的作用，从而用以防治感冒（流感）或用于病毒性传染疾患的预防。利用艾叶 10 g、苍术 40 g、滑石 10 g、木香 10 g、白米 20 g、红皮米 10 g，制成的防感香有很好的防治流感的作用，用杉木、柏木、松木研粉混合茵陈、艾叶制成的三木香既可理气化湿，又能洁净空气。

三、熏洗法

熏洗祛邪辟秽是指通过药物燃烧烟熏和汤药煮沸熏蒸洗浴的方法来杀灭致病病原并强身健体以护卫正气的方法。根据作用方式的不同，可分为熏蒸法、烟熏法和洗浴法，古代多三法合用，洗浴配合熏蒸疗法。

（一）熏蒸

熏蒸法，主要用直接加热或间接加热的方法，在水蒸气的作用下，蒸腾药物直接或间接作用于患处，有消毒杀菌、发汗祛风排毒的作用。历代在治疗麻疹、流行性结膜炎等传染病时常用此法，如“苏叶一两，芫荽子一两，葱四两，黄酒四两，放入锅内，用水一面盆煮沸取出，令小儿站在桶内熏之，用被单复盖，”此法全靠药力上蒸的功效，治疗“麻疹已出未出之际，或未过膝，发热气促，形色暗滞”[5]，或用“浮萍五钱，西河柳一两，入茶壶或面盆中，加水在病房中煎熏之”治疗麻疹出不透[5]。熏蒸疗法对场地、环境有一定要求，局部熏蒸较为普遍，在民间防疫治病过程中较为常用，较为常见的流感期间对房屋作醋熏处理，板蓝根、蒲公英煎汤熏蒸，预防小儿腮腺炎。

（二）烟熏

烟熏疗法是将芳香植物茎叶加以处理，通过焚烧取烟来祛邪辟秽的方法，多使用苍术、艾叶、沉香、茵陈、大黄、藿香等芳香除湿、理气类调配制剂。在城郊不同地区，老人盛夏乘凉驱蚊仍用艾叶烟熏的方法。烟熏广泛应用于古代疫病的预防，《备急千金要方·卷九》记载的太乙流金散，“雄黄（三两）、雌黄（二两）、矾石（一两半）、鬼箭羽（一两半，即卫茅），羊角（烧，二两）上五味治下筛，三角绛袋盛。一两带心前，并挂门户上。若逢大疫之年，以月旦青布裹一刀圭，中庭烧之。温病患亦烧熏之”[9]。大疫之年，古人习用烧烟方法来辟秽祛邪。艾叶是艾灸、烧烟的常用药物，气香味辛，温可散寒，能暖气血而温经脉，燃烧艾叶既可防病驱虫，又可怡养身心。民间端午多有烧艾叶、烧苍术的做法，《本草正义》记载“苍术，气味雄厚，……能彻上彻下，燥湿而宣化痰饮，芳香辟秽，胜四时不正之气；故时疫之病多用之。最能驱除秽浊恶气，阴霾之域，久旷之屋，宜焚此物而后居人”。李时珍在《本草纲目》介绍，在疫气流行时房内可用苍术、艾叶、丁香等药熏烟进行空气消毒。《松峰说疫》记载“苍降返魂香”将苍术、降香揉入艾叶，卷筒烧烟以辟秽，松峰云“诸香燥烈，降香除邪”[4]。民间有用艾叶、苍术、香薷烧烟来防治婴幼儿感冒、痢疾泄泻的验例。现代应用开发中药材的烟叶也是烟熏的体现，如将紫苏叶、枇杷叶、梧桐叶配置为烟丝既具药性、疗效，又能产生香烟特有的烟味感觉。《太医院秘藏膏丹丸散方剂》中避瘟丹，由乳香、降香、苍术、细辛、川芎、甘草、枣组成，并谓：“此药烧之能令温疫不染，空房内烧之可避秽气。”

利用药物燃烧出烟，净化空气，杀菌抑菌，因所用药物不同，作用也不尽相同。民间用这种方法防治某些传染病，在疫病流行时用“红枣、茵陈、大黄共为末，用纸卷好点着使烟熏室内”[6]来预防感染。《医学三字经》中载有“羌活、独活、白芷、香附、大黄、甘松、山柰、赤箭、雄黄各等分，苍术焙用，上为末，面糊为丸弹子大，黄丹为衣，晒干，正月初一清晨，焚一炷避瘟”[10]。

（三）洗浴

洗浴法，即用各种药草混合煎煮，用药液洗浴周身或浸渍患处来治疗疫病的方法，现端午节仍有用药草煎煮洗浴来祛除百病的习俗，因其贴近日常生活，在群众中广泛流行。如民间用“乌梅一斤，敲碎，置盆中，用开水十余碗浸泡，令病人坐盆上，待热气冲上，肛门被蒸热时即洗”治疗噤口痢[4]。再如民间用方“交剪黄叶一斤，黄皮叶五两，黄丹竹叶一斤，土茵陈一斤五两，黄栀一斤五两，腊蔗叶一斤，水煎浓洗澡，连洗十天，退黄后，继服清热去湿药品”治疗急性传染性黄疸型肝炎[6]，而用“麻黄、桂枝、生姜、芫荽，煎汤温洗”治疗“麻疹出不畅，在正收或收后，头温足冷，下体冷过膝，四肢冰冷”[11]。药浴疗法可借助药力和热力来疏通经络以调气和血，通过发汗活血而调节体温、排泄废物，达到预防和消除邪气的目的。《本草纲目》记载：“桃乃西方之木，五木之精，仙木也。

味辛气恶，故能厌伏邪气、制百鬼”，据此，桃枝、叶、根、核等广泛用于煎汤洗浴。

四、涂抹法

涂抹法，是以药液或药膏直接涂抹于局部皮肤以发挥辟疫作用的外用法。早在《神农本草经》中就有雄黄“杀精物恶鬼邪气百虫毒，胜五兵”的记载。隋唐时，雄黄多合朱砂、菖蒲等入药混合涂抹。《备急千金要方》多用雄黄、朱砂、赤术、菖蒲等分研末，涂抹五心或局部以避疫。明清瘟疫的预防中雄黄、香油涂抹是最为常用的方法之一。张景岳说凡入病家“以雄黄末涂鼻孔中，行动从容”，明代御医龚信“用雄黄末，水调鼻内。虽与病人同卧，亦不相染”，沈金鳌《杂病源流犀烛》以“雄黄末水调，以笔浓蘸，涂鼻窍中，虽与病人同床，亦不相染”。

鲍相璈在《验方新编》中说“涂雄黄酒于鼻孔中”效果更佳。王士雄则用川椒研末涂鼻孔，以预防秽气进入。明代各医家多以单味外用涂抹以防疫，对雄黄祛邪辟秽作用有了较深的认识，清代医家直接命名为雄黄散并在民间推广应用。

明清时期，芳香药物局部涂抹有一定发展，寻常百姓也有用香油涂鼻来预防瘟疫。王肯堂《证治准绳》记载“治时疫不相染……”以上好香油涂鼻中亦可。《普济方·卷一百五十一》记载鬼箭羽丸预防瘟疫，“治时气瘴疫。除辟毒气鬼箭羽、鬼臼、赤小豆、朱砂、甘草、雄黄上为末。炼蜜和丸。如豆大。若已患者，手掌中水调一丸，涂于口鼻上，又于空腹温水下一丸，如未染疾者，但涂口鼻，兼以皂囊盛上丸”[12]。融合悬配、内服、涂抹诸法，防疫效果较好。其他适合涂抹的剂型有水剂、酊剂、油剂、膏剂等。刘松峰在防治妊娠瘟疫时，用罩胎散和涂脐散，防治小儿瘟疫用二香散，如遇瘟疫之年，恐伤孕妇胎气，“以嫩卷荷叶、蚌粉为末，制成罩胎散，用时以新汲水入蜜，调服三钱，再作一剂，涂腹上”[4]。

归纳而言，涂抹防疫，多用单味雄黄或复方雄黄散以及香油或芳香植物汁液，外用涂抹防疫的部位主要是鼻腔、人中、手脚心、膻中、太阳穴等部位，使邪气不得从肺而入，以免于感染时疫。

五、针灸法

针灸疗法常同其他防疫外治法配合使用，民间常采用针灸法治疗某些传染病，经历漫长岁月，经验较为丰富。民间常用的“针”，有银针、土钢针、贬石及指针四种。其中，土钢针粗如毛线，直径约有 1.518 mm，长度可达 12 cm；贬石，俗称瓦针，采用瓷瓦或玻璃有锋芒之碎片；而指针则直接以手指代替刺针[13]。治法：银针与土钢针常用于白喉，针刺左侧照海、右侧列缺，或针刺少商穴出血；痢疾预防，针双侧天枢穴、脐下二寸半的止泻穴、双侧足三里，若伴有发烧则加双侧合谷与曲池，里急后重则加双侧三阴交与太冲，或者针刺中脘、天枢、关元、足三里，配以合谷、大肠俞、小肠俞、三焦俞、脾俞；疟疾在发作前约一小时针疟门、大椎、间使、合谷，霍乱吐泻，刺委中穴出血。指针则常用于预防流行性感冒，压刺太阳、头维、上星、本神、神庭等穴。

刘松峰在瘟疫八法中详细介绍了针法：“针法有二，用针直入肉中曰刺。将针尖斜入皮肤向上一拨，随以手摄出恶血曰挑”。如书中对于虾蟆瘟的防疫治法，“于初起时，用手在病人两臂，自肩、项，极力将其中凝滞疠气恶血，赶至手腕数次，用带子将手腕扎住，不令恶血走散，用针刺少商穴，并十指近甲盖薄肉正中处，捻出恶血则愈”[4]。

六、刮擦法

（一）刮痧法

刮痧疗法是古代防疫常用的外治法，一直沿用至今，古时多用铜钱，或圆骨，或汤匙，蘸取桐油或菜油，也有直接以食中指蘸油或冷水，进行扭提以代替刮擦者。现多用刮痧板和刮痧油，此法通过刮头额、太阳穴、鼻梁、颈部、两肩、两手弯、两足弯、前胸、后背等处，以刮红皮肤为度，畅通气血，祛邪排毒。多用于预防流行性感冒，扶正祛邪，疫病流行之时，疏通经络，调节气机升降，辟邪于外，防止瘟疫邪气从肺系而入。刘松峰记载，“刮法有四，有用蛤壳者，有用磁盅者，有用麻蒜者（惟刮臂用），有用铜钱者。凡刮，或蘸清水，或盐水，或香油”[4]。

（二）推擦法

推擦法，指用按摩推拿手法，利用不同药物，在温热情况下，对皮肤进行烫擦。是较为方便的疫病防治方法，既可以起到热敷刺激的作用，也可以使药物通过皮肤部分被机体吸收，从而达到治疗目的。在麻疹、腮腺炎、痧证等防治上常用此法，有民间记载“取葱白半斤，捣烂，加水湿润，炒热，分为两份，各用白布包裹，轮番烫擦全身”，治疗伤风感冒、肚痛腹痛[3]。浙江验案，有用“胡荽子五钱，酒煎，用棉球蘸擦皮肤，从头至足”治疗麻疹出不透[5]。陕西汉中地区则用“七叶一枝花、米醋、白酒各适量，共研磨后取汁，用药汁擦患处，每日数次”治疗流行性腮腺炎[14]。民间还有用煮熟而烫的鸡蛋，在患者头部、背部及全身或某些特定部位反复滚转，在煎煮鸡蛋同时可以加薄荷、苍术、藿香等共同煎煮，治疗病毒性感冒、霍乱、痢疾等，《中医交流验方汇编》记载用“生鸡蛋三个，去黄用白，令患者平身仰卧，用鸡蛋白在患者前后心及痛胀处揉擦，以擦干为止”治疗“腹部急剧刺痛拘胀似绞肠痧”[15]。

七、贴膏法

（一）膏药法

膏药法是以茶油、蓖麻油、菜油、猪油、狗油等作为基础剂，根据用药需要，加入不同的药物，放在油内浸煎，或以药粉直接掺入油膏内，制成稀稠度不同的固体或半固体，涂在硬纸、布片及狗皮上，贴在背部、腰部等特定部位防止疫病发生。《中医交流验方汇编》记载用“麝香三分，红糖三钱，藤黄三钱，陈醋二钱，龙眼肉三钱，五倍子三钱（另捣细末），捣上药和醋如膏状，摊纱布上，方二寸大。另放麝香末在膏药中心撒方寸大。然后将膏药贴患处”[15]，防治小儿腮腺炎、白喉、痢疾、疟疾等传染病。《验方手册》则用“鲜山药60克，蓖麻子60克（去壳），将上药共捣成膏状，贴患处”来治疗流行性腮腺炎[14]。民间亦有用“胡椒，雄精，二味共研细末，和饭捣成丸，如梧子大，朱砂为衣，取一丸放脐中，以膏药贴之”来防治疟疾。

（二）贴敷法

贴敷法是将药物配伍后，研为细末，以酒或其他溶剂调和，敷于手心、脚心或特定穴位的方法，民间常用来治疗慢性疾病，也可以用于疫病流行年份的预防。不经口服，只间接外用，流行病多发时节，民间用“制附片三钱、吴萸三钱，共研细末，白酒调作二饼，贴两足心涌泉穴，若天气寒，用火微烘”[16]，治疗证属寒证的白喉急症。《民间便方六百六》记载用“白芷、赤小豆等量共烘脆研为细粉，加鸭蛋清适量调为薄糊状，摊在纱布上贴敷患处，每日 1 次，连续用 3 – 5 天”治疗流行性腮腺炎[17]。疟疾预防可用“白胡椒三分，草果二分，肉桂一分，共研为末，贴第三颈椎处”[18]。

八、塞鼻法

塞鼻是将芳香服气类药物加以调配，共研细末，以布包适量塞入鼻内；或将药末用酒等调成糊状，布包适量塞入鼻内取嚏以治病祛邪防疫的方法。历代多有发挥，又有滴鼻、吹鼻的说法，药物进入鼻腔，作用于人体上呼吸道，宣肺降逆以固肺卫而祛邪。利用中药挥发性或刺激性特征引起应激反应，畅通肺气宣降，吸纳清气，嚏出浊气，吴谦在《医宗金鉴·金匮心法要诀》中说："盖喷嚏者，雷气之义也，其人内阳外阴，阳气奋发而为嚏也"。取嚏药常以雄黄、麝香等芳香辟秽类，茴香、胡椒、八角、蜀椒等芳香温里类以及木香、陈皮、桔梗等芳香理气类药物为主。塞鼻、取嚏可以调动脐下丹元气息，两肋挟肝经而振作，同肺系宣降协调机体自身气机升降，顺达三焦气机通道来护养人体正气。取嚏法是对自身免疫系统的调动，芳香塞鼻取嚏帮助祛除自身寒气。肺与大肠相表里，取嚏在宣肺同时亦可加强大肠的推动力，利用中医脑肠轴的观点，可以解释塞鼻取嚏法对大脑应激敏感区、肺气宣发以及大肠推动的影响。

塞鼻、取嚏法是明清医家与瘟疫斗争的过程中发明的预防时疫的方法，多与雄黄、香油涂鼻，透顶清凉散、通气散、搐鼻散嗅鼻联合运用。通过喷嚏，使初受之邪气及早从鼻腔泻出，邪气不致深入人体而致病。宋庞安时有"入瘟家令不相染，研雄黄并嚏法，则疫气不能入，与病人同床而不相染"的论述。清代刘奎在《松峰说疫》用透顶清凉散[4]（白芷、细辛、当归、明雄、牙皂等分）搐鼻取嚏。吴尚先在《续增略言》中对取嚏法有较多论述，"大凡上焦之病，以药研细末，蓄鼻取嚏发散为第一捷法"，倡导取嚏即"解肌[19]"，"以皂角、细辛为主，藜芦、踯躅花为引，随症加药。如伤风热、头痛、赤眼、喉肿、牙疼者，用羌活、防风、荆芥、川芎、白芷、薄荷、细辛、蔓荆子、踯躅花、雄黄、硼砂、青黛、黄连各一钱，生石膏，风化硝各二钱，鹅不食草三钱，僵蚕一钱五分，蝉蜕五分、皂角一两研末，含水吹鼻"。王孟英在《随息居霍乱论》中用川椒研末吹鼻以绝秽气。近代常用荆芥、连翘、桔梗取嚏来预防或缓解鼻炎、感冒症状。

九、点眼法

点眼法，是将药物配成药液直接点入眼部，以防疫治病的方法。作为眼科常用的外治法，起源较早，清代以前多用于眼科疾病的治疗。随着人体整体性理论的发展探讨，清代点眼法应用范围扩展，在《松峰说疫》一书中，通过蘸取药物点眼以治疗疫病，扩大了点眼疗法的应用范围。书中普救五瘟丹，治疗伤寒、瘟疫。方中冰片、牛黄开窍醒神、清热解毒，琥珀镇惊安神、活血散瘀，生甘草性微寒，可清热解毒，麻黄发汗。用法为用水蘸药点两眼角一次，不汗再点，必汗出。开一窍而气机通利，祛邪外出，安神定志。

中医防疫方面还常用人马平安散点眼。人马平安散在众多医书中都有记载，组方多有差异，多用于“暑气疮气，或远出山行，及闻秽气，一时昏倒”，或如松峰所言：“治一切时症，风寒暑湿，内伤生冷饮食，头风头痛”[4]。清·鲍相璈论述其多用于时疫的预防，更有辟秽之功，“冰片、麝香、飞过明黄、飞过朱砂各五分，牙硝一钱，共为细末，磁瓶紧收勿泄气，男左女右以少许点目大眦，用此入时疫病家则不沾染”。张璐的点眼砂即是此方别名，随身携带，疫病之时，可保祛邪避疫。

十、粉身法

粉身法，指将相关药物单味或复方配伍，碾碎后，筛细末，或与米粉调和，常浴后撒扑于肌肤的外用法。粉身法直接作用于皮毛肌腠，洗浴之后，腠理开阖，药粉或米粉扑与肌肤表面，既可以通过皮腠吸收以培固正气、增强体质，又可以防止秽浊之气侵犯人体，防止疫病发生。所用药物，晋唐医家多采用葛洪赤散方、“姚大夫粉身方"。《肘后备急方》赤散方以"牡丹五分,皂荚五分炙之……晨夜行,及视病,亦宜少许以纳粉,粉身佳"[20],周身扑粉,特别是对于小儿稚阴稚阳之体防治麻疹等更为有效。

同时,《肘后备急方》记载将芍药、白芷、藁本三药研为细粉,同米粉调匀,扑粉周身或局部防治流行性感冒等。孙思邈《备急千金要方》也有粉身散的记载。书中说白芷"色白味辛,气温力厚,通窍行表,为足阳明经祛风散湿主药……诚祛风上达散湿之要药也"[9]。明清时期,配合诸多芳香服气药物,辟秽祛邪,外可作用于皮毛,内合于肺脏,养肺气充实,固密腠理,抵御疫邪。如同前述悬挂、佩戴、烟熏、洗浴之法共同使用,在预防疫病方面有很好的疗效。

十一、涌吐法

涌吐法即以药物吸入或内服,并配合一定手法以取吐祛邪的治疗方法。瘟疫流行期间,凡邪实上焦、痰食气逆不通及欲吐不吐者均可用此法祛邪避疫御病。历代医家中多用辛香之品涌吐祛邪涤痰、通利气机、调畅三焦,以达到预防疫病的目的。

早在晋代,葛洪《肘后备急方》中用赤散方涌吐祛邪避疫"火若时疫,初觉头强邑邑,便以少许纳鼻中,吸之取吐",明清医家也有类似记载,刘奎在《松峰说疫·卷之二》中提出了"于春分日,用远志去心水煎。日未出时,东面阵二盅,涌吐,则疾疫不生"[4]方法,取远志"苦温无毒……补不足,除邪气,利九窍,益智慧"调畅气机,祛邪避疫,并记载了"仙传吐法","饮百沸汤半碗,以手揉肚,再饮再揉,直至腹无所容,用鸡翎探吐,吐后煎葱汤饮之,甚捷。初得病用之更宜"。

十二、熨法

熨法，是指用布包裹药物或者将布或纸用药液浸渍后，熨于脊背、腹部以温通气血的方法。是瘟疫流行期间培固正气、通养血脉、祛邪发汗的有效方法，瘟疫流行期间，心腹闷痛，用熨法可疏通气机，透散疫邪，尤其适于瘟疫伤寒，结胸痞气的治疗，年老体弱者，中气虚弱不任攻伐，配合熨法可以温养三焦。刘松峰罨熨法"用生葱、生姜、生萝卜入锅炒热布包熨患处，汗出而愈"[4]，并提出可根据病患体质加减，如有表邪、气滞，生葱量多；寒者，生姜量多；痰食滞者，萝卜量多。松峰还做取汗方："用新青布一块，冷水或黄连水浸过，略挤干，置胸上良久，布热即易之，须臾，当汗出，或作战汗而解。夏月极热用此法，他时斟酌用之"[4]。

明清医家多把药物加酒、醋炒热，用布包熨并摩擦患处，疏通腠理、调和营卫。如清·郑肖严《鼠疫约编·验方篇》"治疫气传染方"，说"凡入患疫之家，感其气入鼻内，即时布散经络。初觉头痛喉干，急用芥菜子研末，温水调末，填入肚脐中，隔衣一两层，以壶盛大热水（开水亦可），频频熨之，至汗出自愈"[21]。

综上所述，中医药在古代疫病防治方面发挥了不可替代的作用，通过论述不同时期中国古代疫病防治的相关历史情况，阐释疫病防治的基本原则，归纳悬配、熏洗、塞鼻取嚏等富有代表性的中医疫病防治方法，发挥中医药在新时期抗病毒、防传染方面的优势，丰富病毒性疾病的防治理念，以维护人类健康，促进人类健康发展。新时期，在正确指导之下，中医药疫病防治同现代病毒性疾病防治的优势互补，依然拥有强大的生命力。近几十年来，中医药在防治流行性感冒、重急性呼吸系统综合征（SARS）、人禽流感、人感染猪链球菌病、甲型 H1N1 流感、病毒性肠炎、流行性腮腺炎等重大病毒性疾病过程中积累了宝贵的经验，并逐渐形成独特的较为系统的理论和方法。实践表明,通过中医药早期干预,可促进炎症吸收,缩短发热时间,从而降低并发症,扭转病情。当前最艰巨的任务是,如何在有效继承中医疫病防治理论、方法的基础上,挖掘抗病毒、防传染的理法方药,同现代病毒性疾病的防治相结合,完善病毒性疾病的辨证防治体系。

参考文献

[1]山东省卫生厅.山东省中医验方汇编[M].济南:山东人民出版社,1989:3-8.

[2]上海市中医文献研究馆.验方选编[M].上海:上海科学技术出版社,1960:16-17.

[3]湖北中医学院.湖北验方集锦[M].武汉:湖北人民出版社,1960:226.

[4]刘奎.松峰说疫[M].北京:人民卫生出版社,1987:102-256.

[5]浙江省卫生厅.浙江中医秘方验方集[M].上海:上海科学技术出版社,1959:44.

[6]梧州地区卫生局.梧州地区献方集[M].梧州地区卫生局印,1977:3-5.

[7]刘道清.中医民间疗法大典[Z].北京:中原农民出版社,1999:358-365.

[8]王金山.芳香法防流感[N].中国中医药报,2015-6-30(6).

[9]孙思邈.备急千金要方[M].北京:人民卫生出版社,1955:176.

[10]王姝琛,崔为.陈修园论治瘟疫经验[J].吉林中医药,2009,29(11):931-932.

[11]湖南省中医药研究所.湖南省中医单方验方第二辑[M].长沙:湖南人民出版社,1958:16-21.

[12]明·朱棣.普济方第六册[M].北京:人民卫生出版社,1959:1596.

[13]杨亚龙.中医疫病的民间防治及其评价研究[D].南京:南京中医药大学,2010.

[14]朱海玉.陕西民间方药荟萃[M].西安:陕西科学技术出版社,1988:367－560.

[15]陕西省卫生厅.中医交流验方汇编[M].西安:陕西人民出版社,1957:113－124.

[16]江苏省中医中药学会.中医秘方验方汇编[M].南京:江苏人民出版社,1958:35－36.

[17]岳天虎,郭爱廷.民间便方六百六[M].北京:北京科学技术出版社,1991:48－54.

[18]福建省中医研究所.中医验方[M].福州:福建人民出版社,1959:34－67.

[19]吴尚先.续增略言[M].北京:中国医药科技出版社,2012:11.

[20]葛洪.肘后备急方[M].天津:天津科学技术出版社,2011:32－33.

[21]清·郑肖严辑.珍本医书集成(七)内科类.鼠疫约编[J].上海:上海科学技术出版社,1986:18.

第六章　抗病毒中药新药的研发

第一节　中医理论构建

一、传变理论

部分病毒性疾病属于外感疾病温病范围，基于叶天士“温邪上受，首先犯肺，逆传心包”、吴鞠通“凡病温者，始于上焦，在手太阴”及中医肺藏象理论，病毒性疾病的发病符合“病毒首先犯肺，继传脏腑”的传变规律。若热邪较重，或素体正气亏乏，加上失治误治，热邪由肺逆传心包，导致心病，从而出现神昏谵语之症。也可由肺顺传脾胃，形成脾胃病。若感受湿热病邪，此邪阻于中焦，导致肝脾不和，遂发肝胆湿热，从而出现肝胆病。若是温热性质的病邪，传变较快，邪由肺可直接进入下焦，导致肝肾阴虚，形成肾病。

从临床看，多种病毒性疾病从肺论治有着积极的意义，也获得了较好的临床效果。犯肺并不一定有肺经症状，如咳嗽、流涕、喘等。治肺就是恢复肺为华盖之脏、主一身之气、水之上源的功能，从而使其他脏腑病变得到好转。某些消化系统的病毒性疾病，所表现出的胃痛、呕吐、痞满、呃逆可从肺论治；泌尿系统某些病毒性疾病所出现的水肿、癃闭、淋证可从肺论治；肝胆系统某些病毒性疾病表现出的黄疸、鼓胀、胁痛可从肺论治；心血管疾病中某些病毒性疾病的发热、心悸也可从肺论治等。

治肺之法及常用药物如下：

宣肺法：以辛味药为主。桔梗为开宣肺气之主药。另外，辛温、辛凉解表药均有宣肺作用。苏叶、荆芥、防风、麻黄、薄荷、牛蒡子、葛根等均可使用，但以质轻走上为主。如《临证指南医案·喘》说："肺位最高，主气，为手太阴脏，其脏体恶寒恶热，宣辛则通，微苦则降，若药气味重浊，直入中下，非宣肺方法矣。"

降肺法：以微苦药为主，或者苦味兼有辛味者也可，不可使用太苦。如杏仁、紫菀、枳实、枳壳、苏子、半夏、陈皮为常用药物。其中杏仁既宣又降，尤符合肺之宣降功能，不论寒热，均可配伍运用。

清肺法：以入肺走肺的清肺药为主。以苦味药或甘寒清热药为主，如桑白皮、黄芩、桑叶、鱼腥草、芦根等。

温肺法：以辛热或辛温之药为主，如干姜、细辛等。本法一般多用于病毒性疾病后期阳气虚导致的痰饮水湿病。对于咳嗽痰稀、量多，尤为常用。

补肺法：多用甘温之药，如黄芪、太子参、党参、人参等。

泻肺法：以苦味药为主，苦能降，如桑白皮、葶苈子、地骨皮等。

敛肺法：以酸涩性味为主，如五味子、乌梅、白果、白芍等。本法与宣肺法同用，散收结合，对于肺病日久者常常配伍。故《素问·藏气法时论》有"肺欲收，急食酸以收之，用酸补之"。

润肺法：性味多甘寒，如沙参、麦冬等。其中沙参色白入肺，为肺阴虚首选。李时珍将五种参的颜色归属治疗五脏病，其中沙参色白归于肺，很有临床指导意义。

临证时，上述方法，或一法单用，或两法相参，或多法并用，可随证施之。

二、病机理论

导致病毒性疾病发生的温邪，即温热或湿热邪气阻肺，影响肺水之上源及主一身之气功能，导致肺病理发生，治不及时，热邪可持续留恋于肺，导致肺气虚或肺阴虚等肺虚证，气虚推动无力，或阴津不足，后期可形成痰瘀病理。因此，病毒性疾病的基本病机是“热—虚—痰瘀”。在疾病过程中，正气的盛衰是病毒性疾病能否发生的决定性因素，肺脾之气不足、肺肾阴液亏虚是病毒发病之本。热毒、痰浊、水湿、瘀血是病毒发病之标。

三、治则理论

属于温病性质的病毒性疾病生于肺而贯于五脏六腑，因而治疗上强调“清—养—通”三法。“清”即按温病病因理论，判断其何种温邪，分别予以清热、清利湿热、清热解毒等。清热之法最有讲究，不可一概清热解毒，在表在卫者，宜辛凉清热，如薄荷、牛蒡子、柴胡、葛根等；在里在气者，宜辛寒、苦寒、甘寒清热，如石膏、黄芩、生地等，初起即用大苦大寒之药，易冰遏人体气机，导致病程延长，或病变硬结形成。“养”即养正、扶正，根据温病治法理论，予以补阴、补气等。温热性病毒性疾病应重视养阴，早期重视肺胃阴津的甘寒滋养，后期应采取咸寒之法滋补肝肾之阴。湿热性病毒性疾病，除在病变过程中养阴外，还应考虑补气之法，根据病变所在三焦部位，分别予以补益肺脾肾。“通”即是通达气血之法，含义较广，如活血化瘀、调气涤痰、给邪出路皆谓之“通”。三法或单用或联合运用，祛邪重视“宣畅肺气自外解，通利二便从下出”，补气重在肺脾，益阴强调肺肾。

病因病机治法图示如下

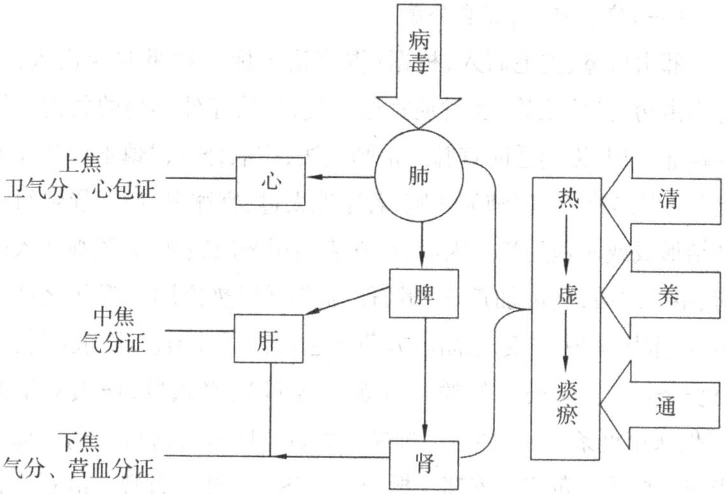

第二节　中医抗病毒新药组方原则

一、“治外感如将”原则

病毒性疾病属于外感病，起病急，传变快，变化多。立法组方时，应根据吴鞠通《温病条辨·治病法论》中说“治外感如将（兵贵神速，机圆法活，去邪务尽，善后务细，盖早平一日，则人少受一日之害）”原则，就如同将军用兵，贵在神速，战术灵活机动，集中优势兵力，尽可能彻底祛除病邪，邪去后对善后的调理也务必细致，因为疾病早一日得愈，人就少受一日伤害。

外感六淫或疫疠之邪，从外侵入人体，病的初、中期，邪势较盛，正气也未太虚，此时治疗多以祛邪为主。及时逐邪外出，客邪早去，正气自然安复。根据吴又可《温疫论》中“客邪贵乎早逐”“邪不去则病不愈”的观点，采取“急证急攻”“因证数攻”等原则治之，使邪气务早、务快、务尽解除。应做到：

(一)宣畅肺气，邪自外解

邪由口鼻、皮毛而入，根据《温疫论·标本》“邪自窍而入，未有不由窍而出”之论，及时地宣通肺气，是治疗外感病的关键。初期畅通腠理，极期适时宣肺。治肺之法，应取轻清，“慎不可乱投苦泄”(《温热论》)，因肺为娇脏，若寒凉太过，宜冰遏气机，导致组织硬结形成或病程延长。因而应“在表初用辛凉轻剂，夹风则加入薄荷、牛蒡之属，夹湿加芦根、滑石之流”(《温热论》)。温热之性明显者，重用辛凉、辛寒之品。方药可选麻杏石甘汤、升降散(《伤寒瘟疫条辨》 僵蚕 蝉蜕 大黄 姜黄)、银翘散、增损双解散(《伤寒瘟疫条辨》 僵蚕 蝉蜕 姜黄 防风 薄荷 荆芥穗 当归 白芍 黄连 连翘 栀子 黄芩 桔梗 石膏 滑石 甘草 大黄 芒硝)等。湿浊较甚者，“宜从开泄，宣通气机，以达归于肺，如近俗之杏、蔻、橘、桔等，是轻苦微辛，具流动之品可耳”(《温热论》)。方药可选三仁汤、藿朴夏苓汤(《医原》 藿香 姜半夏 赤苓 杏仁 生薏仁 蔻仁 猪苓 泽泻 淡豆豉 厚朴)等。

(二)清热祛湿，邪自内消

外感病一旦邪已入里，会导致里热炽盛为主，很快会呈现壮热之象，极期则热势弥漫，热不除，则变证出。因而清除里热，顿挫邪势，把握住气分关，为外感病又一重要治则。温热病邪重者，重在清气、解毒等，此时可据体质及病势选用辛寒、苦寒方药，如白虎汤、黄连解毒汤、清瘟败毒饮(《疫疹一得》 生石膏 生地黄 犀角 川连 山栀 桔梗 黄芩 知母 赤芍 玄参 连翘 甘草 丹皮 鲜竹叶)、凉膈散(《太平惠民和剂局方》 大黄 朴硝 甘草 山栀子仁 薄荷 黄芩 连翘 竹叶 蜜)、安宫牛黄丸等。湿热邪气偏重者，可用达原饮、甘露消毒丹(引《温热经纬》 滑石

茵陈　黄芩　石菖蒲　川贝母　木通　藿香　射干　连翘　薄荷　白豆蔻)、蒿芩清胆汤等。

(三)通利二便,邪自下出

温邪上受,首先犯肺,故外感病以肺为主。根据肺与大肠相表里,肺闭则肠闭,肠通则肺主治节功能可复的道理,外感病及时通腑尚不失为有效之法。根据吴又可《温疫论·标本》中提出的"导引其邪打从门户而出,可为治法之大纲,舍此皆治标""逐邪勿拘结粪"及"邪为本,热为标,结粪又其标也"等法则,及时合理地选用通腑,对于恢复肺气的宣通应当有利。运用要点遵吴又可之说:"温疫可下者,约三十余证,不必悉具,但见舌黄、心腹痞满,便于达原饮加大黄下之。"(《温疫论·注意逐邪勿拘结粪》)另外加入通利小便之品对于泄热利湿也极为重要,膀胱开则肺亦开,"肺痹开则膀胱亦开"(《温病条辨·中焦篇》)。

二、察不同病因原则

(一)病因不同,组方有别

运用温病学等中医理论对病毒性疾病发病时予以中医病因辨识,是抗病毒新药组方的重要根据。根据温病的分类方法,可将病毒分为两大类:不夹湿的为温热性病因,如风热、暑热、燥热、温毒等,多属此类。夹湿的为湿热性病因,如湿热等。导致温疫病发生的病因,既有温热性质的,也有湿热性质的。只有明确了具体的病毒所属温病病因,才能针对不同病毒导致的疾病组方用药。如病毒性肠炎,多属湿热病因;病毒性脑炎湿热病因较多,但也有温热性质的发于夏季的暑热病邪;流行性腮腺炎多属温毒病因等。

(二)病毒性疾病病因多为复合因素

温热夹风即风热病邪,此病邪由风和热两种病因合成,为常见的病毒性疾病病因,该邪气容易导致肺系病证,出现热、咳、喘等。

温夹湿即为湿热病因，此邪由湿和热两病因合成，容易导致脾胃肠病证，出现纳呆、恶心、呕吐、胸脘痞满、舌苔腻等。在治法上，复合病因需要复合治法，如上面说的风热病因，针对风和热两种病因，就要选用祛风和清热两种治法，既能祛风又兼有清热作用的药物为首选，如薄荷、牛蒡子即具备疏风泄热双重作用。复合病因湿热之邪，亦须祛湿与清热治法同用，既能祛湿又能清热的药物如滑石等。目前临床上有些医生，见到发热、咽痛、咳嗽、舌边尖红、脉浮数等，不考虑风之病邪，只用清热或用解毒之法，则风邪不除；见到发热、呕吐、苔黄腻、脉濡数等，若不考虑湿之病因，单用清热，则湿也不解。因此，复合病因尚需采取复合治法思想，不可不知。

三、据证候组方原则

（一）多证候组方用药

因病毒性疾病病因不同，毒力强弱有别，进入人体后，其病机变化有卫气营血证的不同。病变轻浅者，只在卫气分，重者，则入营血，出现出血见证。如麻疹，初起在卫气较多，但病情发展很快则进入营血分，出现皮肤起疹表现；流行性出血热虽有五期改变，但发病时也有单纯气分证、卫气同病证、气营（血）两燔证等。因此，抗病毒新药组方时，立足点是预防还是治疗，若预防为主，则应考虑此病毒性疾病的主要病理环节，予以多证候立法组方。若是以治疗为主，则应辨其表现证候，针对此证组方选药。

“卫之后方言气，营之后方言血”，说明了温病发展具有卫气营血证候的传变特点。四个证候之间在治疗上应相互考虑，虽然初诊时患者可能是某一个证候，但在治疗时可以对其前后证候同时用药。如一个气分证的白虎汤证，在运用白虎汤治疗时，可考虑卫分证的药物，如使用薄荷等，也可加入后一证候营分证的药物，如生地等。如果双证候、三证候或四证候同时用药，对于临床上一些急危重症患者，可迅速顿挫病势，使邪气自内而外尽快消散，有较好的临床效果。如果银翘散、白虎汤、清营汤、犀角地黄汤四方合用即体现了卫气营血四个证候同时治疗的原则，虽然来诊时可能是某一个证或两个证候，但在目前临床上，这种治疗原则经常运用，也有较好的疗效。

在运用多证候同时治疗时，应注意两点：一是辨证使用某一证候主要方药；二是某一证候症状表现不著时，也可考虑使用，以体现透达或防变的思想。

（二）重视透邪药物组方

透邪是温病中最常用一法。所谓“透”，即透达、透散、透发、宣透、通透之意，指通过使用轻清透达之品，使邪气由表而解或由里达外、由深出浅而解的一种治法。根据病变部位或邪气不同，卫气营血证候可采取疏透、清透、通透、宣透、开透、搜透等不同方法。

温邪是温病的病因，因此，在透邪理论指导下，清透法较常用。薄荷、牛蒡子、双花、连翘等轻清气薄之品清透并施，气热者，石膏与薄荷清气透卫；夹湿者，豆卷合青蒿化湿宣透；津伤者，稍佐甘寒生津作汗以透邪。在卫气营血各证候的发热中，均可加入透邪药物，促使邪气外出，如青蒿一药，苦寒微辛，气禀芳香，具清透之功，退热效果明显。

（三）卫分证重视辛味药

卫分证在各类病毒性疾病中较常见，因此，预防或治疗时，卫分证应重视辛味药的使用。温邪袭人，自外而入，可致腠理闭塞，卫气郁滞；邪自内发，阳热不达于外，郁闭体内，二者皆可出现“不通则热”的基本病理。故开腠宣郁，启闭达热，是治疗病毒性疾病发热的重要方法，且不可一味采取大剂苦寒清热之品。正如《松峰说疫·治瘟疫慎用古方大寒剂论》中云：“若用大寒之剂，直折其火，未有祛邪之能而先受寒凉之祸，受寒则表里凝滞，欲求其邪之解也，难矣。”辛味之品，味辛气香，性善流通。用于温病发热能起到开通腠理，宣闭启窍，逐邪外出，泄湿透热，保持人体气机畅达之效。病毒性疾病表证，使用辛凉解表药属正治，但辛温类药物更具有开通、宣郁、达邪等作用，也常常佐之。临床可从患者寒热的轻重及汗出的畅否等情况，来判断使用不同的辛温解表药。若热郁较重，表闭无汗者，可选用麻黄、桂枝等药，如张仲景的麻杏石甘汤。方中用麻黄辛温宣肺开腠理，与石膏相伍，可用于温病风温咳喘证；吴鞠通治温疟的白虎加桂枝汤，用桂枝“领邪外出，作向导之官，得热因热用之妙”（《温病条辨·上焦篇》）。该方用治热痹高热，关节红肿痛具有良好疗效。若热郁较轻、少汗或汗出不畅者，可选用芥穗、苏叶、防风、豆豉、葱白等，如银翘散用芥穗之芳香散热解毒，俞根初的葱豉桔梗汤用葱白、豆豉，也取其辛温开表、透邪外出的作用。发热选用辛温解表药物，不是取其辛温发汗，而是开泄腠理，发越郁阳，使热邪潜消。辛温祛湿类药具有宣化湿邪、透泄郁热、疏畅气机之效用，多适用于湿热病发热患者。湿为阴邪，非温不化。辛温祛湿之品，多芳香轻灵流通，宣扬发散，起到气化则湿化、气化则热散的目的。

病毒性疾病中的卫分表证，组方时使用辛凉轻剂较多，如桑菊饮、桑杏汤、银翘散、三仁汤、藿朴夏苓汤等。这些方剂的特点，大多辛味，辛味能走、能散、能通，可使邪在卫表透而外出。凉能清热，轻可上行而宣发，故辛凉轻剂是治疗卫分表证方法。若不明此理，温病初起即用辛寒、苦寒重剂，不分热邪轻重及病变部位而盲目解毒清热，必致寒凉冰遏，表闭邪不得出，发热则难以消退。目前临床上治疗感冒、发热的中成药，大多以苦寒、重剂立法，如板蓝根冲剂、大青叶片、犀羚解毒片、安宫牛黄颗粒等，若是疾病初期服用此类药物，对于病情的恢复极为不利。

（四）血分证瘀血组方用药

瘀血是某些病毒性疾病常见病理，组方用药时，应注意以下几点。

1. 血瘀要活血，血活瘀自消　在临床运用活血化瘀药时，可分三级：虫类一级活血药，如水蛭、土元、虻虫等；二级活血药：三棱、莪术、乳香、没药、蒲黄、五灵脂等；三级活血药：当归、川芎、桃仁、红花等；另外尚有清热活血药：如丹皮、赤芍、丹参等。活血药分级对于掌握活血化瘀的运用较为方便和实用。

2. 血瘀要养阴，阴充血自散　临床每遇瘀血证时，在组方时加入养阴血药，如白芍、生地、熟地、玄参、当归、天花粉、枸杞、山萸肉等。瘀血证不能见瘀血就只用活血法，滋养阴液是治疗瘀血证的重要法则。补充水，水液充足，则瘀血证可明显改善，这就是叶天士说的“散血”之意，散血即活血和养阴两层意思。纵观古人活血化瘀名方，大多方内有补养阴血之品，这也是治疗瘀血证的一个重要规律。古人所谓水浅瘀始成即是此理。

3. 血瘀要补气，气足则血旺　人之所有者，血与气耳。脉中流行的一是气、一是血，血瘀者，气不行。对于气虚而致瘀血者，必须配伍补气药，如黄芪、党参、人参、西洋参等。

4. 血瘀要理气，气行则血行　根据血瘀原因及部位，可分别配伍不同脏腑的行气药，如香附、郁金、元胡、青皮、柴胡、砂仁等。

5. 血瘀要通络，络通血自活　血在脉中行，瘀血除了要用活血化瘀外，对于瘀血者，还需配伍通经络药物，如穿山甲、地龙等。可根据病情轻重，分别使用虫类通络药及藤类通络药。

瘀血的治疗思路图

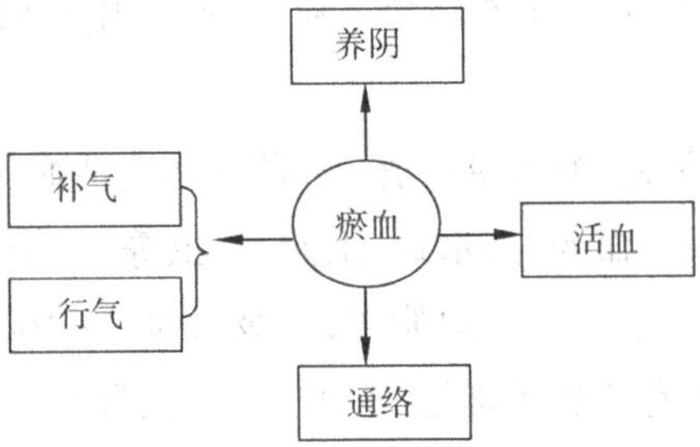

四、小儿病组方原则

吴鞠通《温病条辨·解儿难·儿科总论》中说："古称难者，莫如小儿，名之曰哑科。"之所以小儿之病难治，主要在于其体质柔弱，易虚、易实、易寒、易热，在生理、病理上与成人有着明显差别。因此，儿科疾病用药、药量都与成人不同。

（一）小儿少用苦味

儿童是纯阳之体，热病较多，因而选方用药多寒凉。又因其是稚阳，阳气容易被寒凉之品损伤，故用药则不可过于寒凉，过于寒凉则损伤生生之气。儿科感冒、发热、上呼吸道感染及各种类型的肺炎是一年四季中较为常见的疾病，总属肺系病证。治上焦如羽，当用轻清之品。风热者，辛凉散风；风寒者，疏风散寒；燥热者，疏表润燥；有湿者，宣化湿邪。立法用药以走上焦为主，宜微辛微苦之法。苦味之品易犯中焦，易损伤少儿稚阴纯阳之体，不可用。即使应用者，也不可多用，不可过用。如苦寒清热的黄芩，是清泄肺热的有效药物，一般情况下，在使用这味药时，如果患者有痰色黄，或舌质偏红，苔薄黄等有明显里热现象，可加入此药，用量多在5～8 g。如果热邪较重，不必再多用苦寒药，可根据吴氏所说的宜用甘寒药佐之，如沙参、生地等，既可清热，又可以减轻苦寒药的化燥伤阴不良反应。

（二）小儿多用甘味

《素问·宣明五气篇》说“甘入脾”，《灵枢·终始》指出“阴阳俱不足……可将以甘药”，《温病条辨·下焦篇》第4条自注中说：“甘能益气，凡甘皆补”，故甘味药能补、能缓。由于小儿“肝常有余”“脾常不足”，而甘味药既能健脾、益阴，还能缓肝之急，尤其适宜小儿生理特点，且甘味药口味纯正，宜于小儿服用。在治疗外感热病中，常使用甘寒的芦根、双花、蝉蜕；小儿便秘时，常用甘寒养阴的生地、麦冬；小儿脾虚纳呆泄泻时，常用甘微温的黄芪、白扁豆，也可使用甘平的党参、黄精、山药、芡实、莲子等。

（三）小儿慎用辛温

小儿感受外邪，即使是风寒表证，解表发汗时，辛温的麻黄、桂枝也宜慎用，以免过汗伤阴劫液，可用防风、苏叶、荆芥等疏散风寒的平和之品，另加入桔梗、枳壳等宣通肺气，使肺气通畅则病自愈。否则，小儿过汗，液出过多，其面色则会出现淡白、萎黄，这是由于腠理开泄太过，卫气失于温分肉、司开合功能。汗为心之液，肺主气而司卫，心肺虚就越易外感。

（四）小儿慎用攻伐

小儿脏腑柔弱，五脏六腑，成而未全，全而未壮。大攻大伐之品易伤脏腑，如大黄、芒硝、甘遂、大戟、芫花、巴豆、川乌、草乌、蕲蛇、蜈蚣等，则应审慎选用，即使应用，亦必量小味少。

第七章　常见病毒性疾病温病辨治思路及研究概况

第一节　病毒性脑炎

一、温病理论辨治思路

病毒性脑炎(viral encephalitis,VE)是由多种嗜神经性病毒引起的软脑膜弥漫性炎症综合征,临床表现与病变的部位、范围及程度有关,其症状及体征多种多样,轻重不一。主要表现为:急性或亚急性起病,发热,头痛,恶心呕吐,全身不适,可有意识障碍,抽搐,偏瘫,失语等。根据病毒性脑炎特征,可参考温病中的"暑温""湿温""暑湿""伏暑"等病辨证论治。典型的病毒性脑炎具有温病卫气营血的传变规律,可按温病卫气营血辨证。在卫表阶段,以发热较高、呕吐、恶心、舌质红、脉浮数为主要表现。因温邪传变较快,卫分症状持续短暂,可迅速进入气分证。如见高热持续,烦躁不安,甚者昏睡或神昏,抽搐,舌红绛,脉滑数,此系气营两燔阶段。热邪进一步深入,影响营血及内闭心包,可致阴虚、气虚等正气损伤。后期痰瘀滞络或阻于脑窍,可呈现失语,偏瘫,或精神异常。治疗上,可采取温病学理论中的以下治法思想。

发病初期,正气未衰,应以祛邪为要务。邪在卫分、气分、气营两燔证,病情相对较轻,在此阶段用药务早、务快、务尽,大力祛邪,以防邪热深入营血,可采取辛凉解表、清气泄热、清气凉营等治法。

热陷营血、热闭心包、内闭外脱证，病情相对较重，治宜清营凉血、清心开闭、豁痰开窍、凉肝息风、急救固脱。一法或多法联用，祛邪与扶正兼顾。

本病的祛邪当以清热解毒为大法，银翘散、白虎汤、凉膈散、承气汤等为常用方剂。某些药物如板蓝根、大青叶、金银花、连翘、柴胡、黄芩、黄连、黄柏、贯众等具有较好的清热解毒功效，可常规使用。为使热邪或湿邪尽快自小便而解，利小便亦为常用之法，药用滑石、通草等，起到清热利水而不伤阴之效。

某些病毒性脑炎病人就诊时呈现高热、昏迷状态，故清热醒脑开窍也为常用之法。温病凉开"三宝"中，以安宫牛黄丸最常用，对邪热内陷心包、痰热壅闭心窍，症见神昏谵语者效果明显。苏合香丸或菖蒲郁金汤可用于痰热蒙窍，症见发热、昏迷、舌苔白腻者。目前，有些中成药如清开灵注射液、醒脑静注射液等也可辨证应用。清热醒脑开窍法并不局限于热闭心包导致的神昏谵语，卫气分阶段用之得当也可达到顿挫热势，迅速改善病情的目的。

病毒性脑炎急性期或后遗症期可伴有肢体抽搐，因此，采取清热或开窍法时，常配息风止痉法。在辨证基础上可加入息风止痉药物，如羚羊角、钩藤、石决明、全蝎、蜈蚣、鳖甲、龙骨、牡蛎等。

疾病后期，由于温邪伤阴耗气，痰阻血瘀，故宜益气养阴，化痰通络。若出现后遗症，则多见肝肾两虚，气虚血瘀，痰浊内阻。治宜滋补肝肾，填精益髓，益气通络，化瘀豁痰。吴鞠通加减复脉汤、吴又可三甲散等方可加减使用。

二、温病理论研究综述

中药治疗病毒性脑炎，较单纯的西药有明显优势。在西药对症治疗的基础上，采取中医辨证治疗，效果良好，后遗症少。

(一)辨证分型

辨证时以卫气营血为纲,予以分型治疗。因地域不同,证型也有别。林兴栋等[1]认为岭南病毒性脑炎基本可归属为温病湿热病证范畴。卫气营血辨证中气分阶段者最多,急性期以湿热蔽心证、风痰闭阻证、湿热中阻证、痰热内蕴证为主。气阴两虚证、痰瘀阻络证、湿热夹瘀证,多见于病毒性脑炎后期。靳玉兰[2]将病毒性脑炎分为三型:邪犯卫气型、邪炽气营型、邪入营血型。陈建家[3]将急性期病毒性脑炎54例分为卫气型、营血型两种。戚刚[4]认为肺卫不足、肾精亏虚、肝气郁结、脾胃虚弱、脑海空虚、外邪侵袭是常见原因引起的证型。

目前,以温病理论指导分型者多,基于卫气营血辨证,临床单一证型者少,以两种或三种证组合的多见,如卫气同病、气营同病、气营血同病等。后期可结合脏腑辨证方法,察其气血阴阳亏虚及痰、瘀兼夹情况以分型论治。

(二)中医治法

王燕[5]认为,20世纪90年代以来国内大量开展清热解毒类、活血化瘀类中药以及中成药名方的深入研究。对病毒性脑炎已从病因病机、治法、方药等有了较系统的认识,治疗上也多从痰热、肝风、瘀血等病机进行辨治。在西医常规使用的基础上,张承莉[6]采取清热解毒,化瘀通络,醒神开窍,用清开灵注射液;李薇[7]、李华梅等[8]采用清热解毒,化痰宣肺,息风止痉法,选取痰热清注射液,治疗病毒性脑炎患儿呼吸系统障碍及薛红[9]用中药汤剂鼻饲或保留灌肠,皆取得了良好的临床疗效。章真如[10]以化痰开窍法,选用温胆汤加味,治疗以抽搐为主要表现的病毒性脑炎,效果明显。林兴栋等[11]针对岭南病毒性脑炎急性期以湿(痰)热病证为主,采取化湿解毒通窍法,在菖蒲郁金汤原方的基础上进行化裁,能明显改善病毒性脑炎患者预后,治疗前后症状体征比较,其有效率在

80%以上，这与岭南炎热潮湿的气候环境，人群体质以“阳热质”“湿热质”有一定关系。还有对病毒性脑炎中的乙脑分期治疗者，如商让成等[12]提出初期邪在卫气，用银翘散加减清透；极期气血两燔，用白虎汤合清营汤加减以清气血；极期热陷营血，用清营汤合羚角钩藤汤加减清营凉血息风；恢复期正虚邪恋，用三甲复脉汤或菖蒲郁金汤合当归补血汤加减以滋养阴血、开窍化痰。

目前，本病祛邪仍多运用清热解毒、开窍化痰、息风止痉、祛湿、活血等法，扶正多用益气养阴等。

（三）中医方药

治疗病毒性脑炎，尤其是早中期病人，使用较多的主要是温病方剂。中成药以清开灵注射液、醒脑静注射液、安宫牛黄丸、菖蒲郁金汤治疗报道最多。如要建民等[13]在传统抗病毒、脱水、激素治疗的基础上，联合应用安宫牛黄丸等治疗重症病毒性脑炎；张承莉等在常规治疗基础上加清开灵；张敏等[14]用菖蒲郁金汤；张玉松[15]、李玉珍等[16]用醒脑静注射液联合常规西药；阚艳红[17]用复方麝香注射液等，皆显示其在降温、脑部症状消失、意识障碍改善、抽搐停止时间等方面有较好效果。方剂使用较多的有白虎汤、凉膈散、柴葛解肌汤、甘露消毒丹、清营汤、清瘟败毒饮等。

参考文献

[1]林兴栋，张敏，吴宣富，等. 岭南病毒性脑炎的中医证候规律研究[J]. 中国中医急症，2010，19(8)：1325－1328.

[2]靳玉兰. 中西医结合治疗儿童病毒性脑炎临床研究[J]. 中医儿科杂志，2007，3(6)：22－23.

[3]陈建家. 卫气营血辨证治疗散发性脑炎54例疗效观察[J]. 江苏中医杂志，1987，8(10)：4－5.

[4]戚刚. 从肺肾肝脾论治病毒性脑炎[J]. 中国中医药现代远程教育，

2010,8(11):70－71.

[5]王燕.病毒性脑炎诊治现状及中西医结合治疗进展[J].中西医结合心脑血管病杂志,2006,4(9):795－796.

[6]张承莉.小儿病毒性脑炎临床体会14例[J].中国社区医师(医学专业),2012,14(6):67.

[7]李薇,李奇玉,唐英.痰热清注射液佐治小儿病毒性脑炎疗效观察[J].现代中西医结合杂志,2010,19(5):577－578.

[8]李华梅,徐建英.痰热清治疗小儿病毒性脑炎的临床观察[J].中国中西医结合急救杂志,2006,13(6):330.

[9]薛红,刘茂才.中西医结合治疗散发性病毒性脑炎的概况[J].中医文献杂志,2001(1):36－38.

[10]章汉明.章真如以化痰开窍法治疗病毒性脑炎验案[J].辽宁中医杂志,2003,30(3):168.

[11]林兴栋,吴宣富,张敏,等.化湿解毒通窍法治疗岭南病毒性脑炎82例[J].中华中医药学刊,2010,28(12):2659－2661.

[12]商让成,王宝民,张世伟.辨证治疗流行性乙型脑炎60例[J].陕西中医,2002,23(9):771－772.

[13]要建民,白爱林,刘金梅.安宫牛黄丸、清开灵及脑活素治疗重症病毒性脑炎疗效观察[J].中国误诊学杂志,2009,9(19):4608.

[14]张敏,吴宣富,张现伟.菖蒲郁金汤加减治疗急性期病毒性脑炎验案2则[J].新中医,2008,40(10):113－114.

[15]张玉松,谢亚军.醒脑静注射液联合更昔洛韦治疗病毒性脑炎的疗效观察[J].河北中医,2008,30(12):1319－1320.

[16]李玉珍.醒脑静注射液治疗儿童病毒性脑炎31例疗效观察[J].河北中医,2011,33(5):750－751.

[17]阚艳红,刘晓梅,刘晓红.复方麝香注射液治疗儿童病毒性脑炎的疗效观察[J].天津医药,2013,41(5):495－496.

第二节 病毒性肝炎

一、温病理论辨治思路

病毒性肝炎(viral hepatitis)是由多种肝炎病毒引起的,以肝脏损害为主的一组全身性传染病。目前按病原学分类的有甲型、乙型、丙型、丁型、戊型五型肝炎病毒。各型病毒性肝炎临床表现相似,以疲乏、食欲减退、厌油、肝功能异常为主,部分病例出现黄疸。病毒性肝炎可按温病中的“湿温”病辨治。病因注重湿热及湿热疫邪特点。病机病位的辨别应立足于湿热阻于中焦,中焦气机枢纽不利。中焦湿热,当分湿重于热、湿热并重、热重于湿三种情况。初起多湿重于热,病变发展可湿热并重、热重于湿。辨证候方面,初起多卫气同病证。继而呈现气分证,严重者可有气营(血)两燔证,热入心包证。后期可出现伤阴证及伤阳的湿困于脾胃证。病程日久可有气滞血瘀证。

本病以清热祛湿解毒为基本大法。具体治法的确立当根据湿热之偏盛程度、湿热所在部位以及证候的虚实而灵活运用。祛湿采取宣湿、化湿、燥湿、利湿之法。初起卫气同病,湿邪偏盛,宜芳香宣透表里之湿。卫分表证,采取“在卫汗之可也”,根据外邪寒热不同,或佐以辛温,或佐用辛凉。若湿热郁蒸气分,湿热并重或热重于湿,当以清热祛湿。湿热酿痰蒙蔽心包者,宜清热化痰开窍。里热重者,分别选用辛寒、苦寒等清热之法。邪在三焦任一部位,均可配合利小便之法,使湿热之邪有外出之路。若湿热化燥化火,波及营血而出血者,当凉血散血。伤及肝肾之阴者,可用甘寒、咸寒之法以填补下焦。瘀血者,予以活血化瘀,软坚散结。

二、温病理论研究综述

中医治疗病毒性肝炎，目前较多使用的方法有清热祛湿、化瘀解毒、益气健脾、调补肝肾等。早中期偏于祛邪，中后期偏于扶正。祛邪法以清热祛湿、解毒凉血等为主。如鄢圣英[1]在总结岳美中治肝病经验认为，本病早期多辨证为湿热，且多数是热重于湿，均采用了清热利湿退黄的茵陈蒿汤加减治疗。对一些住院时间较长，病情较顽固的病人，以清利为主，其清利之法，并非纯用苦寒清利，还采用了甘寒清利、化瘀清利、扶正清利等多种方法，所选药物除常用的茵陈蒿汤、茵陈五苓散外，其他如龙胆泻肝汤、三仁汤、竹叶石膏汤、四物汤等加清利之茵陈、茯苓、白茅根等，皆取得了较好效果。杜宏波[2]认为急性肝炎仍以肝胆湿热为主，随病程进展，热象快速下降，湿象缓慢减轻，而随邪实的逐渐减轻，部分患者可表现出肝郁、脾虚等脏腑功能失调表现。清利湿热、疏肝健脾是急性肝炎最常用治法。茵陈蒿汤、三仁汤以及小柴胡汤是使用频率最高的方剂。杜伟[3]临床发现，甘露消毒丹对肝功能指标明显改善，病毒持续转阴率较高。扶正法主要采用滋补肝肾、健脾柔肝等。如张朝曦等[4]认为气虚毒蕴是乙肝发病的机理，疫毒湿热气郁、肝脾肾失养是其主要病理环节，而其中又以脾气虚最为明显。因此，采用益气解毒法治疗，起到抗病毒作用的同时，还能促进人体免疫调节功能。邓玉群[5]认为丙肝病人脾虚症状明显，采用健脾益气、活血解毒的治疗方法（太子参、茯苓、白术、五爪龙、丹参、益母草、珍珠草、茵陈、虎杖、柴胡）治疗本病32例，效果满意。何中平等[6]认为长期使用祛邪的治疗方法有伤阴之弊，导致或加重肝肾阴虚。因此，采用滋肝补肾之法治疗肝肾阴虚型的慢性乙型病毒性肝炎，临床有效率达到92.65%。采用由五味子、制首乌、葛根、丹参、生山楂、垂盆草、鸡骨草等组成的舒肝降酶颗粒，不仅可以明显改善慢性乙型病毒性肝炎(肝肾阴虚证)患者的临床症状,还能在一定程度上恢复患者的肝功能。马元元[7]认为肝脾不调证是慢性乙型肝炎患者感染疫毒日久,病情迁延不愈,导致肝失条达,脾失健运所表现的证候,临床上以肝病及脾者居多。戴晓萍[8]认为肝郁脾虚贯穿本病始终,多兼湿热瘀血,采用小柴胡汤加减(柴胡、黄芩、赤芍、党参、半夏、枳壳、白术、丹参等)治疗肝郁脾虚型慢性丙肝36例,总有效率77.8%,与干扰素对照组无显著性差异。梅海涛[9]总结关幼波治肝病时认为,丙肝的辨证集中在肝郁脾虚、肝肾阴虚及瘀血阻络,以肝郁脾虚最多,提出扶正祛邪的基本治则。卓科[10]、龙欢[11]认为本病病情复杂,治疗要以清热解毒、疏理肝脾、利湿化瘀等多法使用,才能顿挫邪气。

参考文献

[1]鄢圣英,胡润怀.岳美中治肝病经验[J].四川中医,2007,25(12):1-2.

[2]杜宏波,李勇,刘铁军,等.370例急性病毒性肝炎患者临床特征及中医疗效观察[J].北京中医药,2011,30(11):810-812.

[3]杜伟,张航.加味甘露消毒丹联合干扰素α-2b治疗慢性丙型病毒性肝炎28例[J].陕西中医,2007,28(9):1116-1117.

[4]张朝曦,刘平华.益气解毒法为主治疗慢性乙型肝炎气虚毒蕴证疗效观察[J].新中医,2009,41(3):26-27.

[5]邓玉群.益气健脾法治疗慢性丙型肝炎32例[J].现代医药卫生,2006,22(8):1185.

[6]何中平,廖志雄,张磊.舒肝降酶颗粒治疗慢性乙型病毒性肝炎(肝肾阴虚证)临床观察[J].湖北中医杂志,2007,29(10):33-34.

[7]马元元.加减半夏泻心汤治疗慢性乙型病毒性肝炎临床观察[J].湖北中医杂志,2009,31(3):34-35.

[8]戴晓萍.小柴胡汤加减治疗肝郁脾虚型慢性丙型肝炎36例[J].浙江

中医杂志,2008,43(5):272.

[9]梅海涛.慢性丙型肝炎的研究近况[J].江西中医学院学报,2009,21(1):89.

[10]卓科.中医治疗小儿急性病毒性肝炎124例临床分析[J].中国中医急症,2012,21(11):1827.

[11]龙欢.清热祛湿活血方治疗慢性乙型病毒性肝炎临床观察[J].湖北中医杂志,2009,31(3):32-33.

第三节 流行性出血热

一、温病理论辨治思路

流行性出血热(epidemic hemorrhagic fever,EHF)又称肾综合征出血热(haemorrhagic fever with renal syndrome,RSHF),临床上以发热、低血压休克、充血出血和肾损害为主要表现。典型病例病程呈现五期经过,即发热期、低血压休克期、少尿期、多尿期及恢复期。流行性出血热可按温病中的"春温""伏暑"辨治。病因应辨其是单纯热邪,还是兼夹湿邪。有湿邪者,多有苔腻,胸痞等脾胃经症状。本病起病时往往以里热炽盛为主,辨证时,需明确气分证、营血证。若有外邪引动,尚需察明是卫气同病还是卫营同病。若出现皮肤有斑疹,说明热入营血分。

本病治疗以清热解毒,顾护阴津为基本大法。清热时需辨明不同脏腑热势程度而分别使用不同的清热药物,或用辛寒,或用苦寒。若兼湿者,及时运用祛湿之法,采取宣湿、化湿、燥湿、利湿之品。养阴当以甘寒为主,可贯穿在疾病的始终。外邪引动,明确外邪性质,或用辛凉解表,或佐以辛温解表。本病的中后期需要及时地采取扶正之法,除重用养阴原则外,阴液损伤即易耗气,故清热养阴的同时，可佐以补气之药，防止心阳亡脱及肾中阳气损伤。

本病多有小便改变及出血、斑疹的发生。小便短少不利者，可见于气、营、血各阶段。若为气分热结阴伤，治当滋阴生津，泻火解毒；若为心营小肠同病，治当清心凉营，导热通腑；若因热瘀内阻肾络而见尿闭者，急予凉血化瘀，泄浊解毒。小便频数量多者，可见于本病后期，乃病变过程中肾气受损所致，治当益肾缩尿。斑疹乃血分热瘀交结，脉络损伤，迫血妄行所致，治当凉血化瘀。如瘀滞甚者，或大量出血，可导致脏腑失养衰竭，出现气阴两脱或阳气外脱，则应益气养阴或回阳固脱。必要时，应中西结合，积极予以救治。

二、温病理论研究综述

目前中医治疗流行性出血热主要体现在清热、养阴、通下、活血等方法。如刘志刚[1]课题组在运用西药基础上联合自拟方剂“毒热清合剂”口服（双花、蒲公英、黄芩、丹皮、水红花子、大黄、白茅根等药物），根据疾病不同的分期及临床表现随症加减治疗本病，可以明显降低死亡率，缩短病程，提高越期率，疗效显著。在滋阴法的使用上，宋海波[2]认为本病自始至终以温热邪气损伤阴津为主要病理特点，因此，治疗上始终以泄热存阴为目的。本病伤阴既速又甚，滋阴生津需早用重用为要。在西药治疗的基础上中医辨证分型为肺胃阴伤型用沙参麦冬汤加减，肝肾阴伤型用加减复脉汤加减。结果：治疗组总有效率为95.7%，对照组总有效率为85%。滋阴法配合西药治疗能明显改善口渴、便秘、少尿或多尿等症状。通下法能够排除体内瘀热毒邪，尤其对本病少尿期有较好的效果。庄万象等[3]用生大黄30～100 g，番泻叶20～50 g，开水泡服，治疗44例患者，血中尿素氮降至正常28例，下降10例，总有效率86%。他们认为本病当务之急是急下存阴，泄热排毒，从而起到生津利尿，改善少尿期症状作用。李有跃[4]对所有128例患者均在内科综合治疗的基础上，治疗组66例采用加减生大黄汤(生大黄50 g，芒硝50 g，赤芍50 g，金银花50 g，蒲公英50 g，地榆30 g，黄芩30 g)结肠灌注，每天3次。对照组62例采用传统的甘露醇灌肠治疗，结果：治疗组总效率为97.27%，对照组总有效率为83.88%，中药加减生大黄汤结肠灌注治疗肾综合征出血热少尿期效果好，可以明显缩短少尿期，改善症状，未见不良反应。出血热有出血现象发生，因而凉血化瘀法也是重要一法。如周仲瑛[5]擅长从“瘀热”病机学说论治流行性出血热，认为出血热少尿期属中医下焦蓄血、蓄水和阴伤液耗共同所致，病理特点是热毒、瘀毒、水毒等“三毒”并见，但以“瘀热、水结”最为关键环节，瘀热相搏，既可以动血、耗血、伤阴，也可以引起水停，更可致阻窍。采用凉血化瘀可以清散血分热毒，又可以活血止血，还可利小便，更可以救阴护阴。丹参在治疗EHF中有明显的凉血化瘀作用，杨军刚[6]对120例患者进行临床对比观察，凉血化瘀的丹参能够减轻出血倾向，防止弥散性血管内凝血和抑制纤溶的发生，解除小血管痉挛，促进血液微循环，促使患者越过低血压休克期和少尿期，从而最大限度降低该病的病死率。

上述清热、通下、养阴、活血等法，以多法联用为好，并根据卫气营血不同阶段及有无兼夹湿邪采取综合治疗。如刘洪德等[7]采用清热透表，解毒祛湿的方法，运用中西医结合，中药取金银花、连翘、半枝莲、石膏、黄芩清热解毒；白茅根、鲜芦根、牡丹皮清热凉血；桔梗、菊花、蔓荆子辛凉解表；丹参活血通经，使瘀血得清，效果良好。认为中西医结合治疗流行性出血热发热期在提高越期率和机体的整体恢复方面作用显著。郑志刚[8]在治疗上主张前期侧重清热泻火、护阴养阴、活血止血为主。后期则应注重补益脾肾、滋阴养阴为主。在西医基础治疗上结合中医辨证治疗，特别注重低血压休克期和少尿期治疗，能够预防和控制并发症的发生。

参考文献

[1]刘志刚. 毒热清合剂治疗肾综合征出血热的临床分析[J]. 中医中药，2008，46(8)：84.

[2]宋海波，王蓉蓉，霍小华，等. 滋阴法配合西药治疗肾综合征出血热46例[J]. 陕西中医，2013，34(4)：399－400.

[3]庄万象，祝园. 下法在流行性出血热少尿期的应用体会[J]. 中国中医药信息杂志，2007，14(12)：65.

[4]李有跃，刘福文，华伟，等. 中药汤剂灌肠治疗肾综合征出血热少尿期的疗效观察[J]. 四川中医，2008，26(11)：78－79.

[5]叶放，吴勉华，周学平，等. 周仲瑛教授治疗重度病毒性出血热验案探析[J]. 中华中医药杂志，2009，24(5)：608－610.

[6]杨军刚. 丹参注射液治疗肾综合征出血热疗效观察[J]. 华北煤炭医学院学报，2010，12(5)：678－679.

[7]刘洪德，戴二黑，孙新环，等. 中西医结合治疗流行性出血热发热期临床疗效观察[J]. 河北中医，2011，33(8)：1187－1188.

[8]郑志刚，张志勇，苏素真. 中西医结合辨证治疗流行性出血热178例[J]. 福建中医药，2008，39(1)：43－44.

第四节 传染性非典型肺炎

一、温病理论辨治思路

传染性非典型肺炎为一种传染性强、可累及多个脏器系统的呼吸系统疾病，世界卫生组织(WHO)认为它是由一种SARS冠状病毒亚型变种引起，并将传染性非典型肺炎称为严重急性呼吸综合征(severe acute respiratory syndrome，SARS，简称非典)。临床上以发热、咳嗽、胸闷、气促、乏力、头痛、肌肉关节酸痛等为主要表现，且具有发病急、病情重、传变快、流行广、严重威胁人类健康和生命等特点。而中医学中的温病，以发热为主症，多起病急骤，来势较猛，传变较快，变化较多等；具有致病因素特异性、传染性、流行性、季节性、地域性等特点。传染性非典型肺炎与温病的临床表现和致病特点比较吻合，根据其特征，可参考温病中的“风温”“春温”等病进行辨证论治。

传染性非典型肺炎的病因为疫毒时邪，病位在肺，病机演变具有温病卫气营血和三焦的传变规律，可按温病学卫气营血辨证和三焦辨证理论分析其病理发展。初起疫毒时邪自口鼻而入，邪郁肺卫，肺气失宣，以发热微恶寒、咳嗽、头身酸痛、舌边尖红、苔薄白或薄黄而腻等肺卫表证为主要表现；表邪不解，由卫入气，热毒壅盛于肺，肺气不宣，宣降失职，则痰湿内生；气机不畅，血行不利而成瘀。热毒夹痰湿、血瘀壅阻肺络，气机内闭，故可见气血两燔之证，出现高热、咳嗽频繁、喘促气急、胸闷胸痛、痰难咳出或痰中带血、喘憋发绀、舌紫暗或晦暗、苔腻、脉滑数等表现。疫毒邪气进一步内陷深入，可耗气伤阴，出现乏力、倦怠、懒言、口干、自汗、腹胀纳呆、舌淡暗、苔白或腻、脉细数或细弱等气阴亏虚的表现，严重者可出现汗出肢冷、气急喘脱的危象。治疗上，可以采取温病学理论中的以下治法思想。

SARS 一病，具有起病急骤，变化迅速，病情较重，威胁大等临床特点，治疗上坚持辨证论治。首先，发病早期，邪在卫分、气分，或气血两燔之证，“以祛邪为第一要义”，即邪气退则正自安，正如温病学家吴又可所说：“客邪贵乎早逐”；可以辨证选用宣肺解表，清热解毒，理气祛痰，活血化瘀，化湿辟秽，攻下通腑等法。若出现热闭心包、惊厥动风、内闭外脱等危重症，治宜清心豁痰开窍、清热凉肝息风、补气敛阳固脱等法。其次，重视扶正；正气在抵御病邪侵入或邪正斗争过程中，都发挥着重要作用，即正气足则邪自退，故保护正气对非典的治疗具有积极的意义。

SARS 的基本病机为疫毒时邪侵袭人体，痰瘀内蕴，壅阻肺络，波及胃肠及心肾，邪盛正虚，耗气伤阴。其中疫邪热毒是病之本，痰湿瘀血是病之变。祛邪当以清热解毒为大法，如病之初期，邪犯肺卫，可用银翘散加减，重用金银花、连翘、鱼腥草、大青叶、板蓝根、贯众、虎杖等；病之中期，邪毒壅肺，可用麻杏石甘汤加黄芩、蒲公英；若咳嗽气促，口渴欲饮，身热不甚，大便溏薄，舌红苔黄腻者，可用桑白皮汤加银花、连翘、鱼腥草、芦根等；疫毒深入营血分，可用清营汤或犀角地黄汤加减，重用鱼腥草、蒲公英、大青叶、银花、连翘等。总之，重用清热解毒之品可贯穿 SARS 治疗全过程。

SARS 疾病，发展快，变化迅速，早期卫表之证时间较短，疫毒时邪很快集中于中期气分证，此时应采取果断措施，清热解毒、化湿祛痰等早用、重用、多法联用，截断病邪深入营、血分，快速控制病情，阻止疾病的发展蔓延。总之，抓住气分环节，积极治疗，“截断扭转”病势，不使之传入营、血分，方为上策。若病涉营血，邪热内陷心包、痰热壅闭心窍，症见神昏谵语或昏愦不语，方用安宫牛黄丸、紫雪丹、至宝丹或苏合香丸，凉血清热、清心开窍或祛湿化痰、芳香开窍。某些中成药如醒脑静注射液、清开灵注射液等亦可辨证选用。

疾病后期，余邪未尽，伤阴耗气，治宜益气养阴、活血化瘀、疏通肺络；而元气败脱者，则以敛气固脱为要。辨证选用生脉散、沙参麦冬汤、参附汤等。

自然界四时气候变化与地理环境，对 SARS 的临床表现和辨证治疗有很大影响。因此，运用温病学理论治疗非典，要因时、因地、因人制宜，随证加减。大多数 SARS 病例显示，病变过程中“苔腻”始终存在，因此，应重视“湿邪”的祛除。在辨证的基础上，灵活选择针对湿热疫毒的药物，如苍术、厚朴、薏苡仁、藿香、槟榔、草果、黄芩等，可收到良好的临床效果。

二、温病理论研究综述

对于传染性非典型肺炎的治疗，中医理论，尤其是温病学理论有重要的指导作用。在西药对症治疗的基础上，结合温病学理论辨证治疗的疗效是肯定的。因此，有必要对温病学的辨证理论、治则治法以及方药等在治疗传染性非典型肺炎中的应用进行进一步研究。

(一)病因病机

对传染性非典型肺炎病因病机的认识，文献均从温病立论。邓铁涛[1]以广东省中医院对112例SARS患者的临床观察和初步总结为依据，认为该病属于春温病伏湿之证，其病因是外感湿热戾气，病机以湿热蕴毒，阻遏中上二焦，并易耗气夹瘀，甚则内闭喘脱为特点。颜德馨等[2]认为SARS属中医“温疫”范畴，病因为疫疠之邪，夹湿、夹痰、夹瘀，导致肺络痹阻，津液气血耗伤。仝小林等[3]认为其基本病因病机为嗜肺之疫毒由口鼻或皮毛而入，邪犯肺卫，热毒内蕴；由卫传气，由气及营，气营两燔，毒瘀互结；热毒、血毒、湿毒损络伤肺，累及心、肝、肾；阴阳不相维系，终可致元气外脱。钟嘉熙等[4]认为该病属于“风温夹湿”，是风热病邪夹湿热戾气致病，病机为湿热壅阻，肺气不宣，耗气伤阴，甚则出现气急喘脱的危象。李秀惠等[5]认为是外感疫疠之邪侵袭肺脏，热毒、湿毒壅阻肺络，热盛邪实，湿邪内蕴，耗气伤阴，甚则出现气急喘脱的危象。可见湿、热、毒(疫气)为其致病之因，耗伤人体气阴，毒瘀互结为其基本病机。张伯礼等[6]认为其病机特点突现一“毒”字，外邪引致湿热蕴毒，表里郁闭，再致湿热毒盛，表里俱实。

综合文献，该病的病因主要有热、毒、湿、瘀、虚等几个方面，病机为外感疫毒时邪，侵袭肺脏，热毒夹痰湿、血瘀壅阻肺络，气机内闭，肺气宣降不利，后期耗气伤阴；病程中毒邪贯穿始终；其病位在肺，同时累及肝、心、脾、肾等其他脏器，是以肺脏病变为主的多脏腑损伤。

（二）辨证分型

本病以卫气营血及三焦辨证为总纲，根据病情予以分型分期治疗。钟嘉熙等[4]认为根据传染性非典型肺炎病程中邪正相争的临床表现，可分四证（轻证、重证、严重证、后期证）、十一型（邪犯肺卫、湿热遏阻卫气、邪阻少阳、邪伏膜原、邪热壅肺、肺热移肠、热入营血、内闭外脱、阳气暴脱、气阴两伤、气虚夹湿夹瘀）辨证论治。有报道[7,8]认为，本病的发病基本遵循卫气营血辨证规律。发热是早期突出症状，疫邪在卫分阶段时间短暂，约一天即发展至气分阶段，一天后由气分阶段发展为气营两燔。中华中医药学会发布的《传染性非典型肺炎（SARS）中医诊疗指南》[9]将本病分为三期（早期、进展期、恢复期）五证（疫毒犯肺证，疫毒壅肺证，肺闭喘憋证，内闭外脱证，气阴亏虚、痰瘀阻络证）。邓铁涛[1]认为该病常见证型有湿遏肺卫，表寒里热夹湿，湿热蕴毒，邪伏膜原，邪阻少阳，热入营分、耗气伤阴，邪盛正虚、内闭外脱，气阴两伤，气虚夹湿夹瘀；可分为早期、中期、极期和恢复期四期。张伯礼等[6]认为非典疫病按温病卫气营血辨证。据临床观察初期表现为邪犯肺卫或卫气同病病证特点，持续几天后进入喘憋期，表现为气分症状，湿热阻遏少阳或邪伏膜原之证均可见到，更多的是湿热蕴肺证，并持续较长时间。部分患者病情较重，在高峰期出现神昏、舌绛等热入营血症状，但仍是气营同病，单纯营血症状较少见到。余小萍等[10]通过观察和分析非典患者的发病特点和病情的传变规律，认为非典可按温病理论中的三焦和卫气营血辨证方法相结合进行治疗。病在上焦以邪犯肺卫为主；病入中焦，轻证为肺胃热盛、湿浊内蕴，其重证多以“肺热腑实，痰浊瘀阻”为主；病在下焦，可逆传、内陷，多表现为内闭外脱、气阴耗竭，后期多为正虚邪恋、气阴两伤，或肺脾或肝肾不足，夹湿夹瘀为特点。张页等[11]通过对129例该病患者临床全程观察，按四诊取证原则，对20种症征以百分位数原理进行分类，以症归证明确辨证原则，认为非典型肺炎符合三焦辨证分型。上焦证候可见肺卫初感、肺热蕴毒、邪热蕴肺、湿热毒蕴肺、气营两燔、气血两燔、逆传心包；中焦证候可见里湿热证、热壅血瘀、邪入心包；下焦证候可见气阴两虚、气虚血瘀、阴虚血瘀、阴竭阳脱。

目前，本病以温病理论指导分型者多，辨证上总体遵循卫气营血辨证、三焦辨证，结合脏腑辨证、气血津液辨证的规律。综合文献，结果显示本病早期多表现为卫气同病，常见表寒里热夹湿、湿热阻遏肺卫证候；中期常见湿热毒壅肺、湿遏热郁、邪伏膜原证候；极期以湿热毒瘀闭肺、气阴两伤，少数重症患者表现为热入营血、逆传心包证，甚至可以发生脱证；后期则以气阴两伤、气虚夹湿夹瘀证候多见，可见肺脾两虚、心脾两虚、肝肾不足等证候。

（三）中医治法

叶进等[12]认为，SARS的病因是疫毒，病机可归纳为热毒、湿浊、瘀血、正虚；与此相应，清热解毒、活血化瘀、益气养阴等治法就十分常用，并且有效。当然在不同的地区、不同的阶段其病情有不同的侧重点，在不同的患者身上会有不同的临床表现，仍需根据个体情况结合运用其他治法。根据SARS的发展过程、发生地区和分析角度的差异，其中医治法多以临床分期和辨证分型两方面相结合而确立。根据本病发展过程，按时间顺序分期而辨证论治，如邓铁涛[1]、刘敏雯等[9,13,14]认为本病早期以热毒袭肺、湿热阻遏肺卫、表寒里热挟湿证型较多，治以辛凉解表、清热解毒、宣肺化湿为主，本期治疗特点为宣散清透；中期以湿热蕴毒、邪阻少阳、邪伏膜原证居多，治以清热化湿、清泄少阳、分消湿热、疏达膜原为主，本期治疗特点为清化湿热、分消走泄、与邪出路；极期常见湿热瘀毒壅阻肺络、湿热壅肺、气阴两伤、邪盛正虚、内闭外脱等证型，治以清营解毒、活血化瘀、清热利湿、益气养阴、温阳固脱、通窍开闭为主，本期祛邪兼顾扶正、不忘疏利为治疗用药特点；恢复期以气阴两伤而余邪未尽、肺脾两虚证多见，治以益气养阴、化湿通络、清泄余热为主，本期治疗特点为补益兼顾畅气机、清余邪。

钟嘉熙[4]、林琳等[15]将本病分为四期十一型：早期属湿热遏阻肺卫者，治以宣化湿热、透邪外达，用三仁汤合升降散加减；属表寒里热夹湿者，治以辛凉解表、宣肺化湿，用银翘散、麻杏石甘汤合升降散加减；中期属湿热蕴毒者，治以清热化湿解毒，用甘露消毒丹加减；属邪阻少阳者，治以清泄少阳、分消湿热，用蒿芩清胆汤加减；属邪伏膜原者，治以疏达膜原湿热，用达原饮加减；极期属湿热毒盛、壅塞肺气者，治以清热化湿、宣肺理气除壅，用五虎汤、葶苈大枣泻肺汤合连朴饮加减；属热入营分，耗气伤阴者，治以清营解毒、益气养阴，用清营汤合生脉散加减；属邪盛正虚、内闭外脱者，热厥者以参脉注射液分次静脉滴注或静脉推注，并用西洋参、山茱萸煎汤送服安宫牛黄丸半粒，寒厥者以参附注射液分次静脉滴注或静脉推注，红参、炮附子煎汤送服苏合香丸半丸；恢复期属气阴两伤者，治以益气养阴，用生脉散或沙参麦冬汤加减；属气虚夹湿、夹瘀者，治以益气化湿、活血通络，用李氏清暑益气汤、参苓白术散或血府逐瘀汤等加减。

仝小林等[3]治疗发热初期（邪在肺卫），治以疏风清热、解毒化湿；壮热期（邪热壅肺），治以清热宣肺、解毒活血；热毒期（气营两燔、毒瘀互结），治以清气凉营、解毒活血。

张燕萍等[16]治疗早期高热不退者，治以清热解毒、宣肺化湿，用银翘散合三仁汤加减；发展期治以清宣肺气、润燥止咳、清解热邪、疏利三焦，用达原饮或小柴胡汤加减；高峰期治以清热解毒、益气养阴，用人参白虎汤或三石汤加减；恢复期治以健脾益肺、益气养阴，用生脉饮合地黄汤加减。

杨进[17]、彭胜权等[18]认为传染性非典型肺炎主要属中医温病学“风温”病范畴，亦可兼夹“湿邪”。感受风热病邪或风热疫毒是本病的病因，按卫气营血顺序传变。一般可按邪袭肺卫、湿热阻于少阳、邪热壅肺、肺热移肠、热入营血、正气外脱、肺胃阴伤等证进行辨证论治，分别治以辛凉解表、宣肺泄热，主用银翘散或桑菊饮加减；清化少阳湿热，主用蒿芩清胆汤；清热解毒、宣肺平喘，主用麻杏石甘汤；苦寒清热止利，主用葛根芩连汤；清营凉血泄热或清气凉营（血），主用清营汤或清瘟败毒饮；益气敛阴或益气固脱，方以生脉散或参附汤；滋养肺胃、清涤余邪，方以沙参麦冬汤。

亦有以主症为辨治目标，如王宝恩等[19]对以高热为主者，治以清热解毒、疏风宣肺；以喘咳为主者，治以清化湿热、宣泄气机、活血化瘀；恢复期治以益气健脾、生津。张晓梅等[20]则在热盛期治以清营泄热、宣肺化湿、凉血益气养阴；喘憋期治以化浊开闭、清热活血、益气养阴；后期治以益气养阴、宣肺解毒化湿。康静[21]对以发热为主者治以清热解毒、疏风宣肺；喘憋为主者治以益气化瘀、清热解毒。张允岭等[22]认为早期治疗是关键，清热解毒、祛湿化浊、益气固阴为治疗大法。

综观以上治法，本病祛邪多运用清热解毒、透邪化浊、活血化瘀等法，扶正以益气养阴法为主，体现了中华中医药学会提出的SARS治疗以“早治疗、重祛邪、早扶正、防传变”的原则[9]。

（四）中医方药

传染性非典型肺炎属温病范畴，辨证论治以卫气营血和三焦辨证为总纲，因此治疗使用较多的主要是温病方剂。常用方剂有：银翘散、麻杏石甘汤、三仁汤、升降散、蒿芩清胆汤、达原饮、葛根芩连汤、清瘟败毒饮、三石汤、清营汤、生脉散、安宫牛黄丸、苏合香丸、沙参麦冬汤[1-22]。国家"863"计划防治SARS中药筛选课题组的工作者[23]筛选出针对SARS不同发病时期症状和病例环节的8个中成药:清开灵注射液、板蓝根冲剂、鱼腥草注射液、新雪颗粒、金莲清热颗粒、灯盏细辛注射液、复方苦参注射液、香丹注射液,在非典治疗中发挥一定作用。其中清开灵注射液,鱼腥草注射液在临床治疗中最为常用。李秀惠等[24]对普通型患者早期、中期应用醒脑静注射液和参脉注射液,恢复期应用生脉注射液,极期选用参附注射液治疗,重型患者予麻杏石甘汤加味治疗。肖培根等[25]根据SARS的病因病机,结合中药药效的相关线索,筛选出用于抗SARS病毒的药物如:贯众、麻黄、鱼腥草、板蓝根、大青叶、黄芪、甘草、瓜蒌、荆芥、薄荷、藿香、香薷、苏叶、黄芩、丹参、白术、苍术、艾、蒲公英、佩兰、野菊花、射干等。

参考文献

[1]邓铁涛. 论中医诊治非典型肺炎[J]. 新中医,2003,35(6):3.

[2]颜德馨,余小萍,石克华,等. 传染性非典型性肺炎的中医证治探讨[J]. 中西医结合学报,2004,2(4):241.

[3]仝小林,李爱国,张志远,等. 中医药治疗传染性非典型肺炎16例临床观察[J]. 中医杂志,2003,44(7):506.

[4]钟嘉熙. 中医对传染性非典型肺炎的认识与防治[J]. 广东医学,2003,24(SARS专辑):117-118.

[5]李秀惠,胡建华,杨宇,等. 63例SARS中医症候群的动态分析[J]. 中国中西医结合杂志,2003,23(8):569.

[6]张伯礼,王晓晖. 非典的中医命名、分期及病机[J]. 天津中医药·非典专辑,2003,20(3):13.

[7]肖和印,赵吉平,周绍忠. 30例SARS患者的中医辨证诊治研究[J]. 中国中西医结合急救杂志,2003,10(5):265-267.

[8]黄振炎,杨风仙,林棉.中医辨证治疗传染性非典型肺炎20例临床体会[J].中药药理与临床,2003,19(4):封三.

[9]中华中医药学会.传染性非典型肺炎(SARS)中医诊疗指南[J].中医杂志,2003,44(11):866-868.

[10]余小萍,石克华,宋文宝,等.中医辨证治疗传染性非典型肺炎临床体会[J].上海中医药杂志,2003,37(11):4-5.

[11]张页,陈素芬,刘艳红.传染性非典型肺炎中医临床辨证分型[J].中国中医基础医学杂志,2003,9(12):11-12.

[12]叶进,沈庆法,程磐基,等.传染性非典型肺炎中医治法的研究进展[J].新中医,2005,37(6):89-91.

[13]刘敏雯,钟世杰,刘涛.103例SARS患者发病的中医时间和运气学说特点[J].中国中西医结合急救杂志,2003,10(4):209.

[14]娄探奇,刘迅,毕筱刚,等.20例院内感染SARS患者中西医结合诊治分析[J].中国中西医结合急救杂志,2003,10(4):211.

[15]林琳,韩云,杨志敏,等.中西医结合治疗非典型肺炎103例临床观察[J].中国中西医结合杂志,2003,23(6):409.

[16]张燕萍,苗青,黄尧洲,等.中西医结合治疗SARS临床疗效评价研究[N].中国医学论坛报,2003-7-24(14).

[17]杨进.从温病学角度认识传染性非典型肺炎[J].江苏中医药,2003,24(6):9.

[18]彭胜权.中医对非典型肺炎的认识及论治[J].新中医,2003,35(7):4.

[19]王宝恩,张淑文,任爱民.中西医结合治疗SARS[N].中国医学论坛报,2003-7-24(14).

[20]张晓梅,张云岭,杨祖福,等.65例传染性非典型肺炎患者症状分析及中医辨证论治探讨[J].中国医药学报,2003,18(5):263.

[21]康静.中药治疗SARS临床观察[N].中国医学论坛报,2003-7-24(14).

[22]张允岭,张晓梅,金耀文,等.中西医结合治疗65例传染性非典型肺

炎(SARS)的临床研究[J]. 北京中医药大学学报,2003,26(6):63.

[23]王智民(防治SARS中药筛选课题组). 防治SARS中药筛选过程全记录[N]. 中国中医药报,2003-6-18(7).

[24]李秀惠,张可,胡建华,等. 中西医结合治疗严重急性呼吸综合征(SARS)临床疗效观察[J]. 中国医药学报,2003,18(6):326.

[25]肖培根,王永炎,陈鸿珊,等. 防治SARS中药的研究线索[J]. 中国中药杂志,2003,28(6):481-484.

第五节　麻　疹

一、温病理论辨治思路

麻疹是由麻疹病毒引起的病毒感染性传染病。主要临床表现有发热、流涕、咳嗽等卡他症状及眼结膜炎,特征性表现为口腔麻疹黏膜斑及皮肤斑丘疹。成人麻疹中毒症状较重,发热多在39℃~40℃,有麻疹黏膜斑,半数患者皮疹有出血倾向,常伴有嗜睡等症状。根据麻疹的特征,可将其列为温病的“风温”病。麻疹时毒袭人多从口鼻皮毛而入,伤肺卫涉及脾胃,由卫分深入营血。其传变规律依次为卫、气、营、血。初起多见肺卫表证,继则可呈现肺热证,由气分波及营血分,从而出现身上斑疹显露。若麻毒极甚,可由肺卫逆传心包,出现神昏谵语,也可麻毒内陷,出现高热、憋喘等。

发病初期,正气未衰,应以祛邪为要。邪在卫分阶段,病情较轻,治疗上以辛凉解表,透邪外出为主。吴鞠通说“治上焦如羽,非轻不举”,即用荆芥穗、淡豆豉、薄荷等轻清宣透之品以清宣肺卫之邪。病情发展,邪热内郁易波及营分,窜入血络,可外发皮疹,正如陆子贤在《六因条辨》中所说:“疹为太阴风热”,故治疗上宜宣肺泄热，凉营透疹为要，给予银翘散去豆豉，加细生地、丹皮、大青叶、倍玄参方。因本证现阶段邪不在表，故去温散透表之豆豉，以防助长热势；又因肺热波及营分，营热较甚，窜入血络而发疹，所以加入生地、丹皮、大青叶、玄参以凉营泄热解毒，诸药合用，共奏宣肺泄热，凉营透疹之效。除辛温解表透疹和凉营泄热透疹法外，在临床上苦寒泻下法亦为常用之法。《灵枢·经脉》篇云："手太阴肺之脉，起于中焦，下络大肠，还循胃口，上膈，属肺。"肺与大肠在生理上互为表里，病理上互相影响。麻疹时毒可由肺经传至大肠，形成燥实之证，而大便不通又可致肺的宣降失司，腠理不得开泄，麻毒郁于内而不得透发。另手阳明大肠经为阳气极盛之经，多气多血，燥热结于阳明，气血流通不畅，故难以增强正气与邪抗争，麻疹时毒难以透出，而使毒邪内陷。此时，可采用苦寒泄下的承气辈来釜底抽薪，腑气得通，气机通畅，开阖有度，麻毒透发。正如吴鞠通所言："斑疹，阳明证悉具，外出不快，内壅特甚者，调胃承气汤微和之，得通则已，不可令大泄"。而在临床上清热养阴法适用于麻疹后期阴液已伤，其方剂多采用竹叶石膏汤、人参白虎汤、玉女煎、犀角地黄汤之类；若麻疹误用温燥或寒凉腻滞之品，以致邪郁不散，正脱津伤，或饮食不节，重感伤寒，病人反复迁延而气液两伤，此时宜急扶正气，力救津液，待正气来复而邪有外出之可能，方用独参汤、生脉散、《金匮》麦门冬汤、益胃汤之类，此时用药务宜单纯，则力专而取效快[1]。

二、温病理论研究综述

中药在麻疹的治疗上，较单纯的西药有明显的优势。

(一)辨证及分型

麻疹的辨证首辨顺逆，具体可以分为辨时令，辨疹，辨透陷，辨脉象等。麻疹虽为温热病，出疹时令却以"春夏为顺，秋冬为逆。"

麻疹为时行麻毒郁阻于肺胃两经，肺主皮毛，易受风寒侵袭，寒主收引，麻疹不易透发反而内陷，引发逆证，加重病情，故治疗时应参考季节的因素，或从凉解，或从辛散，按证候不同分别进行处理，以防适得其反。麻疹的出没顺序为辨证的关键所在，古籍中对麻疹的出没先后层言“三透，四齐，五退，七净”，即发热三到四天后，麻疹先见于耳后、颈部、头面，渐及躯干、腹部和四肢，按此顺序发展则为顺；若麻疹闭而不出，或出而不畅，皆为逆证，治疗时应当慎重对待。除麻疹的出没先后，还可以从其颜色、密度来判断其顺逆，对于了解病情的进展有重要意义。外感时邪侵袭肺胃两经，正邪纷争，正胜邪却，皮疹透发，可恢复正常。若是体质虚弱、护理不当、饮食不节、重感外邪或失治等因素，邪胜正却均能导致毒邪内陷，肺胃热毒上攻，易致喉炎；久病肺气虚弱，金不生水，肾阳不足，导致面色苍白、四肢逆冷、气急等症。日久肺气虚衰，金不胜木，热盛生风，易发生抽搐痉挛等肝经病变。故分清顺逆在麻疹的治疗中至关重要。

麻疹的辨证还可以从卫气营血和三焦辨证的角度去看待，卫气营血和三焦辨证为温病学辨证理论的核心，二者均可以分析麻疹的病理变化，辨别其病变部位，认识麻疹顺逆的传变，从而为确定治则和治法提供依据。麻疹在临床上单一证型较少，常以卫气同病、气营同病等出现，病至后期，可有热闭心包的危重现象。王树山[2]则将其分为风热袭肺型、表寒里热型、气虚内陷型、脾湿肺热型、热毒炽盛型、疹后伤阴型、肺脾两虚型。

（二）麻疹各期的治疗

疹欲外透，然内有热毒，热毒之邪又易伤阴，故麻疹常治之法，宜以透表、清解、养阴为主，《证治汇补》概称为“疹宜凉解”。麻疹一般分为三期，初热期、见形期和收没期，各期症状不同，病情轻重也有所差异，故在治疗上也各有特色。

1. 初热期　治疗上解表透邪,以透为主。如《伤寒指掌》说“疹子悉属风热,……宜疏风解热为先,不可骤用寒凉,必兼辛散”。偏于风热盛者可用银翘散,偏于风寒盛者可用缪仲淳防风解毒汤或杏苏饮。对于外寒内热之证,《伤寒指掌》有精辟的论述:“痧疹发于暴寒之时,肌表头面不透,是外袭寒邪,内蕴伏热,宜两解肺卫之邪,麻杏石甘汤加桔梗、薄荷、射干、牛蒡子主之。”根据“治上焦如羽,非轻不举”的原则,选用轻清宣透之品来宣解肺卫之邪。

2. 见形期　麻疹时毒之邪不解,病邪继续深入,可传至气分,出现麻疹黏膜斑,随后疹点成片出现,此时治疗原则宜清中兼透,以清为主。若热毒偏盛,应配以清热解毒药以解毒透疹。如若毒热壅盛,疹点稠密,疹色暗紫者,此时疹毒进一步深入营分,应急进清营汤以凉营透气,防止疾病的进一步传变。

3. 收没期　麻疹病至后期,出现邪退正微之象,此期阴津已伤,而余毒未清,治疗应以养中兼清为基准,而以养肺肾之阴为重点。《杂病源流犀烛》所谓“滋阴养血为主,而兼带清凉”,可用沙参麦冬汤或竹叶石膏汤以甘寒养阴,兼清余热。

4. 麻疹兼证　《景岳全书》说:“始终药宜清凉……然虚则补,实则泻,寒则温,热则凉,方是医家之妙。”指出麻疹的治疗过程虽以清凉解毒透疹为主法,但需随证而变,以证统方,才可切中病机,以救病人于危难之中。如气虚感寒而不能透发者,可用参苏饮,或人参败毒散。阳虚而疹不得出者,可用温补透疹法,如保元汤加减。

(三)麻疹并发症的治疗

关翠英[3]在常规治疗基础上予痰热清注射液,治疗婴儿麻疹后肺炎35例,总有效率达97.14%。痰热清注射液中黄芩、熊胆粉、山羊角、金银花和连翘等的提取液,具解热、抗惊、祛痰、镇咳及抗感染等作用[4]，对呼吸道致病菌（肺炎链球菌、乙型溶血性链球菌、金黄色葡萄球菌和嗜血流感杆菌）有一定抑制作用，对多种病毒有抵抗作用[5]。马晓红[6]以炎琥宁注射液治疗儿童麻疹合并肺炎60例，总有效率达到93%，明显高于利巴韦林组（有效率为60%），患者体温恢复正常、呼吸困难改善、肺部啰音消失和肺部阴影吸收时间均较利巴韦林组缩短（$P<0.05$）。李良元[7]在西医对症治疗基础上，自拟麻疹逆脑炎汤（生石膏、犀角、鲜生地黄、黄连、板蓝根、大青叶、牡丹皮、黄芩、知母、玄参、赤芍、桔梗、钩藤、僵蚕、鱼腥草和地龙组成），配合针刺人中、商阳、太冲、十宣和阳陵泉穴位治疗麻疹并发脑炎59例，治愈率和总有效率明显高于单纯西医对照组。

（四）中医方药

麻疹为热毒，根据中医温病“疹宜透发”的原则，故发疹期热毒较重者用泄热解毒透疹法，方用温病名家吴鞠通银翘散去淡豆豉，加生地、丹皮、大青叶，倍玄参方。麻疹初起，呵欠发热，恶寒咳嗽，嚏喷流涕，宜升麻葛根汤加苏叶、葱白以解肌。若潮热甚者，加芩、连、地骨皮；谵语者，调辰砂益元散；咳嗽加麻黄、杏仁、麦门冬、石膏；咳嗽热身者，寒热似疟，小柴胡汤。麻疹已出，烦躁作渴者，黄连解毒汤合白虎汤；喘而便闭者，前胡枳壳汤加五味子；便秘甚者，小承气汤；伴有伤食呕吐，四君子汤[8]。疹出不畅者加用葛根、浮萍、蝉蜕、西河柳宣透，促使麻疹透发，防止麻毒内陷。皮疹密集成片者，加红条紫草、水牛角清热凉血，解表透疹；高热渐消，皮疹渐退者，以生地、玄参、天花粉、麦冬养阴清余热透表[9]。麻疹用药始终清凉，但病情发展，若血虚者，可用四物汤，气虚用四君子汤。

（五）中成药和外治法

1. 中成药　银翘解毒丸可用于麻疹前期或初期；藿香正气液可用于出疹期感寒兼泄泻者；六神丸可应用于出疹期或疹没期见

麻毒攻喉，咽喉肿痛者；生脉注射液对于出疹期麻毒内侵，损伤心阴而导致的气阴两虚有显著的效果[10]。现代研究表明西河柳含阿司匹林的成分，有抗炎、解热、抗病毒的作用，用其煎煮服用，亦对麻疹时毒有抑制作用。

2. 中药外治　麻疹出疹期或疹出而不畅者，辅以传统的熏蒸法为宜。用麻黄、芫荽、浮萍，黄酒加水煮沸，于密室内熏蒸，后用药液擦拭全身，可助疹毒透发[10]。

参考文献

[1]樊昕. 中医对麻疹的认识和治疗[J]. 江苏中医,1964,(3):4-6.

[2]王树山,滕宣光. 麻疹肺炎证治初探—附100例辨治分型[J]. 辽宁中医杂志,1981,(11):32-34.

[3]关翠英. 痰热清注射液治疗婴儿麻疹后肺炎35例[J]. 中国中医急症,2009,18(5):786-789.

[4]褚志予,李红叶,李美玉. 痰热清注射液治疗麻疹136例疗效观察[J]. 中国医疗前沿,2011,6(1):36.

[5]高益民,王忠山. 对痰热清注射液临床药学初步评价[J]. 首都医药,2004,11(12):44-46.

[6]马晓红. 炎琥宁注射液治疗儿童麻疹并肺炎60例疗效观察[J]. 现代医药卫生,2009,25(12):1821.

[7]李良元. 中西医结合治疗麻疹并发脑炎59例疗效观察[J]. 中国中医药信息杂志,2003,10(10):70-71.

[8]张介宾. 景岳全书[M]. 上海:第二军医大学出版社,2006.

[9]林兴栋,杨德福,于征淼,等. 泄热透疹法治疗成人麻疹18例分析[J]. 广州中医药大学学报,2002,19(3):224-226.

[10]李顺保,王自立. 病毒性疾病中医诊疗全书[M]. 北京:学苑出版社,2007.

第六节　流　感

一、温病理论辨治思路

流行性感冒为流感病毒导致的急性呼吸道感染。各种流感的主要表现有发热、咳嗽、咽痛、肌肉酸痛，伴眩晕、头痛、腹泻、呕吐等症状。部分患者病情可迅速进展，表现突发高热，继发严重肺炎、急性呼吸窘迫综合征、肺出血、胸腔积液、全血细胞减少、肾衰竭、败血症、休克、Reye 综合征、呼吸衰竭及多器官损伤等。中医在对抗流感等传染病方面具有悠久的历史，积累了丰富的诊疗经验。明清时期兴起的温病学派，将传染病的辨治形成了系统的理论体系，为后世防治传染病奠定了理论基石，并提供了大量有效方药。正如张伯礼院士所言，中医药应在对抗传染病方面有所作为、有所准备。在抗击“非典”、甲型 H1N1 流感、甲型 H7N9 流感等传染病时，中医药都发挥了很好的作用[1]。根据中医温病学理论及流感的临床表现和冬春高发的发病特征，流感病毒具有风热邪气、温热邪气的致病特点，故流感可参考温病中的“风温”“春温”进行辨证论治。流感的辨证论治应遵循温病理论。叶天士在《温热论》中言：“温邪上受，首先犯肺，逆传心包”“卫之后方言气，营之后方言血”，明确提出了温病的传变规律。流感具有温病卫气营血和三焦证候的传变规律，故可按温病卫气营血及三焦理论进行辨治。

流感于冬春两季高发，风热邪气和温热病邪是冬春季节的两大致病邪气，前者亦形成新感温病之风温，后者导致伏邪温病春温。

风温病发于春天温暖多风或冬天应寒反温季节，若正气不足卫外不固，或起居不慎、寒暖失调，可使卫气防御能力下降，风热邪气乘虚侵入则发病。发病初期，卫气被郁，肺气失宣，出现发热，微恶风寒，头身疼痛，无汗或少汗，口微渴，舌边尖红，苔薄白或薄黄，脉浮数等卫表失司证候。风温初起，若感邪不甚，或经及时治疗，则可截断病情向纵深发展，获得早期治愈。若肺卫之邪不解，则在发展过程中有顺传和逆传两种情况。顺传指肺卫之邪不解，内传气分，属风温常规传变过程。气分证大多出现邪热壅肺，肺失肃降证候，表现为发热，咳喘，胸痛等症状；若病仍不解，邪热由上焦肺传入中焦，出现大热，大汗，口渴，脉浮滑之阳明热炽证候，亦可出现高热，腹痛，大便秘结之阳明热结证。所谓逆传，指肺卫邪热未传入阳明气分，在人体心阴虚或失治误治的情况下，直接传入心包，闭阻心窍，出现神昏谵语，舌謇肢厥等危重证候。此外，在本病发展过程中，亦可出现正气骤然外脱的亡阴或亡阳病理变化，病情危重，需积极抢救。风邪与热邪均属阳邪，二者相兼致病可谓“两阳相劫”，故风温自始至终均存在阴伤的病理机制。风温多伤及中上二焦，出现肺胃阴伤之象。重型流行性感冒初起即见里热证者多从春温论治。如人感染甲型H1N1流感病毒后的潜伏期1~7天，较普通流感潜伏期长，早期症状与普通流感相似，包括发热、咳嗽、咽痛、肌肉酸痛，伴眩晕、头痛、腹泻、呕吐等症状。部分患者病情可迅速进展，表现突发高热，继发严重肺炎、急性呼吸窘迫综合征、肺出血、胸腔积液、全血细胞减少、肾衰竭、败血症、休克、Reye综合征、呼吸衰竭及多器官损伤等[2]，其发病特点及临床表现与春温吻合。

春温的病因为“伏寒化温”所致的温热病邪。“冬不藏精，春必病温”，明确了春温的发生与机体阴精亏损，失于封藏相关。素体阴精亏损之人，在春季易感温热病邪而发为春温。伏邪温病，邪自内发，由于感邪轻重及患者体质强弱不同，故有发于气分和营分之别。发于气分者,病情相对较轻,若治疗及时,邪气多可从外而解,若病情进一步发展,可深入营血分。发于营分者,阴精亏损,邪热较重,病情相对较为严重。本病里热炽盛,邪热易内闭心包,动血耗血,扰动肝风,出现神昏谵语、角弓反张、多部位出血等危重病情。病变后期,伤及肝肾真阴,出现下元水亏火旺,虚风内动,或余邪留伏阴分等证候。

普通流感的治疗遵循风温清泄肺热的治则。初起邪在肺卫,治宜辛凉解表,透邪外出,方如辛凉轻剂桑菊饮,辛凉平剂银翘散;邪入气分,肺热壅盛者,治宜清热宣肺,方选麻杏石甘汤,如出现肺脓疡,可用千金苇茎汤;邪热传至中焦,阳明热炽,用辛凉重剂白虎汤,辛寒透热,生津保津;热结肠腑者,宜苦寒泄热,软坚攻下,用调胃承气汤。如若出现逆传心包,治宜清心凉营,泄热开窍,安宫牛黄丸、紫雪丹、至宝丹为临床常用方药;后期肺胃阴伤者,治宜甘寒滋阴,常选沙参麦冬汤等。

重型流感多从春温论治。治疗以清泄里热,并注意养阴透邪为宜。病初发于气分,热郁少阳者,治宜清泄少阳,以黄芩汤加豆豉、玄参方宣郁透邪;热郁营分,治宜清热凉营,以清营汤为治;若由新感引发者,则应表里双解,方选增损双解散。病变发展过程中,邪在气分者,以清气泄热为主,并根据病变部位之别,分别选用凉膈散清泄膈热;白虎汤辛寒清热;增液承气汤、导赤承气汤、新加黄龙汤等通腑泄热。热郁营血分者,治宜凉营解毒,依病位不同,分别配合化斑汤、清瘟败毒饮等气(营)血两清;犀角地黄汤凉血散血;羚角钩藤汤凉肝息风止痉。发病后期热伤肝肾真阴,常用加减复脉汤滋阴;虚风内动,治以三甲复脉汤、大定风珠为宜。

二、温病理论研究综述

中医药在对流感的防治方面,经验丰富,较西医相比,不良反应少而且效果明显。随着近年来流感的频繁流行,现代中医工作者积累了大量防治流感的治法和方药。现对近年来中医防治流感情况进行梳理,以期为临床更加快捷、有效防治流感提供借鉴。

(一)辨证分型

卫生部印发《流行性感冒诊断与治疗指南(2011年版)》,明确指出流感的中医治疗应辨风热犯卫、风寒束表、热毒袭肺、热毒壅肺、正虚邪陷五型进行辨证论治[3]。王融冰等[4]采用多中心流行病学调查方法对975例流感患者进行研究,发现风热袭表、风寒束表、热毒袭肺是流感常见证型,危重症可见邪入营血。轻症病变在卫表,病情较轻;重症病变在气分,累及肺脏;极少数疫毒直伤营血,逆传心包。翟志光[5]认为甲型H1N1流感以肺为病变中心,从临床报道来看,表证多以风热犯卫或风热犯卫夹湿型多见,里证多见热毒袭肺型、热毒壅肺型,气血两燔型发生率极低。证候分布以卫分、肺胃气分病变为主,全身性营血病变少见。轻症、重症患者较为常见,危重症病例比较少见。刘华为[6]认为目前甲型H1N1流感总体上属于疫毒之邪,临床上表现出了以肺卫表证、卫气同病、肺热壅盛、气营同病、热陷心包等证候表现为主且具有传变迅速的特点。尹燕耀等[7]研究90例甲型H1N1流感患者证型分布,发病初期以风热犯卫、风寒束肺、表寒里热夹湿等以卫表症状为主的证型为主,随着病情的发展,后期卫表症状消失,以热毒袭肺型为主,且出现痰热壅肺、热陷心包等重症或危重症病例。官兴荣等[8]研究认为大部分甲型H1N1流感患者属热毒袭肺证候,表卫症状较轻,里热症状较重,采用麻杏石甘汤加减或莲花清瘟胶囊口服,少部分属风热犯卫证候者予桑菊饮加减,疗效确切。唐小淇[9]提出人感染H7N9禽流感病毒辨证论治,符合“卫气营血”和“三焦”的传变规律,特点为初期发病急,多见邪毒犯肺,卫气同病,主要证型包括肺热壅盛证和燥热伤肺证,同时伴有热灼营阴证和热陷心包证等营分证候；传变快，毒热壅肺，损及肺络，肺卫证候消失，以燥热伤肺证为主，可出现肺热腑实的阳明热证；后期则见毒热内陷，内闭外脱，多见气阴两伤证。杨晓昀等[10]认为甲型流感病毒具有湿邪致病特点。发病初期邪伏膜原，湿热秽浊相搏，瘀血阻络，中期热中蕴湿，湿热郁阻；后期肺气阻闭，邪热伤络；恢复期气阴两伤，余邪未尽。

流感的辨治主要以温病理论作为指导，以温病中“风温”“春温”论治，具有湿邪特点的流感病毒所致流感则以“湿温”进行辨证分型论治。由于致病病毒类型不同，所感人群体质有异，故临床对流感的辨证分型不拘于本文所述，其病情发展传变，亦不囿于温病理论中卫气营血和三焦的一般传变规律，可出现逆传心包、卫气同病、卫营同病、气（营）血两燔等复杂病证。脏腑辨证糅合在温病辨证理论之中，流感发病过程中可出现肺热腑实证、热入心包兼阳明腑实证、肺胃阴伤证等脏腑同病之复杂证型。

（二）中医治法

关于流感的治法，尹燕耀[7]提出在遵循叶天士“在卫汗之可也，到气才可清气，入营犹可透热转气”治疗原则的基础上，结合实际病情加以变通，取得了良好的疗效。病初，邪在卫分表证，予辛凉清肃上焦，用药以辛凉疏散之品为主，如银翘散、桑菊饮等；若邪热逆传心包，必须急投清热化痰开窍之剂，如至宝丹、紫雪丹、牛黄清心丸等。罗璟[11]对其院收治的60例甲型流感患儿进行中医辨治，外感风寒型治以辛温解表，予荆防败毒散加减；外感风热证，治以辛凉解表，予银翘散加减；外寒内热型，治以解肌清热，予柴葛解肌汤加减；热毒内闭（重型），治以清热解毒，泻肺开闭，予白虎汤合黄连解毒汤加减；气阴两伤，余热未清（恢复期），治以清解余邪，益气养阴，沙参麦门冬汤加减。刘华为[6]提出“调畅气机、引邪外出”为甲流H1N1的治疗总则，应给以“透渗”为主合以“清泄"的治疗方法。对于温热疫毒兼湿者所致的高热不退之证，他强调亦应注意湿之与热孰多孰少，宜在清利湿热的同时，充分注意应用"近俗之杏、蔻、橘、桔等轻苦微辛，具流动之品"。对于甲流H1N1"逆传心包"之危症，治疗上宜清气凉营，泄热开窍，可选用"清瘟败毒饮"合"清营汤"加味。温热之病，耗伤阴液是其重要的疾病特征。因此，无论在疾病的哪个阶段，加强滋阴生津的治疗，尤显重要。李砚民等[12]通过疏风解表、清肺解毒、清气凉营、益气养阴之法对普通型H1N1进行辨证论治。结果证实中医药治疗起效快、疗程短、治愈率高。中医药治疗普通型甲型H1N1取得显著疗效。有的医家[13]从湿邪论治甲型流感病毒，如杨晓昀等提出甲型流感发病初期邪伏膜原，湿热秽浊相搏，瘀血阻络，治疗宜透达郁遏之邪，通腑逐邪，方用柴胡达原饮、达原饮、桃核承气汤、麻杏石甘汤、白虎汤。中期热中蕴湿，湿热郁阻，治疗宜祛湿化浊，以藿朴夏苓汤、平胃散，加桃核承气汤。后期肺气阻闭邪热伤络，治疗宜宣肺泄热，清解热毒，凉血活血，用清瘟败毒饮。如果出现邪盛正虚，内闭喘脱证者，宜益气固脱，通闭开窍，可选用安宫牛黄丸、参附汤、生脉散。恢复期气阴两伤，余邪未尽，治疗宜益气养阴，化湿通络，可选用东垣清暑益气汤加减，肺脾两虚者，治宜益气健脾，参苓白术散加减。

临床上，除了应用中医理论指导流感的辨治外，不能排斥现代医学治疗流感的某些优势。应中西医结合，取长补短，共同防治流感，提高对本病的治愈率。翟志光认为[13]从中医学的观点分析，热毒之邪的特点是耗气伤津，临床可见津液大伤的表现。但是在早期的液体复苏及抗生素治疗后，患者中很少见到津伤的表现，随着疾病的变化，后期阴液大伤的表现也不多见，而多表现为耗气伤阳、气虚阳虚之象。中医对于休克者，可以从脱证论治，其临证应见脉微欲绝等，但是血管活性药物的使用，使得脉微欲绝等脉证并不多见，这时我们对脉象的取舍显得十分必要，对证候的判断要从全局来考量。故而对重症患者的中医证候分析时，必须考虑现代医学多种治疗手段对中医证候的干预，综合分析。这些因素对中医证候产生的影响不容忽视。

（三）中医方药

连花清瘟胶囊是近年来我国研发的用于季节性流感的常用药物，以往研究证实其具有抗病毒、抑菌、退热消炎、止咳化痰、提高细胞免疫水平等作用[14,15]。戴跃龙等[16]研究证实，连花清瘟胶囊治疗季节性流感疗效确切，尤其适用于外感风热患者，耐受性良好。张忠德等[17]采用自制中药汤剂克感利咽汤（岗梅根、土牛膝、桔梗、甘草）漱口为主、中医外治法为辅等多种手段结合的纯中医治疗方案，对改善甲型 H1N1 流感患者的咽部不适症状效果显著。钱晓岚等[18]报道使用中药加味银翘方（金银花 12 g，贯众 12 g，连翘 10 g，炙麻黄 10 g，杏仁 10 g，竹叶 10 g，板蓝根 10 g，淡豆豉 10 g，薄荷 10 g，桔梗 10 g，芦根 10 g 等）治疗甲型流感病毒呼吸道感染患者的临床疗效基本等同于达菲。李国勤等[19]报道中国中医科学院广安门医院采用具有疏风宣肺，清热解毒功效的金花清感颗粒（麻杏石甘汤与银翘散合方加减）治疗流感风热犯肺证 89 例患者，结果证实金花清感颗粒治疗流感安全、有效，临床常规剂量为其适合剂量。在“治未病”等先进理念指导下，中医积累了大量通过药物口服、烟熏及佩戴等方法预防流感的经验。香囊防疫具有悠久的历史，是一种预防流感的有效手段。徐芝兰[20]等研究抗感通鼻香囊（薄荷、黄芩、冰片、黄芪、石菖蒲、辛夷等）运用辛温化湿、芳香走窜、上达通窍的药物，采用外治法防治流感，取得满意效果。

依据中医天人相应的整体观念，并在温病学理论指导下，现代中医药在防治流感方面取得显著成效。今后面对新型病毒，中医工作者仍坚持中医辨证论治特色，中西医结合，标本兼治，为维护人类健康继续作贡献。

参考文献

[1]胡彬.张伯礼呼吁中医药防治传染病经验进课堂[J].中医药管理信息,2014,22(11):1833.

[2]杨晓昀.从中医学试论甲型HlNl流感的防治[J].中国医学创新,2010,7(6):136.

[3]黄心.新版流感诊断与治疗指南中医治法明确[J].中医临床研究,2011,3(5):56.

[4]王融冰,李兴旺,陈晓蓉,等.975例流行性感冒患者中医病证特征分析[J].中医杂志,2015,56(7):579.

[5]翟志光.甲型H1N1流感的中医诊疗规律研究[J].山西中医学院学报,2012,13(6):23.

[6]马战平,屈小元.刘华为教授应用温病学理论谈甲流H1N1的辨治[J].陕西中医,2010,31(5):580.

[7]尹燕耀,宋高峰,万勇,等.90例甲型H1N1流感中医证候分布规律与辨证论治探析[J].中华中医药杂志,2010,25(12):2183.

[8]官兴荣,邱云伟,尹春,等.45例甲型H1N1流感诊治分析[J].中国初级卫生保健,2010,24(7):106.

[9]唐小淇,曲妮妮."卫气营血"和"三焦"传变与防治H7N9型禽流感[J].实用中医内科杂志,2015,29(6):8.

[10]杨晓昀.从中医学试论甲型HlNl流感的防治[J].中国医学创新,2010,7(6):136-137.

[11]罗璟,程燕.60例儿童甲型流感中医症状特点及辨证论治探析[J].江西中医药,2014,45(1):43.

[12]李砚民.中医药治疗普通型H1N1流感临床观察[J].中医学报,2010,(25)3:442-443.

[13]翟志光.甲型H1N1流感的中医诊疗规律研究[J].山西中医学院学

报,2012,13(6):23-26.

[14]雷洪涛,马淑骅,姜秀新,等.连花清瘟胶囊抗金黄色葡萄球菌生物膜形成的研究[J].中国中医基础医学杂志,2013,19(10):1133-1136.

[15]郑晓辉,黄可青,陈绮文,等.连花清瘟胶囊治疗儿童流行性感冒的临床观察[J].中国药房,2013,23(28):2635-2637.

[16]戴跃龙,白慧颖,刘建成.连花清瘟胶囊治疗季节性流感的临床研究[J].武警医学,2014,25(8):802.

[17]张忠德,张文青,戴洁琛,等.克感利咽汤漱口治疗甲型H1N1流感咽部不适35例[J].新中医,2010,42(3):61.

[18]钱晓岚,杨碧英,刘禹翔.加味银翘方治疗甲型流感病毒感染的临床疗效与护理干预[J].哈尔滨医药,2013,33(2):145.

[19]李国勤,赵静,屠志涛,等.金花清感颗粒治疗流行性感冒风热犯肺证双盲随机对照研究[J].中国中西医结合杂志,2013,33(12):1631-1633.

[20]徐芝兰,郭晟.抗感通鼻香囊在预防H7N9禽流感中的应用[J].中医外治杂志,2013,22(6):21.

第七节　艾滋病

一、温病理论辨治思路

艾滋病,即获得性免疫缺陷综合征(acquired immunodeficiency syndrome,AIDS),是人类感染艾滋病病毒(human immunodeficiency virus,HIV)后,引起的以免疫缺陷和一系列机会性感染为主要临床表现的综合征。其主要临床表现为持续1个月以上的发热、盗汗、腹泻,体重减轻常超过10%。部分患者表现为神经精神症状,如记忆力减退、性格改变等,持续性全身性淋巴结肿大3个月以上。根据艾滋病的性质及特性,可归属于温病的"温毒""疫毒""伏气瘟疫""湿温"及内科杂病"虚劳"等疾病范畴进行辨证。艾滋病是由“艾毒”侵袭人体，正邪相争，隐匿性、渐进性消耗人体元气，引起脏腑虚衰，气血逆乱，出现“虚劳”征象的一类温病。其传变规律及主要症状：“艾毒”疫毒通过血液、性接触或母婴传播三条途径，侵入人体，卫气奋起抗邪，以反复频繁发热、痰核瘰疬、疮疡、咽痛、皮疹、腹泻、口干溲黄、舌红、苔厚腻等为主要临床表现，即呈现一派温毒或湿热秽浊之邪致病特点，与中医古籍中“瘟疫”表现相类，此时多为卫分证或卫气同病证候，病位在于肺脾二脏；病情发展，进入营血分，从“体用学说”分析，患者出现器质性损伤，临床表现全身疲乏、进行性消瘦、自汗盗汗、频繁外感、舌淡或嫩、脉虚软或沉弱，终晚期乃至极度消瘦乏力等一派元气亏损、精气不足或衰竭的临床表现，认为属于中医“虚劳”。伏气学说则认为：“艾毒”通过精窍或皮肤侵入，伏于血络，内舍于营，累及脏腑而发病。目前艾滋病虽尚未形成完整温病学的理论体系，但其病邪特性还摆脱不了传统的“六淫”及“瘟疫”学说，且其临床表现兼具温病及虚劳病中多种已知病邪的特性及致病特点，临床治疗时多取类比象、辨证求因、审因论治，应结合卫气营血辨证、三焦辨证、脏腑辨证指导治疗。

发病初期，正气尚充盛，尚能奋起抗邪，邪未入血分，病情相对较轻，审症求因，多将其归为肺卫表证，此期治疗当以清热解毒，透散表邪为要。艾滋病隐匿期较长，发展缓慢，随着邪盛正虚，呈慢性耗损性状态，故在此阶段用药当扶助正气，透邪外出为主，同时要气营并举，截断扭转，以防邪气深入营血。在扶正以祛邪的治则指导下，辨证应用辛凉透邪、清气凉营、芳香化湿、清热解毒等治法。随着毒邪逐渐浸淫，后期元气虚损日甚，多脏功能失调，气血阴阳紊乱，湿聚痰凝血瘀，热盛营血神蒙，变证险象叠生，终至阴阳离决。此时在治疗上应以扶正固本为主，适当兼以祛邪。辨证施治既要辨明元气亏损的程度及其所涉脏腑，又应认清邪之特性及病理产物聚集之程度，权衡邪实正虚之缓急轻重而随证治之。

总之，本病当以扶正祛邪为总则，针对邪气性质、特征，予以透表、清热、祛湿、解毒等具体治法，常用方剂银翘散、桂枝汤、柴胡桂枝汤、葛根芩连汤、黄芪建中汤、补中益气汤、保元汤、龟鹿二仙胶、升麻葛根汤、升降散、小柴胡汤、半夏泻心汤、乌梅丸、清瘟败毒散、黄连解毒汤、清营汤、清宫汤、凉膈散、甘露消毒丹等为常用方剂，根据艾滋病临床的具体表现进行加减，佐入少量对“艾毒”有抑制作用药物，如桑白皮、紫草、紫花地丁、虎杖、天花粉、甘草、黄芩、枸杞子、淫羊藿、丹参等。

某些艾滋病患者就诊时已出现明显的“虚劳”表现，此时疾病进入后期，“艾毒”直伤本元，形体衰败，气血逆乱，脏腑虚损，属于血分阶段，临床应以补益为主，扶正祛邪，固正救脱。用方多以加减复脉汤、大定风珠、六味地黄丸、金匮肾气丸为主。

二、温病理论研究综述

针对艾滋病，目前尚无根治的方法，西药中高效抗逆转录病毒治疗（highly active antiretroviral therapy，HAART）起到一定抑制HIV病毒作用，可以延缓疾病的发展，但存在易产生耐药性、较多的不良反应等问题，对于临床患者，中药治疗艾滋病，较西药有更明显、有效、安全的治疗作用。

（一）辨证分型

以卫气营血辨证为依据，与八纲辨证、脏腑辨证和三焦辨证等辨证理论相结合。

郭选贤等遵循独有性、区别性、准确性等原则，对艾滋病的中医病因名称进行命名，使之统一和规范，提出最能体现艾滋病的实质特征的“艾毒”概念及相关学说[1]。许前磊等对“艾毒伤元”的病因病机假说进行了探讨。对艾滋病的咳嗽、腹泻和发热病例综合分析，提出艾滋病以里证为主、可兼表证，以虚证为主、虚实夹杂，病位主要在肺、脾、肾三脏，可及胃肠、皮肤，病性主要为气虚，可兼阴虚、湿停、邪热等[2]。李建智等将艾滋病中医学的主要学说进行概括总结分为疫毒说、伏邪说、湿温说、虚劳说、气虚血瘀说5类，以指导临床治疗应用[3]。近年来关于艾滋病的中医辨证分型研究多围绕这5类学说，进行阐释发挥。关于艾滋病的病机认识较统一，如薛敏等对艾滋病中医临床文献整理发现，关于艾滋病的病机，普遍认为是湿浊热毒性质之邪入侵机体，日久累及正气虚损为主。致病途径由血络、皮腠直中机体，导致正气虚损，以致气虚血瘀，痰、湿、热阻滞，变证丛生[4]。临床分型一般将艾滋病分为三个时期：临床感染期，隐匿期(潜藏期)，艾滋病期(疾病发作期)进行论治。王景泉等依据八纲辨证、气血津液病机对艾滋病进行辨证分型，分为脾气虚衰型，脾肾阳虚型，气阴两虚型，阴血不足型，阳气虚弱、瘀浊内停型，胆腑郁火型，湿停血滞型7种类型[5]。胡建华等对100例艾滋病患者进行分析辨证，将艾滋病分为虚证(气血两虚、气阴两虚、肺脾两虚、脾肾两虚、肾阴亏虚)；实证(肝郁气滞、肝经风火、湿热内蕴、痰气郁结)；虚实夹杂证，3类10型[6]。也有单纯对艾滋病的某一症状进行分型，如朱菲菲等对90例艾滋病发热患者温病学证候特点分析，将艾滋病发热证候分为恶寒发热、寒热往来、壮热、低热、身热夜甚、身热不扬、五心烦热等7种发热类型[7]。

关于艾滋病的辨证分型始终遵照卫气营血为原则，结合三焦辨证、脏腑辨证进行分析，由于艾滋病发生发展的隐匿性，出现明显症状多是营血分期，故临床多缺乏明确的分型标准。

(二)中医治法

王小平认为艾滋病属于湿热性质疫毒引起的湿热类温病。根据艾滋病病位及其病机复杂性，治疗时应遵循三焦辨证法，以弥补卫气营血辨证在脏腑理论方面的不足。治疗原则为补气养阴,除湿解毒。辨证治疗中,治上焦运用清宣透泄,清化痰湿,兼补肺之气阴的治法;治中焦健脾和胃,燥湿清热;治下焦当补益肝肾为主,兼通络排毒[8]。舒占钧等利用温病卫气营血和三焦辨证理论,结合抗结核药治疗艾滋病合并结核,将艾滋病治疗方法整体分为"驱毒"和"扶正"两大类[9]。武兴伟等根据"湿胜则阳微"的理论,确立艾滋病的治疗大法在于从湿论治,兼以健脾,根据湿热病邪阻遏气机的病机特性,在从湿论治大法上提出三点注意:清热不能过于苦寒,重在宣化;化湿不能过于温燥,重在气化;补虚不能过于壅滞,重在运化[10]。谢世平等从《内经》理论"脾为之卫",提出艾滋病中的"伤脾"与现代免疫学关系非常密切,脾虚是艾滋病重要病机之一,为提高临床艾滋病患者疗效提供了一个较为广泛的思路。根据不同阶段的艾滋病治疗重点的不同,分3期进行治疗。如急性感染期,以清热凉血、透热解毒为主配伍健脾之药;潜伏期,以益气健脾、养血滋阴配伍祛风渗湿、清热解毒之品,注意顾护卫气;艾滋病期,以健脾为主配伍清热解毒,活血化瘀,益肾固本之类。始终以益气养血,固本扶正为主要治疗大法,从实脾入手,在卫分证进行辨证论治[11]。目前从脾论述艾滋病的治疗临床研究颇多,如王贺等提出正气虚是艾滋病的基本证候,脾虚是关键病机,运用健脾扶正治疗艾滋病脾虚腹泻[12]。石鹤峰同样着眼"脾脏",认为治疗艾滋病关键在于扶助正气,健脾解毒符合艾滋病的治疗规律[13]。汤艳莉等把"以平为期"理念贯穿到艾滋病的辨证治疗中,以"阴阳自和"为内在基础,扶正祛邪为实践手段,"调""缓"为中药配伍原则,指导艾滋病的治疗[14]。张苗苗等,发现艾滋病的病程可出现多种外感和内伤症状,提出艾滋病的治疗要以外感为经,杂病为纬,"外感热病证"以六经、卫气营血、三焦辨证理论为纲,"内伤杂病证型"以内伤杂病治则为纲[15]。胡研萍等研究发现艾滋患者因虚、毒、郁、久病四个方面导致出现不同程度的血瘀，故治疗艾滋病要重视从瘀论治。根据病因，提出补虚化瘀、解毒化瘀、理气化瘀和配合引经药直达病所四大治法[16]。刘志斌认为治疗艾滋病的过程中要充分发挥“治未病”学术思想的指导理念，提出顺应四时气节变化，预防外感；调畅情志，顾护正气，防止情志致病；调节饮食、劳逸适度；注重锻炼以增强正气；已病防变，治病必求于本等5条，“治未病”的理论思想和理论实践对防治艾滋病的应用[17]。

目前，本病治疗以扶正祛邪为治则，根基临床表现、病情变化，辨证施治，审因论治。

（三）中医方药

关于艾滋病的治疗方药主要经方、时方、经验方的加减应用或使用中成药、中药提取物治疗艾滋病，其中关于吴鞠通《温病条辨》方剂治疗艾滋病应用最为广泛。

谭操杰等采用经方柴胡桂枝汤加减，从阴阳平衡，营卫乃调，和解少阳，内外宣通，阐述其对艾滋病发热的临床治疗[18]。邬国龙等以《温病条辨》的银翘散辛凉疏卫，清热解毒治疗艾滋病感冒；并运用银翘散去豆豉加细生地、牡丹皮、大青叶，倍玄参方加减变化，透疹消疮治疗艾滋病发疹[19]。郭长河运用中医理法方药对艾滋病进行动态辨证分析，根据临床发热证候归类，将艾滋病所致发热证候进行辨证，分为少阳表虚、痰湿交阻、阴虚血瘀、气血两虚等四种证型论治。少阳表虚以和解少阳，益气固表为治则，方剂选用小柴胡汤合玉屏风散加减。痰湿交阻以芳香疏利，透达膜原为治则，方剂选用达原饮合甘露消毒丹加减。阴虚血瘀以养阴生津，通络透热为治则。方剂选用沙参麦冬汤合犀地清络饮加减。气血两虚法以气血双补，方剂选用十全大补汤或归脾汤加减[20]。臧立权等报道了临床运用吴又可“达原饮”加减治疗艾滋病合并厌食、发热,合并带状疱疹,合并肺痨三种艾滋病合并症的治疗[21]。胡冠鹏等观察运用加味当归芍药散随证加减治疗72例肝郁脾虚型艾滋病腹痛腹泻患者的临床疗效显著[22]。韦秋玲等运用中西医结合疗法,八珍汤加味配合高效抗反转录病毒治疗(HAART)晚期艾滋病贫血患者效果良好[23]。另外,临床运用中医药指导理念,以中成药治疗艾滋病研究丰富,如何金洋等通过艾滋病恒河猴模型,研究中成药艾可清胶囊治疗艾滋病的效果良好[24]。南红梅等以中成药芪精抗艾胶囊治疗艾滋病[25]。李宗明采用清毒胶囊和参灵扶正胶囊联合口服治疗艾滋病[26]等。

参考文献

[1]郭选贤,郝秀梅,谢世平,等.艾滋病中医病因命名探讨[J].河南中医学院学报,2008,23(5):5-6.

[2]许前磊,谢世平,郭会军,等."艾毒伤元"假说与艾滋病中医发病机制研究[J].中医学报,2012,27(9):1080-1082.

[3]李建智,谢世平,张海燕,等.艾滋病病因病机学说探析[J].中医研究,2014,27(7):4-5.

[4]薛敏,谢世平,梁润英,等.艾滋病中医临床文献病因病机信息初步分析[J].上海中医药杂志,2008,42(6):1-3.

[5]王景泉,郭彩萍.53例艾滋病患者中医证候学的分析[J].时珍国医国药,2015,26(1):159-162.

[6]朱菲菲,黄玲,马伯艳,等.90例艾滋病发热患者温病学证候特点分析[J].广州中医药大学学报,2008,25(2):161-164.

[7]胡建华,李秀慧,刘翠娥,等.100例艾滋病患者中医辨证分型研究[J].北京中医,2007,26(2):97-98.

[8]王小平.运用三焦辨证论治艾滋病的探讨[J].山东中医杂志,2007,26(2):80-82.

[9]舒占钧,艾合买提·阿不都热依木,黄刚,等.中医温病理论在治疗艾

滋病合并结核中的应用[J]. 世界科学技术—中医药现代化,2013,15(5):872-876.

[10]武兴伟,许前磊,谢世平,等."湿胜则阳微"谈艾滋病从湿辨治[J]. 中华中医药杂志,2013,28(2):312-314.

[11]谢世平,武兴伟,许前磊,等."脾为之卫"谈艾滋病的治疗[J]. 中华中医药杂志,2013,28(7):1936-1939.

[12]王贺,张超群. 健脾扶正治疗艾滋病脾虚腹泻的理论基础和临床价值[J]. 中国医药指南,2008,6(24):315-316.

[13]石鹤峰. 论健脾解毒法治疗艾滋病[C]. 2004 年年会暨防治艾滋病培训班会议资料:53-56.

[14]汤艳莉,王阶."以平为期"理念在艾滋病免疫失调调节中的应用[J]. 中华中医药杂志,2011,26(5):915-918.

[15]张苗苗,孙世辉. 以外感为经、杂病为纬辨证论治艾滋病[J]. 广州中医药大学学报,2008,25(5):385-388.

[16]胡研萍,王建. 艾滋病从瘀论治探讨[J]. 辽宁中医杂志,2007,34(4):417-419.

[17]刘志斌. 中医"治未病"学术思想在艾滋病防治中的应用[J]. 中国中医药现代远程教育,2008,6(6):578-579.

[18]谭操杰,夏艳斐,李真,等. 经方"柴胡桂枝汤"对治疗艾滋病发热的探讨[J]. 中医临床研究,2013,5(15):90-91.

[19]邬国龙,郭选贤.《温病条辨》方治疗艾滋病感冒及发疹[J]. 中国中医药现代远程教育,2011,9(16):100-101.

[20]郭长河. 艾滋病所致发热的辨证治疗[J]. 河南中医学院学报,2005,20(6):4-5.

[21]臧立权,王雪冰,南红梅,等. 达原饮加减治疗艾滋病合并症医案三则[J]. 长春中医药大学学报,2010,26(3):396-397.

[22]胡冠鹏,郭会军,李发枝. 加味当归芍药散治疗肝郁脾虚型艾滋病腹泻腹痛 72 例疗效分析[J]. 中医临床研究,2014,6(29):11-12.

[23]韦秋玲,韦麟. 八珍汤加味配合高效抗反转录病毒治疗晚期艾滋病

合并贫血临床观察[J]. 现代中西医结合杂志,2012,21(21):2341-2342.

[24]何金洋,符林春,沈强,等. 艾可清对猴艾滋病模型的治疗作用[J]. 广州中医药大学学报,2011,28(6):613-618.

[25]南红梅,南征,臧立权,等. 芪精抗艾胶囊治疗艾滋病[J]. 吉林中医药,2014,34(3):265-268.

[26]李宗明. 清毒胶囊和参灵扶正胶囊联合口服治疗艾滋病17例疗效观察[J]. 内蒙古中医药,2015,34(5):58-59.

第八节　手足口病

一、温病理论辨治思路

手足口病(hand-foot-mouth disease,HFMD)是由肠道病毒引起的传染性疾病。临床分为普通病例和重症病例。普通病例表现为急性起病,发热、口痛、厌食、口腔黏膜(舌、颊黏膜及硬腭等处为多,也可波及软腭、牙龈、扁桃体和咽部)出现散在疱疹或溃疡,手、足、臀部、臂部、腿部出现斑丘疹,后转为疱疹,疱疹周围可有炎性红晕,疱内液体较少,消退无色素沉着。部分病例仅表现为皮疹或疱疹性咽峡炎。多在一周内痊愈,预后良好。部分病例皮疹表现不典型,如单一部位或仅表现为斑丘疹。少数病例(尤其是小于3岁者)病情进展迅速,发病1~5天左右出现脑膜炎、脑炎(以脑干脑炎最为凶险)、脑脊髓炎、肺水肿、循环障碍等,极少数病例病情危重,可致死亡,存活病例可留有后遗症。根据手足口病的性质及特性,可归纳入温病的"春温""湿温""温疫""斑疹""时疫"及儿科的"疱疹""水疱"等疾病范畴进行辨证。典型的手足口病普遍具有卫气营血的传变特点,可按温病卫气营血理论指导辨证。其传变规律及主要症状:此病多发于夏秋季节,以3岁以下儿童为多发人群，湿热疫毒自口鼻、皮毛而入，首犯肺卫，在卫分表证阶段，出现发热、流涕、呕吐、恶心、头痛，口微渴或不渴，舌质红，脉浮数等“肺气失宣，卫气郁遏”的表现，此时尚无典型的鉴别症状。“温邪化热最速”，邪气停留卫分时间短暂，往往卫分症状尚不明显，即已化热入里进入气分阶段。气分阶段，湿热疫毒盘踞脏腑、心脾积热、壅塞清窍、蒙蔽头目、外郁肌腠，正气奋起，邪正交争。证见壮热，汗多，渴喜冷饮，尿赤，烦躁不安，哭闹惊跳，舌质红，苔黄厚腻，脉滑数。伴随口、咽、手、足四部出现疼痛性丘疹及疱疹。热毒郁而为疹，湿气聚而成疱，若出现丘疹及疱疹，表现为口、咽部（以上下颚、颊部、齿龈及舌部表现最为突出）疼痛明显，易溃破，表面溃疡、四周红晕；手、足部（指、趾背面及侧缘表现最为突出）米粒大小半球状或椭圆形疱疹。若感邪较重，毒热炽盛，则疱疹稠密，疹色紫暗，根盘红晕显著，舌红绛，脉数，全身症状重，此时邪热已波及营血分，若进一步发展，会出现两种转归表现：一是邪热外透，气血恢复，即手足口病的自限性表现，临床较为多见。二是邪毒深重，累及心肝肾，出现痉、厥、闭、脱等危症。治疗上，多参考温病学中的“清、透、凉、固”等治法思想。

发病初期，邪在卫、气分，邪未入里，正气尚盛，应首重祛邪，且手足口病本身具有自限性，故在此阶段用药应当机立断，大剂、重剂、频服，截断扭转，御敌于门外；同时要气营并举，以防邪热深入营血，“务在先安未受邪之地”。可采取清热祛湿、辛凉透邪、清气凉营、清肺健脾等治法，而所发疱疹属邪气外露之象，当各随其所部而发散透疹。用时多法同施，湿热同治，气营兼理。若热入营血、热闭心包、内闭外脱证，病情较为严重，治宜谨遵清、凉、开、固四字准则，清其邪、凉其热、开其壅、固其本。

本病的祛邪当以清热祛湿解毒为总则，银翘散、三仁汤、葛根芩连汤、五倍子泻心汤、清瘟败毒散、清热泄脾散、黄连解毒汤、清营汤、清宫汤、导赤散、泻黄散、凉膈散、化斑汤、甘露消毒丹、风引汤等为常用方剂。某些药物如金银花、连翘、柴胡、葛根、黄芩、黄连、黄柏、栀子、石膏等具有较好的清热解毒功效，配合如竹叶、灯心草、芦根、薏苡仁、滑石、通草、甘草梢等祛湿药使用，以清上、畅中、渗下三途清热祛湿解毒，而无伤阴、耗血、冰遏气机之虞。由于手足口病主要表现是斑丘疹，所以中药治疗时应酌加紫草、蝉衣、僵蚕、防风、白花蛇舌草等解毒消疹之品。某些手足口病患者就诊时已呈现邪入心包、高热惊厥、神昏谵语的状态，即手足口病并发脑病等。此时以清热解毒，镇惊开窍为治法。在综合治疗的基础上加用安宫牛黄丸口服或鼻饲治疗，可显著改善临床症状[1]。

手足口病急性期或后遗症期可伴有肢体抽搐，因此，采取清热止痉法时，处方以风引汤、瓜蒌桂枝汤。在辨证基础上酌加地龙、石决明、珍珠母、全蝎、蜈蚣、龟甲、鳖甲、龙骨、牡蛎等平肝潜阳之品。疾病后期，由于湿热邪气损伤肺脾心肾四脏形体与功能，气血两伤，出现痰瘀壅滞，治疗或扶正为主，补益气血，或祛邪为要，化痰祛瘀，逐尽瘀邪。生脉饮、六味地黄丸、三甲复脉汤等方可加减使用。

二、温病理论研究综述

对于儿科患者，中药治疗手足口病，更为便捷、有效，较西药有明显的优势，其不良反应更小。

（一）辨证分型

辨证时应以卫气营血为纲领，结合三焦辨证、脏腑辨证和经络辨证等辨证理论指导手足口病的治疗。任立中等以温病学中“湿热”的证治为依据，在卫气营血传变的基础上，结合三焦辨证，侧重于肺、脾、肾三脏对手足口病进行分型论治[2]。曲宝慧等认为手足口病的病情发展符合“风温”病之卫气营血传变规律，并提出早期肺卫表证多不显著，甚至无明显的卫分期表现，旋即出现热在气分的阳明经证，临床病变以气分证为主。以卫气同病或卫气营(血)同病者多见，单纯的卫分证、气分证、营血分证者少见[3]。邓健等通过统计分析113例重症手足口病患儿，探讨研究了手足口病后期的中医辨证分型，在卫气营血辨证的纲领下将其分为：邪陷厥阴、热扰心肝；邪陷少阴，心阳虚衰；热盛动血、心肺气脱三类。提出后期表现以邪陷厥阴、热扰心肝多见，并从经络辨证分析手足口病主要表现为心包经、肝经和心经病证，且常合并脾经病变[4]。李伟伟等将手足口病归纳于中医学"湿温病"范畴，病位限定在肺、脾、心三脏。并将卫气营血理论与现代医学相结合论述，把病机分三个阶段：西医所述的手足口病第一阶段即为肺卫失调；第二阶段为脾胃湿热，又分为三个证型：热重于湿，湿重于热和湿热并重；第三阶段属气阴两虚[5]。陈争光等研究分析将手足口病的临床辨证分为常证和变证两大类，在此基础上又分为八种基本辨证类型：常证包括邪犯肺卫证、邪犯肺脾证、湿热毒盛证、气阴两虚证；变证包括邪陷心肝证、邪伤心肺证、邪热犯心证、湿热伤络证[6]。

目前，对手足口病的研究，多以温病理论指导证治分型为主，配合其他辨证理论。从卫气营血辨证分析，手足口病临床以两种或三种证复合的症状多见，如卫气、气营、气血同病等。后期根据气、血、阴、阳、津液等损伤程度和痰、瘀等病理产物的不同，进行分型论治。

（二）中医治法

手足口病的病名起于20世纪50年代，90年代对手足口病就有相关的中医药研究报道，如徐雯认为手足口病虽有卫气营血不同的传变过程，但心脾积热是导致疾病症状期出现的病理基础，所以治疗重点要侧重于清泻心脾之热[7]。顾植山认为手足口病归属于"疫疹"，治疗时应遵循"疫疹"的治疗原则，提出在其临床早期用辛凉宣透法，使"邪气透达"[8]。张士卿等认为治疗手足口病应分类处理,治疗常证,应以疏风清热、宣肺透表为法组方,配合清热解毒、清热泻火、清利湿热、凉营之药。若治疗变证,则需针对具体病情随证治之[9]。张琳等将卫气营血传变简化,把手足口病分为三期以方便辨证治疗,前驱期以清凉解表,疏散风热为主,佐以清热解毒;发疹期则清热解毒祛湿;恢复期以健脾助运、生津养阴为主要治则。三期都以清热祛湿解毒为总治则,并提出治疗应遵循"湿温初期三禁"原则,防止失治误治[10]。张照琪将手足口病归纳于"热毒证"的范畴,以清热解毒为基本方法,辅以凉血清肝等法对症治疗[11]。王雪峰鉴于手足口病湿热夹毒的病因病机特点,提出在防治上重视调理中焦脾胃,使脾胃功能运化如常,则内无蕴生之湿热,外邪无内邪之呼应,达到"未病先防,既病防变"的效果[12]。崔建忠等根据小儿脏气清灵,随拨随应,易虚易实的生理特点,认为临床治疗本病不可过用寒凉之品,应中病即止。同时,根据热病易耗液伤津的病理特性,加之小儿阴常不足,提出治疗以清热为主、兼顾养阴[13]。

目前,本病治疗多分祛邪扶正两途,祛邪仍多运用清热祛湿解毒、开窍化痰、活血通络、平肝潜阳等法,扶正多用补益脾胃,滋养心肾等。

(三)中医方药

关于手足口病的治疗方药主要分为专方论治和分型论治两大类,专方论治包括以经方、时方、经验方的加减应用或使用中成药、中药提取物治疗手足口病。

郑少梅从脾论治手足口病,选用经方苓桂术甘汤健脾利湿,配合金银花、连翘、板蓝根等清热解毒药治疗手足口病[14]。黄子亮等分析手足口病的基本病因热毒夹湿,以热毒为主,多为肺脾湿热型,治疗以清热解毒、利湿透疹为主。在白虎汤加减变化的基础上,创制新方,辨证论治 100 例普通型手足口病患儿,取得了显著的临床疗效[15]。张海英等运用王孟英《温热经纬》中的甘露消毒丹加减清热解毒、利湿化浊治疗120例患儿,辨证论治,标本兼顾,临床获效明显[16]。张琳等以自拟方退疹清热汤,清热解毒、凉血祛湿,配合西药治疗手足口病轻症类型疗效显著[17]。朱奕豪等辨证手足口病属风热犯肺夹湿型,病位在上焦,用药宜轻凉宣透、疏风散热,方拟银翘散合藿朴夏苓汤加减,在中药治疗基础上配合西药取得满意疗效[18]。王玉光等以《金匮要略》的风引汤作为专病专方,清热凉血治疗手足口病后期出现"热""瘫""痫"病证的患儿有一定的疗效[19]。邱发宗等以山蜡梅叶颗粒,清热解毒,辅助治疗手足口病,可有效地改善患儿的临床症状和体征[20]。蔡炎辉等以穿心莲提取物穿心莲总内酯磺化物,制造的成药"喜炎平"注射液与传统抗病毒药物相结合治疗儿童普通型手足口病疗效明显[21]。

分型论治将手足口病的发展变化依据卫气营血的传变规律分为几种类型,明确指导临床证治。徐雯等在研究中,根据病机的不同,将手足口病分为四个类型:心脾阴虚型、风邪犯肺型、热入营血型和心脾积热型,并分别运用生脉散加减、银翘散加减、清营汤合犀角地黄汤加减和导赤散合玉女煎加减进行辨证治疗[7]。马羽萍等在研究中,将手足口病按照西医临床分类,归类为普通型和重症型。然后根据中医辨证,普通型分为温热夹湿、郁阻肺卫证,肺脾湿热证,湿热郁蒸证;重症型分为热毒动风证和肺热津伤证,分别治以银翘散、甘露消毒丹、清瘟败毒饮等方药加减,确定各个阶段的中医证候,辨证施治[22]。王有鹏等将手足口病分为八型进行治疗,普通型:邪犯肺卫,辛凉透表,清热解毒,方药以银翘散加减;肺胃热炽,辛寒清气,泄热解毒,方药以白虎汤加减;气营两燔,清营凉血解毒,方药化斑汤加减;湿热交阻,利湿化浊,清热解毒,方药甘露消毒丹加减;心脾积热,清心泻脾,导赤散合清热泻脾散加减;

肺胃阴伤，养阴清肺，和胃降逆，清燥救肺汤合沙参麦冬汤加减。重症型：邪陷厥阴，治法清热开窍，息风解痉，方药羚角钩藤汤合安宫牛黄丸加减；心阳虚衰，回阳救逆，益气固脱，方药参附龙牡救逆汤加减。此种论治方法更具有卫气营血辨证分型特点[23]。

其他还包括中医外治法如以锡类散或清热解毒药外用治疗，或根据“肺与大肠相表里”和“六腑以通为用理论”的理论指导以中药或中成药灌肠治疗手足口病[24]。

参考文献

[1]韦鸿光，陈南桂. 安宫牛黄丸治疗重症手足口病68例[J]. 光明中医，2015，30(4)：779－780.

[2]任立中，邢向晖. 从“湿温”论述手足口病[J]. 河南中医，2009，29(7)：719.

[3]曲宝慧，杨朝晖，秦承志，等. 从风温探索手足口病病因病机[J]. 山东中医药大学学报，2015，39(3)：220－221.

[4]邓健，李蔷华，李宁，等. 113例重症手足口病患儿中医证型特点研究[J]. 新中医，2012，44(6)：101－103.

[5]李伟伟，余婧，韩娟，等. 从湿温病论治小儿手足口病[J]. 辽宁中医杂志，2009，36(12)：2109－2110.

[6]陈争光，汪受传. 基于Delphi法的《手足口病中医诊疗指南》第一、二轮专家调查问卷结果分析[J]. 河南中医，2010，30(10)：970－973.

[7]徐雯. 手足口病的病因病机及辨证施治[J]. 实用中医药杂志，1995，(5)：39－40.

[8]顾植山. 从手足口病谈中医药应对突发公共卫生事件的意义[J]. 浙江中医药大学学报，2008，32(3)：285－286.

[9]张士卿，张弢. 从中医运气学说谈小儿手足口病的发病与治疗[J]. 中医儿科杂志，2009，5(5)：1－3.

[10]张琳，何德根. 手足口病的中医辨证体会[J]. 中医儿科杂志，2011，

7(4):36-37.

[11]张照琪.从手足口病印证热毒证理论[J].环球中医药,2010,3(6):416-417.

[12]王雪峰.手足口病的中医药预防与治疗[J].中国实用儿科杂志,2009,24(6):421-423.

[13]崔建忠,赵建龙,戚斐.手足口病中医辨证论治体会[J].河南中医,2010,30(9):974-976.

[14]郑少梅.苓桂术甘汤加味治疗小儿手足口病36例[J].内蒙古中医药,2013,32(29):14-16.

[15]黄子亮,罗湘艳,罗怡斯.普通型手足口病临床特征及中医辨证论治100例探讨[J].当代医学,2013,19(12):3-4.

[16]张海英,尹正红.甘露消毒丹加减治疗小儿手足口病疗效分析[J].四川中医,2013,31(7):94.

[17]张琳,何德根.退疹清热汤治疗小儿手足口病的疗效观察[J].中医儿科杂志,2011,7(3):39-41.

[18]朱奕豪,王真,朱渊红,等.中西医结合治疗小儿手足口病43例疗效观察[J].中国中医药科技,2009,16(3):233-234.

[19]王玉光,刘清泉,倪量.128例手足口病合并中枢神经系统感染的中医证治研究[J].北京中医药,2009,28(4):243-246.

[20]邱发宗,邹国花.山蜡梅叶颗粒治疗手足口病的临床应用[J].中医药现代远程教育杂志,2015,13(18):14-15.

[21]蔡炎辉,陈海燕,丁志华,等.喜炎平治疗儿童普通型手足口病62例[J].福建中医药,2011,42(3):15-16.

[22]马羽萍,郭雅玲,康立,等.手足口病1155例中医临床特征分析[J].环球中医药,2012,5(3):206-208.

[23]王有鹏,李志军,王富春,等.小儿手足口病中医分型论治初探[J].中国中西医结合儿科学,2009,1(4):366-367.

[24]张子侠,张国梁.中药灌肠法在手足口病中的应用进展[J].中医药临床杂志,2015,27(3):411-414.

第九节　病毒性胃肠炎

一、温病理论辨证思路

病毒性胃肠炎是由感染肠道内病毒引起的一组急性肠道传染病。临床主要表现为急性起病，呕吐，腹泻水样便，日数次及数十次不等，腹泻持续时间因病原体不同而有差异。可伴有轻中度发热、轻度腹痛、肌痛、头痛、乏力及食欲减退，偶有咳嗽、流涕等呼吸道症状。重者伴脱水及代谢性酸中毒，若未能及时治疗可导致循环衰竭和多器官功能衰竭。病程短且呈自限性，病死率低。根据病毒性胃肠炎的临床特征，可以参考温病中的“湿温”病辨证论治。这类温病，在病因上都是湿热相兼为患，有时表现为湿中蕴热、湿重热轻和湿热俱盛等，湿热相兼，多伤脾胃。典型的病毒性胃肠炎具有卫气营血的辨证规律，初起发热及阴伤表现多不明显，而阳气被遏征象较著，多表现为湿重热轻，见上、中焦卫气同病之证；继之则留恋气分，困阻脾胃，弥漫三焦，以中焦为病变重心，出现湿热并重或热重于湿之证；后期既可化燥伤阴，出现腑实、营、血分证，又可从湿而化，损伤阳气，出现湿盛阳微之证。在治疗上常以清热化湿为大法，宜用芳香、苦温、苦寒、淡渗等方药为主。湿热病邪侵犯人体多从口鼻而入，但伤肌表者较少，就五行而言，湿为土之气，而脾为湿土之脏，胃为水谷之海，二者皆属于中土，湿土之气同类相召，故湿热之邪侵袭人体多为阳明、太阴受病，在病变脏腑上多以脾胃为中心，涉及其他脏腑。湿温病的发生虽以阳明、太阴为病变中心，但湿热之邪重浊黏滞，易蒙上流下，临证可用三焦辨证。湿热之邪偏重于上焦者，多见于恶寒发热、头胀痛、胸痞闷为主，又因湿热亦化为痰湿，蒙蔽心神，出现谵语昏蒙等现象；湿热阻滞中焦,则会出现脘腹胀满、恶心、呕吐、便溏不爽、知饥不食、四肢倦怠等;若湿热之邪流注于下焦,多见小便不利、腹满、下利黏垢、腹泻等症。

本病在治疗上,可采取以下温病学理论的治疗思路。发病初期,湿热之邪侵袭肌表,郁于卫分,出现卫分证或卫气同病,正气未衰,应以祛邪为第一要务。此时湿热之邪郁遏卫表,病情较轻,可用芳香宣透之剂宣化表里之湿,治疗上多采用芳香辛散、宣气化湿之法;初起湿热之邪虽犯上中两焦,表现为湿郁卫分或卫气同病,继则湿热之邪入里,流连于气分,此时应以燥湿化浊为主;湿热之邪进一步入里,可化燥伤阴,并深入营血,此时宜辛开苦降、清热凉血为此证的原则。

本病的祛邪当以清热祛湿为根本方法,吴鞠通言:"徒清热则湿不退,徒祛湿则热愈炽",强调了清热祛湿同用的必要性,但清热与祛湿各有侧重。初起湿邪偏胜,宜芳香宣化之品透解表里之湿;病至中期,湿热蕴蒸,湿邪偏重者,以化湿为主,佐以清热,使湿去而热孤;若热邪偏重,则以清热为主,兼以化湿;湿热之邪俱盛者,当清热与化湿并重。

病毒性胃肠炎急性期可出现邪盛亡阴和阴竭阳脱之证。泻下无度,损气伤津,出现邪盛阴伤之危重现象,此时应以人参乌梅汤健脾益气、酸甘敛阴;有些患者素体阳虚,加之暴泄不止,日久伤及阳气,导致阴竭阳脱,用生脉散合参附龙牡救逆汤以救阴回阳固脱。随着病情的加重亦可伴随痉、厥、闭、脱等危重证候,此时应急则治标为要。

中医在治疗病毒性胃肠炎的方面有较大的优势,辨证分析,随证施药,联合西医疗法,可有效地缩短病程,尽可能减轻患者的痛苦。

二、温病理论研究综述

(一)辨证分型

辨证时以卫气营血为纲,分型予以治疗。由于病毒胃肠炎所感的病毒不同,病情的轻重也不同,中医的证型也有所差异,在处方用药方面也有所不同。一般认为病毒性胃肠炎可以分为湿遏卫气证、湿热伤中证、食滞胃肠证和湿盛阳微证等,证型不同,所用治法及方药也有所差异。湿热之邪郁遏卫表、内阻气机的卫气同病之证,所选方剂为芳香宣透的藿朴夏苓汤,用上中下三焦同治的药物,使表里之湿内外分解;若湿邪进一步化热,则宜用三仁汤。湿热之邪进一步发展,壅滞中焦,损伤脾胃,传化失常,则会出现泄泻腹痛、泻下急迫、肛门灼热的湿热伤中之证。此时应以清热燥湿,分利止泻为原则,运用葛根芩连汤升清止泻;若夹食滞者,配以神曲、山楂、麦芽消食导滞;若夏暑之间,症见发热头痛、烦渴自汗、小便短赤、脉濡数,可用新加香薷饮合六一散表里同治、解暑清热、利湿止泻。食滞胃肠证为临床上小儿腹泻的常见证候,小儿乳食不节、饮食无度皆可损伤脾胃,脾伤则运化功能失司,胃伤则不能消化水谷,宿食内停,清浊不分,并走大肠,导致泄泻,此时宜用保和丸消食导滞治疗大便臭如败卵之症。若食积较重,脘腹胀满,可根据"通因通用"原则,因势利导,用枳实导滞丸荡调积滞,使邪去而正自安。湿温病后期,湿从寒化,寒湿损伤脾肾之阳,出现"湿盛阳微"之象,用扶阳逐湿汤和真武汤以达到补肾扶阳,运脾化湿之效。

(二)中医治法

病毒性胃肠炎多是湿热相夹为患,在治疗上多以清热祛湿为基本原则,但清热与祛湿侧重不同,应审清其湿热之偏盛。根据湿热所阻的部位不同,其治法也有所差异。初期邪遏卫表,上焦气机被湿热之邪所困,肺气宣降失司,湿热之邪不得宣透,此时湿邪偏重，治疗上应以芳香化湿为主，佐以清热；病至中焦，湿渐化热，此时湿热并重，用苦辛通降之法，苦寒药以清热化湿，苦辛以行气燥湿；若湿邪进一步化热，下流下焦膀胱，治以淡渗清热利湿为主。另就本病而言，除了清热祛湿以外，还应注重祛邪与扶正的关系，祛邪兼顾扶正。病毒性胃肠炎病至后期，可出现邪退正虚之象，湿热之邪化燥伤阴，在运用祛湿药时应配伍生津而不碍湿之品以补阴液之不足。若患者素体阳虚，湿邪郁久，可出现"湿盛阳微"的病理变化，身体发热骤减、面色苍白、精神萎靡、汗泄不止、脉细微绝的严重情况，此时实证骤然转化为虚证，病情危笃，应急用温阳固脱之剂，以急救回阳。

（三）中医方药

在治疗病毒性胃肠炎方面，尤其中早期，用药多以清热祛湿为主。治疗湿热泄泻，刘美林[1]用藿香、厚朴、苍术、黄连、木香、槟榔、白芷、紫苏、茯苓、半夏、白头翁、大腹皮组方治疗66例，效果显著。余德钊[2]用白头翁、火炭母、紫苏叶、神曲、苍术、秦皮、白豆蔻组方治疗40例，总有效率87.5%。施海优[3]用黄芩、槐花组方治疗106例，总有效率89.62%。彭林[4]用葛根、火炭母、黄芩、黄连、甘草、车前子组方治疗，效果好。有的医家[5]认为治疗腹泻应以健脾利湿为主要治法，用双苓止泻口服液治疗小儿轮状病毒性腹泻30例，显效14例，有效11例，无效5例，总有效率为83.33%。有医家认为泄泻乃湿滞停留，湿热壅阻，使脾失健运，清浊不分所致。因此，湿滞是标，古曰"急则治其标"，而马齿苋性味酸寒无毒，具有清热化湿解毒之功，其能以导滞之力通肠内污秽之物，有利疾病痊愈，故选用肠灵液灌肠治疗儿童病毒性腹泻100例，总有效率为93.6%，优于思密达（蒙脱石散）对照组[6]。除此之外临床上用中药黄连、大青叶、白花蛇舌草、茯苓、山楂水煎灌肠治疗儿童秋季腹泻60例，效果好[7]。采用清利湿热，安肠止泻，温阳利湿，运用白花蛇舌草、葛根、芦根、附子治疗轮状病毒性肠炎60例，总有效率为88.34%，优于西药对照组[8]。此外也有研究认为轮状病毒肠炎治疗的关键重在温脾胃，化湿热，故选用轮泻停[9]：吴茱萸、肉桂、丁香、木香、黄连、肉豆蔻敷脐，其有效率为92%，优于西药对照组。另还有研究认为轮状病毒肠炎属中医“泄泻”范畴，属里热实证。多由饮食不当或外感湿热之邪所致，采用苍术、苦参调糊后敷脐治疗轮状病毒肠炎88例，苍术燥湿为主，苦参清热为主，共奏清热燥湿之功，其总有效率达90.91%，优于西药对照组[10]。清代温病大家王孟英治疗湿热泄泻的特点，主要表现在以下三个方面：首先，清热药常选用甘寒类药以轻清宣化，寒能清热，甘能生津，轻能开宣肺气，如金银花、天花粉、知母、竹叶、滑石、石斛等，清热且能生津，但无滋腻之性，不会留邪；其次，必用化湿药，正所谓“热得湿则郁遏而不宣，则愈炽；湿得热则蒸腾而上熏，故愈横；两邪相合，为病最多。”常选用轻宣之品，如竹茹、贝母、枇杷叶，此类药都归肺经，能开宣上焦气机，化湿而且除热，是治疗湿热泄泻的要药；第三，选用清热燥湿厚肠之品，如黄连、黄芩、黄柏三味[11]。现代医家也对于轮状病毒肠炎病因病机提出了自己的观点，如名老中医王烈[12]提出该病由外邪引起，病理变化均为脾气困遏，运化功能失常，湿邪为患。此外郑启仲[13]教授提出了“小儿秋季腹泻因燥起”的学术观点。

（四）食物疗法

中医学自古就有“药食同源”理论，药物即是食物，食物和药物一样能够预防疾病。病毒性胃肠炎是经粪－口传播的消化内科疾病，在患者中儿童占有很大比重，食物疗法在此有一定意义，如苏薷生姜粥、山楂汤、姜米粥、山药苡仁茯苓粥等较为常用。食疗法作为辅助手段在病毒性胃肠炎的后期有一定的可行性，有助于脾胃的调理，恢复中焦的功能，增强正气，抵御邪气，防止疾病的复发。

参考文献

[1]刘美林,刘长生.藿朴饮治疗暑湿泄泻68例[J].中国中医药信息杂志,2003,10(2):55.

[2]余德钊.泻痢合剂治疗小儿泄泻40例疗效观察[J].新中医,2004,36(6):14-15.

[3]施海优,施海婕.自拟芩槐汤治疗小儿湿热泄泻106例[J].广西中医药,2004,27(1):1-12.

[4]彭林,陈金泉,马普伟.中医宏观辨证结合微观辨证治疗湿热泄泻型慢性结肠炎40例[J].四川中医,2005,23(7):54.

[5]王树山,杨松,马煜,等.双苓止泻口服液治疗小儿轮状病毒性肠炎的临床研究[J].中国中西医结合杂志,1995,15(5):284-285.

[6]沈玉鹏,石宗珂.肠灵液灌肠治疗小儿病毒性腹泻59例[J].中医研究,2005,18(10):29-30.

[7]杨森,郭淑梅.中药灌肠治疗儿童秋季腹泻60例疗效观察[J].河北中医,2005,27(9):663-664.

[8]安福宁,朱连科,何秀文,等.化湿解毒汤灌肠治疗轮状病毒性肠炎临床观察[J].中国中医急症,2010,19(12):2037,2076.

[9]吴瑛,陈万强,金玉.轮泻停敷脐辅助治疗小儿轮状病毒肠炎的临床观察[J].中国中西医结合杂志,2010,30(12):1276-1277.

[10]卢乐声,孙亚锋.中药穴位贴敷辅助治疗轮状病毒肠炎88例[J].浙江中医杂志,2011,46(1):34.

[11]曾繁庆.王孟英泄泻医案的研究[D].北京:北京中医药大学,2002.

[12]徐金星,马斯风.王烈教授治疗小儿轮状病毒感染性腹泻经验[J].中国中西医结合儿科学,2011,3(1):19.

[13]郑宏,郑攀.郑启仲教授从燥论治秋季腹泻经验[J].中医研究,2010,23(10):71.

第八章 温病常用方剂的抗病毒作用研究

第一节 卫分证方剂

在温病过程中出现的卫分证，可见于风温、暑湿、湿温、秋燥等病的初起阶段。风温、暑湿、湿温、秋燥的卫分证，因所感邪气不同，分别以《温病条辨》之银翘散、新加香薷饮、三仁汤、桑杏汤为代表方剂。虽然各种温病之卫分证表现各有不同，但总体以发热、微恶风寒、无汗或少汗，舌苔薄白，脉浮为共同特征，现代研究发现，上述治疗卫分证方剂对多种病毒感染性疾病具有一定治疗作用，临床应用也较为广泛。现总结如下：

银翘散

本方为《温病条辨》所载，具有辛凉解表，宣肺泄热之功，是温病初起之常用方剂，主治发热，微恶风寒，无汗或少汗，头痛，咳嗽，咽痛，舌边尖红，苔薄白或薄黄，脉浮数等，由金银花、连翘、竹叶、荆芥穗、淡豆豉、薄荷、牛蒡子、甘草、桔梗、芦根组成。银翘散多应用于治疗呼吸系统疾病，亦广泛应用于其他传染性疾病的防治。

银翘散发挥抗病毒作用与其可调节机体天然免疫应答相关，现代实验表明银翘散能够在流感病毒感染早期显著升高小鼠肺组织小鼠β－防御素－1的表达量，发挥天然免疫防御作用[1]；能在体内抑制甲1型流感病毒金刚烷胺耐药株复制[2]；对甲型流感病毒 H3N2 在体内、体外均有抑制的作用，主要作用于病毒复制早期抑制 NP 蛋白合成的过程[3]。

目前该方广泛用于下列病毒性疾病。

1. 流行性感冒　流行性感冒是流感病毒引起的急性呼吸道感染，其中甲型流感病毒经常发生抗原变异，易于传染和流行。临床对 180 例患者应用银翘散加减治疗，治疗 7 天后，痊愈 138 例（占 76.7%），显效 35 例（占 19.4%），无效 7 例（占 3.9%），总有效率为 96.1%，可获确切疗效[4]。

2. 病毒性心肌炎　病毒性心肌炎是病毒感染引起的感染性心肌疾病，患者多伴有上呼吸道或肠道感染史，起初证见发热，全身酸痛、咽痛、恶心呕吐等，继则表现为心悸、胸闷胸痛、头晕、呼吸困难、水肿等。临床应用银翘散加减治疗病毒性心肌炎 52 例，总有效率 92.2%，疗效满意[5]。

3. 下呼吸道感染　下呼吸道感染主要包括肺炎、气管及支气管感染，耿小茵等认为下呼吸道感染中半数以上是由病毒感染引起[6]，临床应用银翘散煎剂加减治疗小儿肺炎 25 例，分别在 3 ~ 5 天内痊愈[7]。

4. 手足口病　手足口病是一种通过多种肠道病毒传播的传染性疾病，多见于 5 岁以下儿童，与中医学“湿温病”相对应。经临床用银翘散加减治疗儿童手足口病，治愈率 81.3%，疗效优于阿昔洛韦[8]。

5. 流行性出血热　对流行性出血热患者在西药治疗同时，按中医辨证分型治疗，邪在卫分者，用银翘散加减治疗，治愈率达 98.33%，全部西药治疗者治愈率达 95.88%，银翘散疗效确切[9]。

6. 风疹　风疹由风疹病毒引起，是儿科常见急性呼吸道传染病，应用银翘散为基础方化裁辨证施治治疗小儿风疹 532 例，总有效率达 100%，疗效显著[10]。

7. 水痘　本方应用于小儿水痘治疗亦较多，疗效显著，临床辨证应用银翘散加减治疗水痘120例,痊愈率达100%[11]。

8. 麻疹 对成人麻疹患者进行辨证分期用药,对发疹前期及出疹期应用银翘散加减进行治疗,获满意有效率,说明中医温病宣肺泄热透疹法疗效确切,并较少出现并发症[12]。

9. 传染性单核细胞增多症 对小儿传染性单核细胞增多症患者50例进行辨证治疗,温热型者应用银翘散加减治疗,方用金银花、连翘、牛蒡子、大青叶、薄荷、淡竹叶、板蓝根、芦根,效果满意[13]。

10. 上呼吸道感染 上呼吸道感染是包括鼻腔、咽或喉部急性炎症的总称,多由病毒感染引起,如病毒性咽炎、腮腺炎、疱疹性咽峡炎、急性扁桃体炎等,临床应用石膏知母汤加银翘散、银翘散合玉屏风散治疗儿童上呼吸道感染,均可取得确切疗效[14,15]。

11. 病毒性脑炎 病毒性脑膜炎临床主要表现为发热、头痛、呕吐和脑膜刺激征,临床最常见的无菌性脑膜炎。应用银翘散加减治疗病毒性脑炎见高热者,疗效满意,但疗效稍逊于银翘散加减治疗上呼吸道感染性疾病[16]。

12. 流行性乙型脑炎 流行性乙型脑炎典型分期有4个阶段即:初期、极期、恢复期、后遗症期,中医学有学者将其按卫气营血辨证分型,初期为邪在卫气,极期为气血两燔、热陷营血,恢复期为正虚邪恋、痰瘀阻络,在初期阶段予以银翘散加减治疗,疗效满意[17]。

桑菊饮

桑菊饮为《温病条辨》所载,具有疏风清热,宣肺止咳之效。适于风温初起轻症,症见但咳,身热不甚,口微渴者,由杏仁、连翘、薄荷、桑叶、菊花、苦桔梗、生甘草、芦根组成。现代研究表明桑菊饮具有抗炎,解热,发汗,增强免疫等多种药效学作用,临床可用于病毒感染、细菌感染、免疫力低下所致的多种疾病。

Toll 样受体(TLR)的部分亚型的表达对内毒素的活化承担信号介导作用,如 TLR 表达过低会导致机体免疫力下降,桑菊饮含药血清一定剂量下可明显上调 TLR-4、TLR-7 的 mRNA 表达,对其余 TLRs 亚型表达无明显影响,其药效学作用可能与促进 TLR 某些亚型表达有关[18]。其增加机体免疫功能还体现在桑菊饮加减方可提高机体巨噬细胞的吞噬功能,其吞噬指数明显提高,吞噬能力提高 2.6 倍,嗜酸细胞增加约 50%,说明桑菊饮能增加非特异性吞噬能力达到消除病原微生物的作用[19]。

桑菊饮在抗氧化方面具有一定作用,其可较好地防止脂质过氧化,终止自由基损伤的链式反应,避免自由基在体内堆积过多或清除过慢引起细胞膜破坏、功能失常甚至细胞死亡等[20]。

目前该方广泛用于下列病毒性疾病。

1. 流行性感冒　对 24 例甲型 H1N1 流感实验室确诊患者在西药达菲治疗基础上予以桑菊饮加减,治疗 5~8 天后,23 例患者获临床痊愈,1 例患者 12 天后咽拭子甲型 H1N1 流感病毒核酸检测转阴,治愈率为 100%,表明桑菊饮加减配合达菲治疗效果可靠[21]。

2. 病毒性角膜炎　病毒性角膜炎是由病毒致病原感染角膜而引起的炎症,相当于中医学范畴之"聚星障"等范畴,病因病机多为外感风热毒邪或肝火炽盛所致,将病毒性角膜炎患者中医辨证属风热上犯型,应用银翘散合桑菊饮加减进行治疗,治疗后取得良好结果[22]。

3. 带状疱疹　本病是由感染水痘带状疱疹病毒引起的急性感染性皮肤病,多发于肋间神经、颈神经、三叉神经、腰骶神经支配等区域,应用桑菊饮加减内服治疗顽固性带状疱疹患者,经 9~30 天治疗后,多数可获痊愈,少数好转结痂,总有效率达 100%,疗效确切[23]。

4. 水痘　临床应用桑菊饮加减内服及金黄散、百部酒制成之水痘酊外擦治疗 50 例水痘患者，治疗 3 天后，治愈 43 例，好转 6 例，继服药后均痊愈，有效率达 100%[24]。

5. 上呼吸道感染　采用桑菊饮加减（金银花、桑叶、菊花、薄荷、连翘、桔梗、杏仁、芦根、黄芩、知母、射干、土牛膝等）治疗上呼吸道感染，经治后总有效率达 90%，疗效确切[25]。

6. 下呼吸道感染　应用桑菊饮加减治疗小儿肺炎，方用桑菊饮去桔梗，加黄芩、紫菀、玄参、麻黄，对症加减有高热汗出者加石膏、知母，喘憋甚者重用麻黄，手足不温者加用桂枝等，经治疗 3～7 天后，总有效率达 90%[26]。对风热犯肺型急性支气管炎患者应用桑菊饮去苇根，加蝉蜕、前胡，亦有确切疗效[27]。

新加香薷饮

新加香薷饮出自《温病条辨》，功效祛暑解表，清热化湿，主治外感风寒，内伤暑热，症见微恶风寒，无汗头痛，心烦面赤，口渴舌红，苔薄白，脉浮洪者。组成为香薷、金银花、鲜扁豆花、厚朴、连翘。

新加香薷饮对甲 3 亚型流感病毒小鼠肺炎有抑制作用[28]，能提高甲 1、甲 3 型流感小鼠机体细胞免疫功能，达到抗流感病毒的效果[29]。研究表明，香薷的水提液能高效抑制乙型肝炎病毒（HBV）和乙型肝炎病毒表面抗原（HBsAg）[30]，具有较强的抗氧化能力。

目前该方广泛用于下列病毒性疾病。

1. 急性肠炎　肠炎是细菌、病毒、真菌和寄生虫等引起的小肠炎和结肠炎，急性肠炎辨病属中医学“泄泻”范畴，“湿”为泄泻之主因，急性肠炎患者应用新加香薷饮加味进行治疗，疗效显著[31]。

2. 急性上呼吸道感染　急性上呼吸道感染相当于中医学“感冒”“外感发热”范畴，多数中医学者对其辨证较多为外感风寒、外感风热、气虚感冒、外感暑湿等证型，对外感暑湿证型最常采用新加香薷饮进行治疗，疗效确切[32]。

3. 痄腮　痄腮辨证属暑邪外受，上壅为火毒，聚而为肿疡者，临床症见恶寒，无汗，头痛鼻塞流清涕，一身骨节尽痛，咽喉灼热痒痛，咳嗽，少痰，口渴欲饮，胸闷，纳呆，小便黄赤者，选方用新加香薷饮加味可获效[33]。

4. 流行性感冒　流行性感冒辨证分型属暑湿伤表者，应用新加香薷饮加减进行治疗，可有效缓解患者发热、鼻塞等表现，可提高治疗效果[34]。

三仁汤

三仁汤载于《温病条辨》，具有宣畅气机，清利湿热之功，主治湿温初起或暑温夹湿之湿重于热证，症见头痛恶寒，身重疼痛，肢体倦怠，面色淡黄，胸闷不饥，午后身热，苔白不渴，脉弦细而濡者。组成为杏仁、飞滑石、白通草、白蔻仁、竹叶、厚朴、生薏苡仁、半夏。本方还具有止咳化痰、抗病毒、抑菌、解热之功效，对多种感染性疾病均有良好疗效，对部分病毒性疾病如流行性出血热、带状疱疹、乙脑等亦有疗效。

T 细胞 CD_4^+ 亚群和 CD_8^+ 的比值是反应机体免疫平衡的重要指标[35]，三仁汤具有对抗免疫功能低下的作用，能增强机体免疫功能，使处于湿热证中的 T 细胞 CD_4^+、CD_8^+ 比值基本正常[36]；Th 细胞对机体免疫系统具有重要调节作用，IFN－γ 和 IL－4 分别是 Th1 和 Th2 细胞的自分泌生长因子，在脾胃湿热证模型大鼠胃肠道黏膜存在一定程度炎症损伤时，IFN－γ 和 IL－4 表达均升高，提示大鼠细胞免疫和体液免疫均呈亢进状态，即免疫功能失调，三仁汤能减轻脾胃湿热大鼠胃肠道病理损伤，降低 IFN－γ、IL－4 的表达水平，调节 IFN－γ/IL－4 比值，可维持机体的免疫稳态，保护胃肠道黏膜[37]。

目前该方广泛用于下列病毒性疾病。

1. 上呼吸道感染　应用三仁汤加味治疗小儿急性上呼吸道感染，方用桔梗、桑叶、菊花、北杏仁、薄荷、薏苡仁、白豆蔻、甘草、芦根、淡竹叶，余随证加减，与应用利巴韦林为主治疗者对比，疗效显著，可获 92.5% 总有效率，值得临床推广[38]。

2. 传染性单核细胞增多症　临床应用三仁汤治疗传染性单核细胞增多症，较应用更昔洛韦者，三仁汤在改善发热、咽峡炎和浅表淋巴结肿大等症状，及促进炎症消退时均优于更昔洛韦，较少有不良反应[39]。

3. 流行性出血热　一例流行性出血热患者，因发热、头痛、腰痛 4 天入院，症见发热，颜面、颈、胸部潮红，球结膜充血，胸腋部散见出血点，肾区叩击痛，应用抗生素高热不退，中医辨证为湿热交蒸，邪毒内蕴，服药 7 剂患者痊愈[40]。

4. 肺炎　社区获得性肺炎患者在西药治疗基础上应用三仁汤加减，组方为苦杏仁、薏苡仁、白蔻仁、半夏、厚朴、滑石、竹叶、瓜蒌、贝母、桑白皮、连翘等，经治疗后获 91.7% 有效率，单纯应用西药治疗者经治后获 70.6% 总有效率，应用三仁汤加味者在改善患者症状、体征、肺部炎症吸收方面均有显著疗效[41]。

5. 水痘　应用银翘散合三仁汤治疗水痘患者 78 例，均取得良好疗效，治愈时间均在 3～6 天，且未见并发症，临床疗效确切[42]。

桑杏汤

本方出自《温病条辨》，具有清宣温燥之功，主治外感温燥，症见身热不甚，干咳无痰，咽干口渴，舌红，苔薄白而燥，右脉数大。

组成为桑叶、杏仁、沙参、象贝、香豉、栀皮、梨皮。临床研究表明，桑杏汤及其加减方在治疗呼吸系统疾病方面具有一定优势[43]，对病毒性呼吸道疾病如肺炎、支气管炎等均有良好疗效，且不良反应较少，值得临床推广应用与研究。

桑杏汤通过增加机体呼吸道液黏蛋白(RS)，通过RS分泌增加有利于气道上皮纤毛浸于呼吸道腺体以及杯状细胞分泌的呼吸道液中正常发挥保护功能，主要是增加气道免疫球蛋白维护气道免疫功能[44]；桑杏汤可降低大鼠肺损伤组织中HMGB1、TNF-α，IL-6的表达水平，减少因炎症因子对肺泡毛细血管损害而致毛细血管通透性障碍导致的肺功能失常，通过抑制大鼠肺损伤组织中的炎症反应，对肺脏具有显著保护作用[45]。

小儿肺炎患者应用桑杏汤加减治疗，基本方为桑白皮、杏仁、苏子、黄芩、百部、枇杷叶、葶苈子、白前、海浮石、海蛤粉、钩藤、地龙、天竺黄，余随证加减，经治疗后可获96.25%总有效率，对照组应用利巴韦林、青霉素等西药治疗，获90.12%总有效率，桑杏汤治疗小儿肺炎疗效显著[46]。

参考文献

[1]严敏.银翘散对流感病毒感染小鼠模型肺组织mBDF1表达的影响[D].成都中医药大学,2010.

[2]关文达,杨子峰,谢慧珺,等.银翘散对感染甲1型流感病毒金刚烷胺耐药株小鼠的抗病毒研究[J].广东农业科学,2011,30(13):135-137.

[3]谢慧珺.人流感病毒(H3N2)鼠肺模型适应性及银翘散抑制病毒复制作用研究[D].广州中医药大学,2012:2.

[4]刘芳.银翘散加减治疗甲型H1N1流感180例疗效观察[J].中医药导报,2011,17(4):91.

[5]刘芳.银翘散治疗病毒性心肌炎52例[J].湖南中医杂志,1997,

13(4):29-30.

[6]耿小茵,刘光太.银翘散治疗病毒性下呼吸道感染疗效观察[J].海南大学学报自然科学版,2000,18(3):302-303.

[7]胡居息.银翘散加减治疗小儿肺炎25例[J].湖北中医杂志,1982,(1):55.

[8]张丽霞.银翘散加减治疗儿童手足口病32例临床观察[J].中医药导报,2007,13(9):43,48.

[9]蒋华民,李兆风,张国海,等.中西医结合治疗流行性出血热临床观察—附360例报告[J].内蒙古中医药,1993,12(1):25-26.

[10]李七一.银翘散治疗小儿风疹532例[J].吉林中医药,1999,19(6):20.

[11]杨龙生.银翘散加减治疗水痘120例临床观察[J].江西中医药,2004,35(6):35.

[12]林兴栋,杨德福,于征淼,等.泄热透疹法治疗成人麻疹18例分析[J].广州中医药大学学报,2002,19(3):224-225.

[13]魏小维,贺爱燕.银翘散、达原饮加减治疗小儿传染性单核细胞增多症[J].中国全科医学杂志,1999,2(6):457.

[14]汪贤昀.银翘散在儿科的应用体会[J].中华实用中西医杂志,2003,3(16):1105-1106.

[15]杨季国.银翘散在儿科运用中的临床体会[J].中国中医药信息杂志,1996,6(7):66.

[16]孙小平.银翘散加减治疗高热84例[J].陕西中医,2002,23(10):129.

[17]商让成,王宝民,张世伟.辨证治疗流行性乙脑炎60例[J].陕西中医,2002,23(9):771-772.

[18]杜新亮,隋峰,张畅斌,等.桑菊饮含药血清对小鼠巨噬细胞TOLL样受体表达的影响[J].中国实验方剂学杂志,2010,16(1):57-60.

[19]钱瑞生.中草药免疫促进剂[J].中医杂志,1980,21(3):235-236.

[20]景晓卫,李兴泰.桑菊饮的抗氧化及保护线粒体作用[J].南方农业

学报,2012,43(12):2059.

[21]娄国强,荀运浩,施军平,等.24例甲型H1NI流感的临床特征及桑菊饮加减治疗的疗效[J].中华中医药学刊,2010,28(2):368-369.

[22]齐翠英.中药为主治疗病毒性角膜炎疗效观察[J].河南中医,2002,22(4):45.

[23]李洪兵.臭灵丹与桑菊饮加减治疗顽固性带状疱疹临床观察[J].中国民族民间医药杂志,2000(1):30.

[24]孙红.桑菊饮治疗水痘的临床观察[J].淮海医药,1996,14(2):18.

[25]吴晓慧.桑菊饮加减治疗上呼吸道感染40例[J].陕西中医,2009,30(4):401-402.

[26]李光明,李平,王艳华.试论桑菊饮加减治疗小儿肺炎[J].世界今日医学杂志,2004,5(5):333.

[27]杨利.加减桑菊饮治疗急性支气管炎60例临床观察[J].中医药导报,2006,12(12):36.

[28]盛丹,黎敬波,杨子峰,等.不同治法体内抗甲3(H_3N_2)亚型流感病毒作用的实验研究[J].河南中医,2007,27(2):27.

[29]马力,黎敬波,盛丹,等.3种解表方对甲1、甲3型流感小鼠白介素2和T淋巴细胞亚群的影响[J].中国实验方剂学杂志,2010,16(7):108-111.

[30]应国红,罗国生.中草药抑制HBsAg的实验研究[J].江西中医学院学报,2002,14(1):31-32.

[31]周志军.新加香薷饮加味治疗急性肠炎60例[J].中国中医急症,2005,14(2):127.

[32]罗翌,郑丹文,李际强.当代名老中医治疗急性上呼吸道感染的辨证治疗经验统计[J].中国中医药现代远程教育,2010,8(17):183-184.

[33]王小龙,熊健宪.痄腮辨治验案3则[J].江苏中医药,2007,39(6):42-43.

[34]郑勇前,姚傍英,严柏文.中医辨证施护治疗时行感冒临床研究[J].亚太传统医药,2015,11(14):90.

[35]贾战生.T淋巴细胞亚群的检测及临床意义[J].国外医学临床生物

化学与检验学分册,1992,13(4):159.

[36]文小敏,廖荣鑫,谭永振.三仁汤对脾胃湿热证大鼠模型外周血T淋巴细胞亚群的影响[J].南方医科大学学报,2008,28(7):1201-1202.

[37]任玺,文小敏,洪冰,等.三仁汤对脾胃湿热证大鼠血清Th1/Th2细胞因子的影响[J].南方医科大学学报,2012,32(2):181-184.

[38]王云蝶.桑菊三仁汤治疗风热夹湿型小儿急性上呼吸道感染40例疗效观察[J].中医儿科杂志,2014,10(1):37-38.

[39]秦克力,佟颖,肖力,等.三仁汤治疗传染性单核细胞增多症61例[J].山东中医杂志,2011,30(3):161.

[40]谭凤森,谭凤华.三仁汤加减治疗流行性出血热举隅[J].四川中医,1987,5(4):24.

[41]冯崇正.化痰三仁汤治疗肺炎36例[J].陕西中医,2001,32(9):1158-1159.

[42]龙贤林.银翘散合三仁汤治疗水痘78例[J].四川中医,2007,25(10):90.

[43]赵勤,汪海飚,高振,等.桑杏汤(散)及其加减方治疗呼吸系统疾病疗效的系统评价[J].中国实验方剂学杂志,2011,17(17):254-258.

[44]丁建中,张六通,龚权,等.桑杏汤对温燥小鼠气管纤毛运动与呼吸道液及免疫功能的影响[J].中药药理与临床,2006,22(5):4-5.

[45]姜瑞雪,牛志尊,黄密,等.杏苏散、桑杏汤对$PM_{2.5}$染毒大鼠肺组织中HMGB1、TNF-α、IL-6表达的影响[J].环境卫生学杂志,2015,5(4):317-320.

[46]卞成磊,孙志栋,张荣花.苏芩桑杏汤治疗小儿肺炎160疗效观察[J].新疆中医药,2002,20(2):20.

第二节　气分证方剂

气分证是温病过程中气的功能失调引起的证候,因气的分布及作用广泛多样,故气分证类型及涉及部位较多,涉及部位包括肺、胸膈、胆、脾、胃、大小肠、膜原等。气分证的代表方剂也较多，临床用途广泛。其代表方，不仅包括以治疗温病极期阶段气分实热为主的方剂，如麻杏石甘汤、白虎汤、普济消毒饮、蒿芩清胆汤、甘露消毒丹等，还包括了治疗温病后期以余热未清，气津两伤为病机特点的竹叶石膏汤、沙参麦冬汤等。众所周知，气分阶段是温病发展的重要环节，有效防治气分证及其病证可能发生的传变具有重要意义。现代药理研究证明，许多治疗气分证的代表药物及方剂，在防治病毒性疾病重症等方面亦可发挥较好疗效。

麻杏石甘汤

本方出自《伤寒论》，具清热宣肺之功，适于外感风邪，风热在肺，症见身热，汗出，烦渴，咳喘，或咳痰黄稠，或痰中带血，或痰呈铁锈色，胸闷胸痛，舌红苔黄，脉数。组成为麻黄、杏仁、甘草、生石膏。临床观察及实验表明本方具有抗病毒[1]、抗菌、退热、镇痛、止咳化痰等功效，临床常用于治疗呼吸系统疾病，对于呼吸道感染性疾病亦有良好疗效。

研究表明该方通过直接杀伤病毒、干预病毒吸附、抑制病毒增殖、保护宿主细胞、抑制宿主细胞凋亡等途径发挥抗流感病毒作用；在保护宿主细胞作用的基础上，该方通过调节免疫等机制诱导宿主细胞产生免疫活性物质，对流感病毒血凝滴度的抑制作用和对狗肾传代细胞（MDCK 细胞）保护明显，机制可能是化学和生物方面因素。实验中测定药液 pH 低于流感病毒生存 pH 范围，可能是该方发挥灭活病毒作用的主要因素之一。但麻杏石甘汤是否影响流感病毒增殖过程中的生物合成或病毒表面抗原基因的表达等有待进一步研究[2-4]。

麻杏石甘汤加味能有效抑制呼吸道合胞病毒感染模型大鼠血清 TNF-α、ECP，改善肺间质淋巴细胞、浆细胞、嗜酸性细胞浸润，减轻过敏性炎症[5]，提高小鼠肺组织抗氧化能力，维持氧自由基与清除的动态平衡[6]；明显减轻流感病毒感染小鼠肺部炎症反应，其机制可能与其抑制神经氨酸酶活性，阻止病毒增殖有关[7]。

目前该方广泛用于下列病毒性疾病。

1. 流行性感冒　应用麻杏石甘汤治疗 11 例甲型 H1N1 流感，有效率达 100%，全部患者于 7 天左右症状缓解[8]。

2. 下呼吸道感染　较单用西药利巴韦林，加用麻杏石甘汤加味治疗小儿病毒性下呼吸道感染中医辨证属痰热壅肺者，可缩短退热、肺部啰音消失时间，疗效确实[9]。

3. 肺炎　急性肺炎患者应用西医抗感染等治疗基础上加用麻杏石甘汤加减，与单纯应用西医疗法者相比疗效显著，并能对血清中 C 反应蛋白有明显调节作用[10]。

4. 感染性心内膜炎　一例亚急性感染性心内膜炎患者，既往风心病二尖瓣狭窄合并关闭不全 20 余年，就诊时症见：发热，眼结膜瘀血点，咳嗽咳吐黄痰带血丝，胸闷喘促，纳差腹胀，双下肢水肿，舌淡红苔黄，脉数。中医辨证为温病气营两燔型，治以解毒宣肺、清营凉血为法，方用白虎汤加减，组方为炙麻黄、生甘草、杏仁、生石膏、水牛角、知母、生地黄、丹参、玄参、牡丹皮，经治疗后患者病情好转[11]。

竹叶石膏汤

本方出自《伤寒论》，具清热生津，益气和胃之效，是治疗伤寒、温病、暑病之后常用方剂，症见余热未清，气津两伤，虚羸少气，身热多汗，呕逆烦渴，唇干口燥，或虚烦不寐，舌红少苔，脉虚数者。由竹叶、生石膏、半夏、麦冬、人参、甘草、粳米组成。临床研究和应用时发现，竹叶石膏汤具有抗炎、祛痰、激活机体防御功能的效果，临床应用于诸多热病后期治疗，应用范围较广，但均围绕元气亏虚,津液耗伤而辨证施用。

对竹叶石膏汤各组成药物实验分析,表明人参具有抗疲劳、提高免疫功能和应激能力[12],麦冬有抗缺氧、调节免疫作用[13],石膏具有解热、镇静、消炎作用及免疫促进作用[14],竹叶有抗菌抗炎、解热利尿作用[15],甘草对吞噬细胞呈双向调节作用,同时有解毒、镇咳、祛痰、抗菌等作用[16],综合考虑本方发挥解热、抗病毒等作用,与组成药物的抗氧化、增强免疫力密不可分。

目前该方广泛用于下列病毒性疾病。

1. 麻疹肺炎　麻疹属中医学温病范畴,疹出齐后,热不退者,见气阴两伤证者尤宜本方。对出疹期及疹后期麻疹肺炎,不使用抗生素,应用竹叶石膏汤加减,即可达到满意效果[17]。

2. 手足口病　临床应用竹叶石膏汤合银翘散加减进行治疗,可取得明显疗效,较西药治疗效果明显[18]。

3. 病毒性心肌炎　病毒性心肌炎属中医学心悸、胸痹等范畴,中医学者多认为其病因病机为外受风热毒邪,热毒侵袭心脏而致,治以益气养阴,清热解毒为法,应用竹叶石膏汤加减治疗病毒性心肌炎,可收到满意疗效[19]。

4. 上呼吸道感染　竹叶石膏汤与阿奇霉素联用能明显增强治疗单纯性上呼吸道感染的作用,并且在反复性感染方面也表现出明显优势[20]。

5. 流行性出血热　流行性出血热典型临床经过分为发热期、低血压休克期、少尿期、多尿期及恢复期,对流行性出血热发热期应用竹叶石膏汤加减治疗可缩短病程,促进患者康复,其作用机制值得进一步验证和探讨[21]。

6. 流行性乙型脑炎　流行性乙型脑炎患者中医学辨证属热病后余热未了,伤津耗气型的恢复期患者应用竹叶石膏汤加减进行治疗,可取得满意疗效[22]。

7. 葡萄膜炎 葡萄膜炎病因复杂，其中感染性葡萄膜炎可由细菌、真菌、病毒等感染引起，西医治疗以糖皮质激素药物为主，对部分辨证属气阴两伤，内热上扰者加用竹叶石膏汤加减治疗，可加强糖皮质激素疗效，又可减少其不良反应和并发症[23]。

8. 猩红热 即中医学之称烂喉痧，是由感受痧毒之邪引起的急性传染性疫病，症状为低热，全身细密红色皮疹，伴少气，干咳，食欲不振，小便调，大便干，丹痧后期，证属热毒未清，阴液耗伤者，应用本方加减治疗，可使患者津气得复获得痊愈[24]。

蒿芩清胆汤

本方出自《重订通俗伤寒论》，具清胆利湿，和胃化痰之功。主治少阳湿热痰浊证，症见寒热如疟，寒轻热重，胸闷，胸胁胀痛不适，口苦，干呕或呕吐酸水、黄水，舌红，苔白腻，间现杂色，脉数，右滑左弦。组成为青蒿、青子芩、淡竹茹、仙半夏、枳壳、陈皮、赤苓、碧玉散。本方广泛应用于多种疾病，涉及呼吸系统、循环系统、消化系统等，对于多种传染性病毒性疾病多有良好疗效。

蒿芩清胆汤可降低肺组织流感病毒 mRNA 表达水平，其抗病毒机制还与其具有下调炎性细胞因子 TNF－α、IL－6 的基因表达水平有关[25]；其可降低流感病毒感染小鼠肺组织 NF－κB、腹腔巨噬细胞 NF－κB mRNA 的表达，NF－κB 是一种重要的核内转录因子，可诱导多种炎症因子的表达[26]，通过下调 NF－κB 的表达来干预肺泡内炎症反应，减少肺组织损伤从而达到治疗的目的[27]。

蒿芩清胆汤具有提高小鼠巨噬细胞的吞噬能力的作用，提高特异性、非特异性免疫能力，其主要通过 T 淋巴细胞发挥作用，作用机制与提高机体免疫力关系密切[28]；体外实验还表明蒿芩清胆汤对鸡胚感染流感病毒具有明显抑制作用，尤其对甲 3 型流感病毒抑制效果更为显著，抗病毒更广泛应用还有待于继续发掘[29]。

目前该方广泛用于下列病毒性疾病。

1. 病毒性流行性感冒　呼吸道病毒性感染性疾病中医学辨证有多种类型，其中属湿热者临床应用蒿芩清胆汤治疗病毒性流行性感冒49例，对照组采用利巴韦林治疗，治疗3天后，有效率分别获得93.88%和79.59%，说明其疗效确切[30]。

2. 肺炎　应用蒿芩清胆汤加减治疗急性肺炎，方用蒿芩清胆汤加减，组方为青蒿、淡竹茹、制半夏、生枳壳、荷叶、茯苓、杏仁、桔梗、陈皮、黄连、黄芩、碧玉散，余随证加减，治疗后总有效率96.67%，疗效显著[31]。

3. 上呼吸道感染　急性上呼吸道病毒感染属湿热证者，应用蒿芩清胆合剂治疗，与利巴韦林颗粒剂相比疗效显著，其结果还表明蒿芩清胆汤可改善免疫功能紊乱状态[32]。

4. 慢性乙型肝炎　一例患者有慢性乙型肝炎病史，就诊时症见纳可，大便日行3、4次(服大黄䗪虫丸后)，尿黄，苔薄黄，舌红，脉细。辨证属少阳湿热痰浊，热重于湿，方用茵陈、青蒿、黄芩、枳壳、竹茹、夏枯草、麦芽、制半夏、陈皮、茯苓、广郁金、生甘草，后复诊以一诊方为基础随证加减，疗效满意[33]。

5. 非典型肺炎　严重急性呼吸综合征(severe acute respiratory syndrome)，简称SARS，是一种因感染SARS相关冠状病毒而导致的呼吸道传染病，应用蒿芩清胆汤加减治疗SARS，患者平均退热时间为5～6天，平均住院时间为18天，疗效明显[34]。

6. 带状疱疹　应用蒿芩清胆汤治疗带状疱疹21例，经治疗后总有效率达90.48%，疗效满意[35]。

达原饮

本方出自《温疫论》，功效疏达膜原，适用于温疫初起，邪伏膜原证，主治寒热往来，发无定时，胸闷呕恶，头痛烦躁。由槟榔、厚朴、草果仁、知母、芍药、黄芩、甘草组成。现代研究表明，达原饮具有抗病原微生物、促内毒素排泄、护肝、抗炎等作用。

达原饮具有降低血清中 IL－6、TNF－α 水平，降低肝组织中髓过氧化物酶活性作用，是其解热作用机制之一[36]；体外实验表明，无毒浓度的新加达原饮对 HepG 2.2.15 细胞培养中可有效地抑制 HBsAg 和 HBeAg 的分泌，并且呈现量效和时效关系，其在体外具有显著的抗 HBV 的作用，且毒性较低[37]。

目前该方广泛用于下列病毒性疾病。

1. 上呼吸道感染　应用达原饮加减治疗160例中医学辨证属感冒夹滞之上呼吸道感染儿童，随证加减用药后，治疗5天获90%有效率，临床疗效显著[38]。

2. 病毒感染性发热　中医学认为病毒感染发热多为湿热内蕴，多表现为湿热之邪蕴于少阳、阳明，临床可见恶寒发热，头晕口苦，身重倦怠，胸闷倦怠，恶心，便秘，舌红苔黄腻，脉弦滑等症，应用达原饮加减治疗该病患者42例，可获100%总有效率，疗效满意[39]。

3. 艾滋病合并症　艾滋病是一种获得性免疫缺陷综合征，由感染 HIV 病毒所致，应用达原饮加味治疗艾滋病合并厌食、发热，合并带状疱疹，合并肺痨各一例，均取得较好疗效[40]。

4. 乙型肝炎　临床应用柴胡达原饮加味联合干扰素治疗 HBeAg 阴性慢性乙肝，与应用双环醇片、干扰素治疗者相比，应用柴胡达原饮者基本有效率明显优于单纯西药治疗，且治疗6个月后，其 HBV－DNA 阴转率明显高于纯西药治疗者[41]。

沙参麦冬汤

本方出自《温病条辨》，具有清养肺胃，生津润燥之功，主治燥伤肺胃或肺胃阴津不足，症见低热或不发热，咽干口渴，或痰少而黏，舌干红少苔，脉细。组成为沙参、玉竹、生甘草、冬桑叶、麦冬、生扁豆、花粉。

沙参麦冬汤可以提高慢性支气管炎大鼠血清中超氧化物歧化酶、谷胱甘肽过氧化物酶、过氧化氢酶活性，改善大鼠体内氧化与抗氧化平衡紊乱状态，从而清除机体自由基，增强机体组织内抗氧化酶的活力，提高慢性支气管炎大鼠血清的抗氧化能力，减少氧化应激损伤[42]；IL－6是由单核细胞、激活的T细胞以及多种免疫细胞分泌的一种具有广泛生物学活性的细胞因子，可引起病灶局部纤维母细胞增生，产生纤维化粘连，炎性细胞浸润及气管、肺泡黏膜的损伤[43]，沙参麦冬汤能减少IL－6的生成，可能是其治疗慢性支气管炎机制之一[44]；沙参麦冬汤还可维持运动小鼠外周免疫球蛋白、T淋巴细胞亚群等参数在正常范围，提高脾指数和胸腺指数[45]，增强免疫功能。其具体效应尚有待进一步研究。

目前该方广泛用于下列病毒性疾病。

1. 支气管炎　临床应用沙参麦冬汤加减治疗急性气管支气管炎，疗效确切，尤其适用于阵发性干咳者[46]。

2. 肺炎　应用中西医结合疗法治疗迁延性肺部感染，对辨证属阴虚邪恋型患者在使用抗生素基础上加用沙参麦冬汤加减，治疗后疗效确切，较单纯抗生素治疗者疗效显著[47]。

3. 麻疹　麻疹后期，多属疹毒未清，胃阴已伤，宜养阴祛邪，方用沙参麦冬汤加减可取得良好疗效[48,49]。

普济消毒饮

本方出自《东垣试效方》，具有清热解毒，疏风散邪之功，主治大头瘟，症见发热恶寒，烦躁不安，头面焮红灼热，目不能开，咽喉疼痛剧烈，舌红苔黄，脉数实。全方由黄芩、黄连、人参、陈皮、甘草、玄参、柴胡、桔梗、连翘、板蓝根、马勃、牛蒡子、薄荷、僵蚕、升麻组成。普济消毒饮临床应用于急性感染性疾病、上呼吸道感染如流行性腮腺炎[50]、扁桃体炎[51]、流行性出血热[52]、水痘、带状疱疹[53]等，具有良好效果，现代医学研究表明，本方具有杀菌、降温等作用[54]，从临床所治病例分析，其治疗病症范围较广，对多种急性传染性疾病和病毒感染性疾病疗效卓著。

普济消毒饮对Raji细胞EB病毒早期抗原及B95－8细胞EB病毒壳抗原表达均有一定抑制作用，抑制作用强弱与药液浓度成正比[55]；药理实验证实，普济消毒饮煎剂对甲型和乙型链球菌、肺炎双球菌、金黄色葡萄球菌、白色葡萄球菌均有较好的抑菌作用，特别是对耐药性细菌仍有较强的作用，且高压灭菌处理对合剂抗菌作用无影响[56,57]。普济消毒饮能增强NK细胞活性和IL－2生成能力[58]，促进脾淋巴细胞增殖，IL－2与NK细胞能共同发挥抗感染、抗病毒及抗肿瘤作用，其活性水平可反应机体免疫功能状态[59]，普济消毒饮通过提高机体免疫功能，发挥抗感染、抗病毒效用；普济消毒饮一类清热解毒方可有效降低血清内毒素及细胞因子水平，减轻脏器损伤[60]，其清热解毒的效力可从抗内毒素、抗过氧化物损伤、抗炎性细胞因子、增强免疫力等多方面发挥作用[61]。

目前该方广泛用于下列病毒性疾病。

1. 病毒性心肌炎　中医学认为正气不足，热毒侵心是本病发生的关键，对病毒性心肌炎辨证属热毒犯心证者，治疗应以清热解毒为主，佐以养阴，可予以玉女煎合普济消毒饮加减治疗[62]。

2. 扁桃体炎　对小儿扁桃体炎应用西药头孢噻肟钠治疗基础上加用普济消毒饮加味可缩短患儿退热时间，咽痛、咽部充血好转时间，较单纯西药治疗能较多降低C－反应蛋白、白细胞计数、中性粒细胞百分数水平[63]。

3. 腮腺炎性睾丸炎　腮腺炎性睾丸炎是由腮腺病毒经血行传播至睾丸引起的睾丸急性炎症反应，多继发于流行性腮腺炎之后。

对患病者予以常规西医抗病毒治疗基础上，予以普济消毒饮加减内服及大青膏外用治疗，可获得明显疗效[64]。

4. 传染性单核细胞增多症　应用普济消毒饮合六神丸进行治疗，能明显改善传染性单核细胞增多症的各种症状，可取得确切疗效[65]。

5. 流行性腮腺炎　流行性腮腺炎中医学谓之“痄腮”，中医学认为其病因多为外感风热温毒，挟肝胆之火与阳明胃热上攻，蕴结少阳经脉所致，应用于流行性腮腺炎患者时，其退热、消肿力显著，并可缩短疗程[66]。

6. 带状疱疹　带状疱疹西医治疗结果多不十分显著，应用普济消毒饮治疗带状疱疹与单纯应用西医抗病毒治疗等相比可显著提高疗效[67]。

7. 丹毒　中医学多认为丹毒由于素体血分有热，外受火毒，热毒蕴结，郁阻肌肤而发，临床采用普济消毒饮加减治疗丹毒，可取得较好疗效[68]。

8. 急性上呼吸道感染　应用普济消毒饮治疗急性上呼吸道感染，可缩短患者退热时间，明显改善上呼吸道感染症状，且无明显不良反应[69]。

9. 埃博拉出血热　埃博拉出血热是一种由埃博拉病毒（EBV）引起的急性出血性传染病，临床有高热、头痛、咽喉痛、关节痛等全身中毒症状，继之出现严重呕吐、腹泻等表现，对埃博拉出血热潜伏期患者采用普济消毒饮内服进行早期干预，可达治其未发之效[70]。

10. 扁平疣　扁平疣是由人类乳头瘤病毒引起的，多发于青年人面部及手背，中医学谓之扁瘊，对扁平疣患者采用普济消毒饮加减进行治疗，效果显著，且复发率低[71]。

11. 尖锐湿疣　尖锐湿疣是因感染人乳头瘤病毒（HPV）所致

的以肛门生殖器部位增生性损害为主要表现的疾病，具有多种传播途径，临床应用二氧化碳激光外治后内服普济消毒饮可显著提高治疗效果[72]。

12. 小儿疱疹性咽峡炎　小儿疱疹性咽峡炎是由柯萨奇组病毒、埃可病毒、EV71 等肠病毒引起的以急性发热和咽峡部疱疹溃疡为特征的疾病，感染性极强。初期辨证属暑热夹湿，阳明气分热盛者应用普济消毒饮进行治疗，可取得良好效果，并能较快退热[73]。

13. 流行性感冒　流行性感冒是流感病毒引起的急性呼吸道感染，相当于中医学时行感冒，临床应用普济消毒饮随证加减，进行治疗，可取得确切疗效[74]。

14. 水痘　普济消毒饮应用于水痘治疗时，在西药阿昔洛韦基础上加用本方，可明显提高疗效[75]。

15. 小鹅瘟　小鹅瘟是雏鹅较为常见的传染病之一，是由小鹅瘟病毒引起的一种急性或亚急性的败血性疾病。给予病禽普济消毒饮加减用于饮水，并用药渣拌料，可使得鹅群疫情得到缓解和控制，减少病鹅死亡数量[76]。

甘露消毒丹

本方出自《温热经纬》，具有清热利湿，化浊解毒之功效，主治湿温时疫之湿热并重，邪在气分，症见发热口渴，胸闷，腹胀，肢重倦怠，咽喉肿痛，小便黄赤，或身目发黄，舌苔黄腻，脉滑数者。由飞滑石、淡黄芩、茵陈、藿香、连翘、石菖蒲、白蔻仁、薄荷、木通、射干、川贝母组成。甘露消毒丹具有宣上、畅中、渗下之特点，临床应用广泛，对于多种病毒感染性疾病具有良好疗效，对其相关抗病毒作用及其机制研究也较为详细。

甘露消毒丹可有效增强 H1N1 流感病毒感染的小鼠肺和血清

中的 IFN－γ、IL－2 表达水平和抑制 TNF－α、IL－6 的异常表达，一定程度上正面调节机体的免疫功能[77]；对温病湿热证大鼠肝巨噬细胞 LBP mRNA，CD14 mRNA 及 NF－κB 的激活具有较好的干预调控作用，能终止炎症介质的转录，限制急性炎症反应[78]；其水煎液对柯萨奇 B_2、B_3、B_4 病毒在培养细胞中的增殖量均有明显抑制作用，其抑制病毒的生长曲线与培养时间无显著相关性，很可能是该方抑制了病毒早期增殖过程的缘故，该方能预防柯萨奇病毒的感染，很可能与该方提高细胞免疫作用有关[79]。

目前该方广泛用于下列病毒性疾病。

1．肺炎　对 46 例肺炎患者随机分为两组，治疗组内服甘露消毒丹，对照组应用止咳橘红丸，比较两组疗效发现治疗组疗效明显优于对照组，临床疗效满意[80]。

2．痄腮　应用甘露消毒丹治疗小儿痄腮取得良好疗效，如一 5 岁患儿，就诊时症见发热，两侧腮部漫肿疼痛，触之坚硬，咀嚼困难，食欲不振，便溏，舌红苔黄腻，脉数。中医辨证属湿热蕴结，处方为白蔻仁、茵陈、滑石、板蓝根、夏枯草、连翘、黄芩、浙贝、薄荷、木通、藿香、菖蒲，疗效确切[81]。

3．肝炎　应用本方治疗急慢性肝炎、病毒性肝炎、甲型乙型肝炎均有良好疗效，应用甘露消毒丹加用虎杖、柴胡为基本方，随证加减治疗急性病毒性肝炎，总疗程不超过 6 个月，总有效率可达 100%[82～84]。

4．扁桃体炎　临床应用甘露消毒饮治疗急性扁桃体炎，治疗结果表明，甘露消毒饮加减治疗急性扁桃体炎在缓解临床症状、炎症吸收方面疗效明显，并且不良反应较少[85]。

5．带状疱疹　应用甘露消毒丹加减加喉症丸外敷治疗带状疱疹，经治疗后总有效率达 97.7%，疗效确切[86]。

6．流行性出血热　一例男性流行性出血热患者，突发高热，呈稽留型，皮肤黏腻、灼手，伴头胀痛，周身酸楚，恶心、呕吐胃内容物，尿黄赤，口渴不多饮，精神困倦，舌红苔黄厚，脉洪大有力。中医辨证属湿热熏蒸，气机不畅，处方用茵陈、藿香、川连、黄芩、滑石、石菖蒲、川贝母、木通、连翘、薄荷、白蔻仁、佩兰，2 剂后患者热退，精神好转[87]。

7. 传染性单核细胞增多症　有学者[88]应用甘露消毒丹加味蝉蜕、僵蚕、姜黄、大黄、柴胡治疗 1 例传染性单核细胞增多症患者，疗效确切。

参考文献

[1]姚玉堃. 中医临床实用方药粹[M]. 江苏：江苏科学技术出版社，1991：77－81.

[2]张薇，卢芳国，何迎春，等. 麻杏甘石汤体外抗 A 型流感病毒作用的实验研究[J]. 实用预防医学，2007，14(5)：1351－1353.

[3]卢芳国，何迎春，肖子增，等. 麻杏石甘汤体外抗 A 型流感病毒作用靶点的研究[J]. 湖南中医药大学学报，2008，28(2)：5－9.

[4]卢芳国，何迎春，肖子增，等. 麻杏石甘汤对 A 型流感病毒感染的犬肾传代细胞凋亡的影响[J]. 医学研究生学报，2009，22(2)：34－35.

[5]王伟群，邵征洋，许先科，等. 加味麻杏石甘汤对呼吸道合胞病毒感染模型大鼠血清 TNF－α、ECP 及肺组织病理的影响[J]. 浙江中西医结合杂志，2012，22(6)：422.

[6]孙雪文，韩凤芹，姚艳冰，等. 麻杏石甘汤对哮喘小鼠肺功能及氧自由基的影响[J]. 湖北中医药大学学报，2012，14(3)：5－7.

[7]张波，李玲，卢芳国，等. 麻杏石甘汤对流感病毒感染小鼠肺部炎症与神经氨酸酶活性影响的研究[J]. 中华中医药杂志，2013，28(4)：1094－1099.

[8]王晓静，王玉光，王融冰，等. 11 例甲型 H1N1 流感确诊病理临床特征及治疗情况分析[J]. 中医杂志，2009，50(7)：615.

[9]周永霞，陈可静. 加味麻杏石甘汤治疗小儿病毒性下呼吸道感染（痰

热壅肺型)临床观察[J]. 中国中医急症,2004,13(11):733,767.

[10]陈荣,曹校校. 麻杏石甘汤佐治急性肺炎的疗效及对血清C反应蛋白的影响[J]. 中国中医急症,2011,20(3):367.

[11]张婷婷,王振涛. 孙建芝教授辨治亚急性感染性心内膜炎经验[J]. 中医学报,2010,25(6):1090－1091.

[12]雷载权,张廷模. 中华临床中药学[M]. 北京:人民卫生出版社,1995:1594.

[13]陈平,徐东铭,雷军. 麦冬化学成分及药理作用研究现状[J]. 长春中医学院学报,2004,20(1):35.

[14]邵俊. 石膏的药理研究与临床应用[J]. 中医药图书情报,1991(3):10.

[15]雷载权,张廷模. 中华临床中药学[M]. 北京:人民卫生出版社,1995:391.

[16]韩军. 甘草的药理作用与临床应用价值[J]. 实用医药杂志,2003,20(8):630.

[17]王树山,滕宣光. 竹叶石膏汤加减治疗麻疹肺炎15例报告[J]. 辽宁中医杂志,1980(3):22.

[18]李颖光. 竹叶石膏汤合银翘散加减治疗小儿手足口病30例临床观察[J]. 中外医疗,2012,31(17):99.

[19]刘雅芬,张凤春. 竹叶石膏汤加减治疗病毒性心肌炎53例疗效观察[J]. 哈尔滨医药,2003,23(1):45－46.

[20]王令. 竹叶石膏汤联合阿奇霉素治疗上呼吸道感染疗效观察[J]. 现代中西医结合杂志,2010,19(12):1476.

[21]韩知. 竹叶石膏汤加减治疗流行性出血热疗效观察[J]. 河南中医,2003,23(7):9.

[22]陈华鹰. 竹叶石膏汤临床运用体会[J]. 福建中医药 1966(2):29－30.

[23]王连方,任钰萍. 竹叶石膏汤加减治疗葡萄膜炎体会[J]. 浙江中医杂志,2011,46(12):907.

[24]朴香，李亮. 竹叶石膏汤应用于丹痧后期1例[J]. 河南中医，2012，32(6)：768.

[25]高翔，王晓萍，林培政，等. 蒿芩清胆汤及其化裁方对病毒性肺炎湿热证小鼠炎性细胞因子的影响[J]. 广州中医药大学学报，2011，28(2)：174.

[26]Chen F E，Huang D B，Chen Y Q，et al. Crystal structure of p50/p65 heterodimer of transcription factor NF－κB bound to DNA[J]. Nature，1998，391(6665)：410－413.

[27]罗炳德，潘沅，林培政，等. 蒿芩清胆汤对流感病毒性湿热证NF－κB表达的影响[J]. 辽宁中医杂志，2009，36(5)：841.

[28]李鹏. 蒿芩清胆汤的免疫作用研究[J]. 中医研究，2004，17(5)：23.

[29]莫日根，韩雪梅，新燕，等. 蒿芩清胆汤抗流感病毒的实验研究[J]. 中医研究，2005，18(5)：18.

[30]冯华越，黄色润. 蒿芩清胆汤治疗病毒性流行性感冒疗效观察[J]. 中医中药，2011，18(22)：86，89.

[31]庄秋红. 蒿芩清胆汤加减治疗急性肺炎[J]. 吉林中医药，2010，30(3)：196.

[32]郑丹文，罗翌，李际强. 蒿芩清胆汤对急性上呼吸道病毒感染湿热证的免疫调节的研究[J]. 中国中医药现代远程教育，2010，8(17)：182.

[33]石力闻，杜斌. 尤松鑫教授用蒿芩清胆汤治疗慢性病毒性乙型肝炎验案四则[J]. 中华中医药杂志，2011，26(12)：2897－2900.

[34]彭胜权. 传染性非典型性肺炎的中医辨证论治[J]. 上海中医药杂志，2003，37(5)：3－4.

[35]张世敏，李瑞芝. 从伏暑论治秋冬季带状疱疹[J]. 河北中医药学报，2003，18(3)：48.

[36]任慧玲，严彪，梁之桃，等. 达原饮解热作用研究及UPLC－Q－TOF/MS分析[J]. 中成药，2015，37(1)：137.

[37]王礼凤，李长秦，冯海杲，等. 新加达原饮对HepG2.2.15细胞表达HBsAg、HBeAg的影响[J]. 时珍国医国药，2013，24(7)：1605.

[38]刘小燕. 达原饮加减治疗小儿上呼吸道感染80例[J]. 陕西中医，

2013,34(3):278－279.

[39]高蓉,柳涌.达原饮治疗病毒感染性发热42例[J].中国中医急症,2007,16(11):1357.

[40]臧立权,王雪冰,南红梅,等.达原饮加味治疗艾滋病合并症医案三则[J].长春中医药大学学报,2010,26(3):396－397.

[41]米云鹏.柴胡达原饮加味联合干扰素治疗HBeAg阴性慢性乙肝100例[J].中国社区医师·医学专业半月刊,2008,10(18):93.

[42]李静,李彬彬,尹磊,等.沙参麦冬汤对慢性支气管炎模型大鼠抗氧化能力的影响[J].中医杂志,2013,54(17):1497－1500.

[43]孙卫民,王慧琴.细胞因子研究方法学[M].北京:人民卫生出版社,1999,79.

[44]洪素兰,陈玉龙,邵磊,等.沙参麦冬汤对肺阴虚型慢性支气管炎模型大鼠SIgA与IL－1、IL－6、TNF－α的影响[J].中国中医基础医学杂志,2009,15(12):948－949.

[45]张继红,焦晓明,李儒新,等.沙参麦冬汤对运动小鼠免疫功能的影响[J].中国康复医学杂志,2009,24(5):442－444.

[46]王平仁,王永惠,刘敏,等.沙参麦冬汤加减治疗急性气管支气管炎疗效观察[J].现代中西医结合杂志,2006,15(10):1304.

[47]王怀村,张美稀.中西医结合治疗迁延性肺部感染36例[J].浙江中西医结合杂志,1999,9(4):234.

[48]林兴栋,杨德福,于征森,等.泄热透疹法治疗成人麻疹18例分析[J].广州中医药大学学报,2002,19(3):224－225.

[49]毛伟松.麻疹特殊证型治疗体会[J].实用中医药杂志,2004,20(10):583.

[50]牟旭彪.普济消毒饮治疗流行性腮腺炎52例[J].实用中西医结合杂志,1992,5(4):215.

[51]何铭华.普济消毒饮治疗小儿扁桃体炎[J].新中医,1991,23(9):4.

[52]胡元奎.普济消毒饮治疗435例发热期流行性出血热临床观察[J].

陕西中医,1984,5(3):16.

[53]林文宗.普济消毒饮临床应用举隅[J].广西中医药,1994,17(4):33.

[54]肖延风,郑纯礼.普济消毒饮抗菌作用的实验研究[J].陕西中医,2001,22(1):57.

[55]苏旭春.普济煎液对EB病毒抗原表达的抑制作用[J].新中医,2013,45(1):157-159.

[56]佟丽,黄添友.古典清热方抗菌作用实验研究[J].中成药研究,1986(12):39.

[57]严俊英,钱琳.普济消毒饮加减治疗传染性单核细胞增多症二例[J].福建中医药,1984,15(6):34.

[58]黎同明,王桂香,全世健.普济消毒饮对小鼠免疫功能的影响[J].广州中医药大学学报,2005,22(2):141-143.

[59]曹雪涛,叶天星,杜平.细胞因子和细胞因子网络的基础研究进展[J].国外医学(免疫学分册),1990,13(5):230.

[60]郭坤霞.清热解毒法对细胞因子水平调节的研究进展[J].中医研究,2013,26(12):71-72.

[61]王开富,陆付耳,徐丽君,等.清热解毒与养阴增液法对内毒素脱毒相关分子HDL和ALP影响的研究[J].中国病理生理杂志,2006,2(1):135-138.

[62]陈泉峰.病毒性心肌炎辨证论治探微[J].河南中医,2015,35(9):2067-2068.

[63]陶世明.加味普济消毒饮联合西药治疗小儿扁桃体炎71例疗效观察及安全性评价[J].中医儿科杂志,2014,10(4):26.

[64]刘杰,高兆旺.口服普济消毒饮加外用大青膏治疗腮腺炎性睾丸炎33例[J].河南中医,2014,34(6):1074.

[65]陈治珍,许华.普济消毒饮合六神丸治疗传染性单核细胞增多症32例[J].山东中医杂志,2005,24(11):663-664.

[66]覃丕恩.普济消毒饮加减治疗流行性腮腺炎80例[J].广西中医药,

2005,28(1):19 - 20.

[67]李健.普济消毒饮治疗带状疱疹71例临床观察[J].皮肤病与性病,2006,28(1):33.

[68]李珪,冯桥.普济消毒饮加味治疗丹毒45例[J].广西中医药,2005,28(1):28.

[69]王晶,周志添.普济消毒饮治疗急性病毒性上呼吸道感染临床研究[J].辽宁中医药大学学报,2015,17(11):165 - 166.

[70]邹国蓉,左强,邱艺俊,等.中医学"治未病"理念对于埃博拉出血热防治的启示[J].中国中医急症,2015,24(6):1012 - 1013.

[71]冯贵民.运用普济消毒饮治疗扁平疣43例疗效观察[J].中国民族民间医药,2013(6):92.

[72]张烈平.中西医结合治疗外阴尖锐湿疣复发76例[J].现代中西医结合杂志,2006,15(23):3249.

[73]孙桂连.小儿疱疹性咽峡炎因机证治探讨[J].中国中医基础医学杂志,2015,21(8):1048 - 1049.

[74]王燕,咸庆飞.普济消毒饮治疗流感临床疗效分析[J].中国中医基础医学杂志,2013,19(4):474 - 475.

[75]周君武.阿昔洛韦、普济消毒饮联合三黄洗剂治疗水痘临床疗效观察[J].浙江中医药大学学报,2012,36(1):47 - 48.

[76]李茂辉,赵权,温伟.中西医结合治疗1起雁鹅小鹅瘟与大肠杆菌混合感染[J].畜牧与饲料科学,2014,35(11):118 - 119.

[77]毕岩,岳东辉,高玉伟,等.甘露消毒丹对H1N1流感病毒感染小鼠细胞因子的影响[J].中华中医药杂志,2014,29(12):3950 - 3953.

[78]程方平,刘松林,杨红兵,等.甘露消毒丹对温病湿热证大鼠LBPmRNA、CD14mRNA、NF - κBp动态干预[J].中国实验方剂学杂志,2008,14(4):56 - 59.

[79]贺又舜,伍参荣,赵国荣,等.甘露消毒丹对柯萨奇病毒体外抑制作用的实验研究[J].中国中西医结合杂志,1998,18(12):740.

[80]赵东凯,王檀.应用甘露消毒丹治疗暑季肺炎46例临床观察[J].中

国医药指南,2011,9(24):125－126.

[81]张济祥.甘露消毒丹治疗小儿痄腮[J].四川中医,1989(9):18.

[82]于庆华.甘露消毒丹加减治疗急性病毒性肝炎63例[J].中国中西结合实用临床急救杂志,2005,6(5):48.

[83]葛保立,葛彤,葛丹,等.甘露消毒丹的临床应用[J].河北中医,1996,18(5):35.

[84]施亚芳.甘露消毒丹临床治验[J].贵阳中医学院学报,1993(1):44－45.

[85]刘学俊,万国强.甘露消毒饮加减治疗急性扁桃体炎45例[J].光明中医,2014,29(6):1226－1227.

[86]袁新顺.甘露消毒丹内服加喉症丸外敷治疗带状疱疹[J].现代中西医结合杂志,2003,12(15):1635.

[87]许丰敏.甘露消毒丹加减在流行性出血热发热期中的运用[J].江西中医药,1991,22(1):20.

[88]郑邦本,王光富.郑惠伯巧用甘露消毒丹[J].辽宁中医杂志,1992(11):7.

第三节　营分证方剂

在温病学中,针对热入营分证的治疗方剂,以《温病条辨》清营汤为主方。另外,有《温病学》教材,将热陷心包亦归入营分证,选方为《温病条辨》清宫汤,以及治疗热入心包证的温病“三宝”—安宫牛黄丸、紫雪丹、局方至宝丸。这些方剂被广泛用于临床治疗多种病毒性疾病,并进行了相关抗病毒的药理机制研究,其中对于清营汤的临床运用和药理学研究最多,其次是清宫汤;温病“三宝”中,以安宫牛黄丸为主,其他两方剂运用频率最低且研究较少。

清营汤

清营汤载于《温病条辨》,适应病机是热入营分。主治身热、口不渴或渴、心烦、夜寐不安、时有谵语，甚至抽搐神昏、目喜闭或喜开、舌绛而干、脉大或虚等症。该方由犀角（现用水牛角代）、生地黄、玄参、竹叶心、麦冬、丹参、黄连、金银花、连翘九味药物组成。具有清营解毒，透热养阴的功能。由于近年来对营分证实验和临床研究的深入，营分证血热血瘀的病理被进一步揭示，该方的药效研究及临床新的用途也取得较大进展，广泛应用于多种病毒性疾病导致的营热阴伤，扰神窜络证。

（一）抗病毒实验研究

1. 抗病毒药理作用的体内实验研究　清营汤能够显著升高血清 SOD 水平，降低过氧化脂质（MDA）水平，反映清营汤在体内实验中明显减轻流感病毒感染引起的脂质过氧化损伤，从而减轻炎症反应，产生对流感的治疗作用。清营汤对流感病毒感染小鼠病毒性肺炎有显著抑制作用，对流感具有确切的减轻、抑制作用，能够降低小鼠死亡率，延长平均生存时间。但清营汤体外实验对流感病毒无直接抑制作用的结果，表明清营汤抗流感不是直接作用于病毒本身，而是在体内通过调整机体功能，减轻炎症反应等多种机制发挥抗流感作用，应与体内实验结果综合考虑。[1]

2. 对实验性热入营分证的作用机制研究　清营汤对实验性热入营分证的作用机制是多方面的，包括调节体温，降低血液黏度及血小板聚集能力，调节凝血和纤溶功能，提高机体抗过氧化能力，抵御自由基的损伤，并能维护体内电解质的稳定等。清营汤能显著抑制模型兔体温上升、全血黏度增高和血小板数减少，降低血小板聚集率，使缩短的 PT 延长，抑制体外血栓的形成，提高组织纤溶酶原激活物（t－PA）含量，减少纤溶酶原激活抑制物（PAI）含量，提高 SOD 活性，降低 MDA 含量，调节血清电解质浓度。[2] 运用清营汤组后，可使红细胞压积、红细胞聚集指数、红细胞刚性指数均明显降低（$P<0.05$ 或 $P<0.01$）；而红细胞变形指数显著升高

($P<0.05$),对机体细胞流变学改变具有良性调节作用,可以降低热毒血瘀证中血清游离钙浓度,对血沉数值的改善具有显著性差异($P<0.05$),并通过降低血清游离钙的浓度,减少外钙内流,进而部分程度上保护血管内皮细胞并抑制平滑肌细胞收缩。[3]对发热家兔有解热化瘀的作用,具有显著的解热效应($P<0.05$ 或 $P<0.01$),可明显抑制发热家兔 TNF-α、血浆血栓素(TXB2)的含量升高($P<0.05$ 或 $P<0.01$),降低 PAI 的活性($P<0.01$),提高 6-酮-前列腺素 F1α(6-keto-PGF1α),的含量和 t-PA 的活性($P<0.01$),此可能通过抑制发热家兔致热性细胞因子的释放,调节血管内皮细胞的分泌功能而发挥其解热化瘀的作用。[4]

(二)抗病毒应用研究

清营汤在临床中多用于治疗急性传染性、感染性疾病,几乎涵盖了第八版《传染病学》中所有的常见病毒性感染性传染病。只要出现身热夜甚、口干反不甚渴或竟不渴、斑疹隐现、舌红绛无苔、脉细数等典型的清营汤证,就可使用。

1. 流行性感冒　流行性感冒是由流感病毒引起的一种具有高度传染性的急性呼吸道传染病,属于中医“温病学”范畴。该病发展为营血证时,相当于西医的中毒型流感,表现为高热不退(热度达40℃以上)、心烦不寐、神昏谵语、四肢抽搐或颈项强直、舌质红绛或紫绛、脉弦数。辨证为热毒劫阴,扰乱心神,煽风动血,瘀热互结。治宜清营泻热、凉血息风、清心开窍。以清营汤为主方,尤其是对于住院静脉滴注后高热不退的患者,而经中医辨证用药配合治疗后,往往事半功倍,病情很快好转。[5]

2. 流行性出血热　根据流行性出血热的整个过程中表现出的“热毒炽盛,热伤血络,耗伤阴液”的特点,在各期的治疗中,尤其是热毒炽盛、热盛伤阴的发热期、低血压期,以中医药为主,配合西药进行治疗,始终以清热解毒、凉血滋阴为主,采用生脉散合清营汤加减,能收到很好的效果。[6]

3. 病毒性脑炎　病毒性脑炎是由多种病毒引起的脑实质受损的中枢感染性疾病,其中口腔溃疡型病毒性脑炎为单纯性疱疹病毒,潜伏于嗅神经和交叉神经侵犯脑组织,选择性地损害额叶基底部和颞叶,带状疱疹病毒性脑炎由带状疱疹病毒感染所致,辨证为热灼营阴证时,可以用清营汤加减治疗,收到较好疗效。[7,8]若病毒性脑炎见高热不退、神志不清、肢体抽搐、舌红绛干燥少苔、脉细数等热入营分,营阴受损,热闭心包,引动肝风的表现时,在镇静止痉药、激素、消炎药不敏感时,以清营汤送服牛黄丸或紫雪散,效果明显。[9]

4. 流行性乙型脑炎　对流行性乙型脑炎进行中医辨治,以卫气营血辨证理论为指导,采用分期辨证分型,属于热陷营血(极期),病机为邪入心营,心神被扰,投以清营汤以清泄营热;若身热夜甚,神昏谵语,反复抽搐,惊厥,项强,牙关紧闭,舌红绛,脉细数,治以清营凉血,息风开窍,选方清营汤合羚角钩藤汤加减,对提高本病治愈率、降低死亡率、减少后遗症确有明显效果。[10]对呈高热、昏迷、舌干、舌质红绛、脉细数等气营两燔证,则以清营汤合白虎汤加减。[11,12]而中西医结合治疗小儿流行性乙型脑炎,亦可取得明显效果,如在治疗组和对照组均给予抗炎、抗病毒、降颅压、镇惊、降温等常规治疗的基础上,治疗组加用清营汤加减方,结果对照组22例,死亡4例,自动出院1例,治疗组24例无死亡病例,治疗组的退热时间、抽搐缓解时间、神志清醒时间均比对照组明显缩短($P<0.01$)。[13]

5. 手足口病　有学者认为清营汤可为卫气营三个阶段皆能治疗的方剂,并不拘泥于清营分之证,对手足口病的治疗有显著效果。以清营汤为主方加减,根据卫气营血各阶段辨证分型,对所突出症状进行加减,治疗手足口病50例,效果良好。[14]

6. 传染性单核细胞增多症　该方治疗小儿传染性单核细胞增多症 28 例，和对照组 24 例均给予退热、补充液体等对症处理，同时对照组以冻干精制人白细胞干扰素肌内注射，治疗组以清营汤加减，结果经 1～2 个疗程治疗，治疗组总有效率 96.4%，对照组总有效率 75.0%（$P<0.05$）。[15] 即使成人患有此病，出现头昏头痛，身热夜甚，心烦不寐，口渴欲饮，舌质红赤，苔黄燥，脉细数，辨证属热入营分证候，亦可以清营汤加减，服药后诸证减轻，随后调理而愈。[16]

7. 水痘　水痘系水痘带状疱疹病毒引起的急性传染病，多见于儿童发病，清营汤在中西医结合治疗水痘中取得了显著临床疗效，如治疗组 102 例采用阿昔洛韦、炎琥宁静脉滴注，并煎服清营汤加减方，而对照组 96 例采用阿昔洛韦静脉滴注，口服维生素 B_1、维生素 C，结果显示治疗组及对照组治愈率分别为 96%、79%，经统计学检验，差异有非常显著性意义。[17] 成人水痘较为少见，但其全身毒血症状及皮损表现均重于儿童，并且容易发生并发症，在辨为热毒炽盛，气营两燔证，治用黄连解毒汤合清营汤加减以清热凉营，解毒利湿，配合抗病毒药物，并予局部皮肤外涂炉甘石洗液及庆大霉素注射液，取得较好疗效。[18]

8. 艾滋病　艾滋病是由人类免疫缺陷病毒引起的人体细胞免疫缺陷，导致一系列病菌感染和肿瘤发生的致命性综合征，根据病情的轻重及对人体的损害程度的不同，进行中医辨证治疗，若出现高热头痛，甚则神志昏迷，谵语，皮肤紫斑，咯血，衄血，便血，舌红绛，苔黄，脉细数等症状时，可用清营汤合犀角地黄汤加减以清营凉血解毒。[19]

9. 麻疹　麻疹辨证为热入营分证时，亦可用清营汤加减治疗。如一成人麻疹患者，高热，烦躁，口渴，皮疹紫红，舌红苔黄，脉弦数，辨证为毒犯气营，治以清气凉营，解毒救阴，给以清营汤加减，1

天后体温开始下降,3 天后体温恢复正常,皮疹也渐次消退,出现脱屑,患者情绪好转。[20]

10.狂犬病　狂犬病是由狂犬病毒引起的中枢神经系统感染所致,中医对狂犬病发作时,辨证为毒热炽盛(兴奋期),临床表现发热烦躁,恐惧不安,怕水恶风,闻声即惊,项背强直,四肢震颤,咽喉痉挛,吞咽困难,狂躁谵语,但神志清楚,舌苔黄腻,脉弦数或洪数,治疗选用清营汤送服安宫牛黄丸,以清热解毒,息风安神。[21]

11.病毒性肝炎　急性重症肝炎的最基本证型包括热毒炽盛型、热入营血型、热陷心包型。其中热入营血型,症见高热不退或高热夜甚,重度黄疸,黄色鲜明,鼻衄,齿衄,皮下瘀斑,呕血,便血,烦躁谵语,舌质红绛,苔黄燥少苔,脉细数,治宜清营解毒,凉血止血,以清营汤或犀角地黄汤合茵陈蒿汤加减;热陷心包型,症见高热不退或高热夜甚,重度黄疸,黄色鲜明,神昏,发狂,抽搐,舌质红绛,苔黄燥少苔,脉弦细数,治宜清热解毒,醒脑开窍,方以清营汤或羚角钩藤汤加减,灌服紫雪丹或神犀丹。[22]

12.流行性腮腺炎　流行性腮腺炎是由腮腺炎病毒所致,若出现脑膜炎并发症时,在西医对症治疗基础上,进行中医辨证,其中对于热毒炽盛,内陷心肝型,其症状为高热,头痛,颈强,呕吐,甚则抽搐,神昏,谵语,伴口干,大便干结,小便短赤,舌红绛,苔黄燥而干,脉弦数,治宜清热解毒开窍,镇痉息风为主,方用羚角钩藤汤合清营汤加减,能缩短腮腺肿大消退时间,促进脑细胞代谢,改善脑部微循环及缺氧,有利于神经功能的恢复,对缓解高热、头痛、抽搐及意识障碍均有疗效,并能缩短病程,降低死亡率,减少后遗症。[23]

13.非典型肺炎　非典型肺炎若出现邪热入营证,临床见高热咳嗽,身热夜甚,烦躁不安,神昏谵语或昏愦不语,口唇发绀,面色赤,或衄血,齿龈出血,舌红绛,苔少,脉细数者,应用清营汤加味,以清营泄热，清心开窍，效果显著。[24]

14. 猫细小病毒病　不仅可以运用清营汤治疗人类病毒感染性疾病，也可用于动物病毒感染性疾病。如猫细小病毒病又称为猫泛白细胞减少症，是由猫白细胞减少症病毒（FPV）引起的传染病，以双相高热、腹泻、呕吐、白细胞严重减少和出血性肠炎为特征，运用清营汤对患病猫进行治疗，取得良好治疗效果。[25]

清宫汤

清宫汤出自吴鞠通《温病条辨》，是针对热入心包、神昏谵语而设，由玄参、莲子心、竹叶、连翘、麦冬、犀角 6 味药组成，可使心包邪热外透而解。现代临床多用于治疗包括病毒性感染所致的多种感染病的热入心包证型，但对于清宫汤的抗病毒机制研究较少。如用于治疗病毒性肝炎心肝火旺型，症见心烦躁扰，胸闷胁痛，失眠梦遗，唇红目赤，大便干结，疗效甚佳[26]；或用清宫汤加味治病毒性肝炎所致的痰火上扰型肝性脑病，以清热化痰，开窍醒神治其标，取得较好疗效[27]；或用清宫汤加减治疗急性病毒性心肌炎，清宫汤治疗组总有效率明显优于西药一般疗法治疗[28]；或用清宫汤治疗包括病毒性肺炎的急性呼吸道感染性疾病中属于热入营血证者，以心神被扰、生风动血、舌绛、脉细数为临床特点，能够缩短退热时间及疗程，避免或减弱微生物的耐药现象，提高免疫能力，减轻西药的不良反应，且能遏制或减少并发症的出现[29]；或者用于治疗非典型肺炎，对于其中邪热入营或热入心包证，应用清营汤、清宫汤合三宝救急[24]等。

安宫牛黄丸

安宫牛黄丸方源于吴鞠通的《温病条辨》，由牛黄、犀角、郁金、黄芩、黄连、麝香、栀子、朱砂、雄黄、冰片、珍珠、金箔等药物组成，现代安宫牛黄丸组方中的犀角以水牛角代替，天然牛黄以人工牛黄代替，此方为寒凉清热解毒、清泻心火之品与芳香开窍辟浊之品相配伍，具有清热解毒、豁痰开窍的功效，主治热邪内陷、传入心包引起的高热不退、烦躁不安、神昏谵语、浊痰壅盛以及小儿惊风等证。

现在临床常用于多种病毒性感染疾病中辨证属于邪热内陷心包证的治疗，如安宫牛黄丸治疗儿童病毒性脑炎，能迅速降低体温，防止抽搐，减轻昏迷症状，促进清醒，减轻脑水肿及脑细胞损害[30]；在综合治疗的基础上加用安宫牛黄丸口服或鼻饲治疗重症手足口病，可显著缩短退热时间、皮疹消退时间及神经系统表现消失时间[31]；流行性乙型脑炎早期，及时应用安宫牛黄丸能提早退热，开窍醒脑，意识恢复快，缩短疗程，减少后遗症和病死率的发生[32]；在综合治疗基础上加用安宫牛黄丸抢救重型肝炎，能明显提高重型肝炎的存活率[33]；采用安宫牛黄丸治疗流行性出血热发热期患者，经对照观察表明，能改善临床症状，缩短病程，特别是缩短发热期，提高越期率，促进肝、肾和血液功能的恢复，减少并发症的发生[34]；国家中医药管理局颁布的《艾滋病中医药临床治疗技术方案》，按照艾滋病的发生发展分期进行分型辨证论治，对于艾滋病疾病发作期辨证为热盛痰蒙型，推荐选用安宫牛黄丸；狂犬病的热毒炽盛期（兴奋期），用清营汤送服安宫牛黄丸以清热解毒，息风安神；对麻疹出现壮热不退，神志昏迷，四肢抽搐者，选用紫雪丹、安宫牛黄丸进行治疗等。

基于对安宫牛黄丸中各药物的药理学研究，安宫牛黄丸有镇静、解热、止惊作用，其不但能抑制细菌的生长，还有抗病毒、杀菌作用，能够调节机体免疫功能[35]。安宫牛黄丸方剂的现代药理学研究证明，具有解热、镇静、抗惊厥、抗炎、降压、复苏和脑保护、保肝以及对心肌缺血损伤的保护作用[36]。上述研究主要是对于细菌内毒素所致模型或脑缺血模型的实验研究，针对病毒性造模动物进行的抗病毒机制的研究尚未发现（除安宫牛黄丸中某一药物单独研究）。但除去病因差异，对于不同病因造成的人体病理状态具有调整和保护作用，如安宫牛黄丸可显著改善急性期脑组织损伤的神经功能症状，不同程度地降低迅速升高的血清 LDH、LDH1-5、CK 含量，显示出对动物急性期脑组织损伤的保护与修复作用[37]，通过影响兴奋性氨基酸的表达来实现脑组织继发性损害的保护作用[38]，能明显降低大鼠脑出血后脑含水量，改善神经功能障碍[39]，对脑出血、脑梗死大鼠脑组织都能明显减少梗死面积，降低脑缺血侧含水量、LPO、LD 和 MDA 含量，提高 SOD、过氧化氢酶（CAT）、GSH-Px 的活性，显示出较好的保护脑组织，促使受损神经细胞早期功能缺损恢复的作用[40]等等。

参考文献

[1]王艳芳. 清气凉营法抗流感实验研究与流感病毒 HA、NA 基因变异分析[D]. 广州：广州中医药大学，2006.

[2]翟玉祥，卞慧敏，杨进，等. 清营汤对营热阴伤证动物模型的作用及其机理[J]. 中国实验方剂学杂志，2004，10(5)：53-56.

[3]陆一竹，王学岭，蔡琦玲，等. 清营汤对热毒血瘀证大鼠细胞流变学及血清游离钙的影响[J]. 时珍国医国药，2011，22(6)：1405-1406.

[4]徐向东，赵珠祥，赵海霞. 清营汤对内毒素致热家兔的作用及其机制[J]. 中国实验方剂学杂志，2012，18(24)：220-223.

[5]林信舒. 流感的辨证施治[N]. 中国中医药报，2002-01-30003.

[6]杨长鹏. 流行性出血热的治疗[J]. 四川中医，1984，2(3)：28.

[7]张敏，司胜林. 清营汤加减治疗病毒性脑炎举隅[J]. 内蒙古中医药，2009，28(6)：127.

[8]沈蓉，肖红. 自拟醒脑清营汤治疗病毒性脑炎 40 例[J]. 中华实用中西医杂志，2005，18(17)：823.

[9]李瑞,贺耀.清营汤合紫雪散治愈病毒性脑炎1例[J].内蒙古中医药,1995,14(1):13.

[10]商让成,王宝民,张世伟.辨证治疗流行性乙型脑炎60例[J].陕西中医,2002,23(9):771-772.

[11]潘澄濂,江育仁,孟宪益,等.流行性乙型脑炎证治[J].中医杂志,1987,28(7):7-10.

[12]冯玉奇.中西医结合治疗流行性乙型脑炎16例[J].甘肃中医,2008,21(7):28-29.

[13]付波.中西医结合治疗小儿乙型脑炎24例[J].国医论坛,2005,20(3):36-37.

[14]蔡志强.清营汤加减治疗手足口病50例[J].医学信息(中旬刊),2011,24(5):2202-2203.

[15]朱慧华,陈燕萍,徐钢.清营汤加味治疗小儿传染性单核细胞增多症28例疗效观察[J].河北中医,2001,23(8):571-573.

[16]郑加星.治传染性单核细胞增多症一例报告[J].江西中医药,1989,20(3):34.

[17]康立媛.中西医结合治疗水痘102例[J].四川中医,2005,23(11):76-77.

[18]李丽娜.成人水痘1例治疗体会[J].中国中医急症,2005,14(8):797-798.

[19]孟端忠.艾滋病的中医分型治疗[N].大众卫生报,2003-12-25.

[20]刘志新,张林平.病毒性皮肤病诊治体会[J].山东中医杂志,2013,32(10):760-761.

[21]李顺保,王自立.病毒性疾病中医诊疗全书[M].北京:学苑出版社,2007:557.

[22]黄杏莲.急性重症肝炎辨治的思路及方法[J].时珍国医国药,2007,18(12):3140-3141.

[23]张秀春,刘玉.中西医结合治疗腮腺炎脑膜脑炎60例[J].四川中医,2002,20(6):57-58.

[24]彭胜权. 中医对非典的认识及论治[J]. 中国社区医师,2003,18(11):14-16.

[25]陈荣光. 中药治疗猫的肠炎型细小病毒病[J]. 当代畜牧,2015,18:50-51.

[26]刘斌,曹顺明. 清宫汤临床新用[J]. 山东中医杂志,2001,20(12):754-755.

[27]水新华. 清法在肝炎肝硬变治疗中的运用[J]. 河南中医,2005,25(2):37-38.

[28]夏队初. 清宫汤加减治疗急性病毒性心肌炎32例[J]. 湖南中医药导报,2000,6(6):25-26.

[29]张玲玲,郭秋兰,李惠清. 中西药协同应用治疗急性呼吸系统感染疗效观察[J]. 中国中医急症,2008,17(2):155-156.

[30]张海军,董晓蕾. 安宫牛黄丸在治疗儿童病毒性脑炎中的作用[J]. 中国中西医结合儿科学,2014,6(4):326-328.

[31]韦鸿光,陈南桂. 安宫牛黄丸治疗重症手足口病68例[J]. 光明中医,2015,30(4):779-780.

[32]甘大春. 安宫牛黄丸治疗流行性乙型脑炎34例疗效观察[J]. 黔南民族医专学报,2001,14(1):30.

[33]兰才生. 安宫牛黄丸抢救重型肝炎56例疗效总结[J]. 传染病信息,2001,14(4):176-177.

[34]王春英,于汉和,李作平. 安宫牛黄丸治疗流行性出血热的初步观察[J]. 临沂医专学报,1993,15(2):100.

[35]喻平丽. 安宫牛黄丸联合治疗小儿病毒性脑炎的临床观察[D]. 武汉:湖北中医学院,2006.

[36]张静,战洁. 安宫牛黄丸现代研究进展[J]. 时珍国药研究,1996,7(2):116-117.

[37]关明智,付美琴,张继武. 蒲金丹醒脑液对急性实验性脑缺血家兔脑保护作用的实验研究[J]. 中国中医药科技,1998,5(4):204-205.

[38]付宪文,赵继宗,王硕. 安宫牛黄丸对大鼠自发性脑出血模型血肿周

围脑组织氨基酸表达及超微结构的影响研究[J].河北医学,2007,13(2):224-225.

[39]殷妮娜,孟运莲,王秋桂.安宫牛黄丸对大鼠脑出血后血肿周围脑组织含水量的影响[J].咸宁学院学报(医学版),2007,21(3):196-199.

[40]赵雍,曹春雨,王秀荣,等.含与不含朱砂和雄黄的安宫牛黄丸对大鼠局灶性脑缺血的影响[J].中国中西医结合杂志,2002,22(9):684-686.

第四节　血分证方剂

对于热入血分证的治疗,温病学中多以犀角地黄汤为主治疗热盛动血证,用桃核承气汤、抵当汤治疗热与血结证,用玉女煎去牛膝、熟地加细生地、玄参方(《温病条辨》)、化斑汤(《温病条辨》)、清瘟败毒饮(《疫疹一得》)治疗气营(血)两燔证。现代临床治疗病毒性感染性疾病,辨为热入血分证时,较常选用的是犀角地黄汤与清瘟败毒饮,其他方剂运用和研究相对较少。

犀角地黄汤

犀角地黄汤源于《备急千金要方》,由犀角、生地黄、赤芍药、牡丹皮四味药组成,用于温病热入血分证,具有凉血散血的作用。当前该方广泛应用于多种病毒性感染性疾病,并对其进行了诸多的实验研究,从现代药理揭示了犀角地黄汤的抗病毒机制。

(一)犀角地黄汤抗病毒实验研究

现代实验研究表明,犀角地黄汤具有解热、抗炎、抗过敏、抗变态反应、保肝、改善血液循环障碍和免疫功能、降低血瘀证动物血管内皮细胞黏附分子的药效学作用,对实验性温病血分证具有治疗作用[1,2]。而关于对犀角地黄汤的抗病毒实验研究显示,流感病毒感染的后果更多的是取决于宿主的免疫病理损伤,而非病毒复制所致的直接细胞损伤[3]，犀角地黄汤并非通过直接对病毒增殖的抑制，而是主要通过抑制机体的炎症级联反应来发挥作用[4]，中医药治疗病毒感染性疾病的重点应转移到针对病毒所致的疾病状态，而非直接抗病毒[5]。以流感病毒感染小鼠为模型，观察犀角地黄汤合银翘散对病毒性肺炎小鼠的治疗作用及对肺组织病理改变的影响，结果显示临床等效剂量的犀角地黄汤合银翘散明显降低感染小鼠的死亡率，延长生存时间，对小鼠肺组织病变有明显的改善作用，对小鼠病毒性肺炎肺组织中病毒滴度虽有一定的降低作用但不明显，且与肺部病变的改善不同步，体外实验也显示药物的含药血清对流感病毒的体外增殖无明显的抑制作用，说明犀角地黄汤合银翘散对流感病毒没有直接的抗病毒作用[5,6]。犀角地黄汤合银翘散通过抑制流感病毒感染后肺组织中炎症介质 PGE2、PLA2、LT－B4 的释放，提高 AQP－1 的表达，增强肺水转运功能，通过抑制 ERM 相关通路的活化，减少 ERM 蛋白磷酸化，抑制 F－actin 重构，从而改善病毒感染后大鼠肺微血管内皮细胞的通透性的升高，降低肺血管通透性，对病毒性肺炎中肺水肿的形成，起到改善作用[7,8]。流感病毒感染使小鼠胸腺明显萎缩，脾脏 T 细胞增殖活性显著降低，犀角地黄汤合银翘散可减轻胸腺萎缩，提高脾脏 T 细胞增殖活性，增强机体的免疫防御功能[9]。犀角地黄汤合银翘散可减少促炎因子 TNF－α 的分泌，降低趋化因子 MCP－1 的产生，下调肺泡上皮细胞和血管内皮细胞黏附分子 ICAM－1 和 VCAM－1 的表达，不论对由病毒还是炎症因子诱导的 ICAM－1、VCAM－1 的高表达，以抑制炎性细胞跨越内皮/上皮屏障向肺泡腔浸润，减轻炎性损伤，从而证实了该方可在病毒感染后炎症级联反应中多个环节发挥治疗作用[10,11]。

犀角地黄汤合银翘散含药血清抑制甲型流感病毒鼠肺适应株感染大鼠肺泡巨噬细胞后 TNF－α、MCP－1 的转录和表达（$P <$

0.05)，抑制 NO、iNOS 的产生（$P<0.05$），降低 PGE2、PLA2、LTB4、MDA 的含量（$P<0.05$），对 TNF－α、MCP－1 的抑制作用表明其可能通过降低组织中炎症因子浓度而达到控制炎症反应、减轻免疫损伤的目的；可通过在病毒感染早期抑制 iNOS 表达，减轻 NO 代谢产物的毒害作用，对肺组织具有保护作用；同时，通过提高 SOD 活性，减轻脂质过氧化，降低脂质过氧化终产物的生成，从而减轻肺组织损伤。犀角地黄汤合银翘散含药血清明显抑制了流感病毒感染后肺泡巨噬细胞内炎症细胞因子、炎症介质及氧自由基的产生，具有抗炎作用[4,6]。在对实验性热毒血瘀或热入血分证的作用机制研究方面，该方有改善血液循环障碍和免疫功能的作用，加味犀角地黄汤（水牛角、地黄、赤芍、丹皮、金银花、丹参、黄连、黄芩、知母）制成浓缩液，给药于兔"热毒血瘀"病理模型，结果表明该方能降低模型兔的体温、全血黏度、全血还原黏度和血浆黏度，提高其红细胞 C_3b 受体酵母花环率和 IC 酵母花环率，从而使热毒血瘀模型的血液高黏滞和红细胞免疫黏附功能低下得到改善[12]。

（二）犀角地黄汤抗病毒临床应用

1. 病毒性肺炎　反复感染高烧不退，或大量使用抗生素或激素而病情不能缓解者，或身体衰弱、免疫功能低下，通过 X 线检查肺部出现新的大面积阴影，痰液或口腔分泌物检出病毒而确诊的病毒性肺炎，多先产生阴虚内热、阴虚火旺之证，进而出现热毒炽盛之象，临床以气喘痰鸣，高热不退为主要表现，病情迁延，出现口唇发绀，热厥动血之象，以犀角地黄汤加味，以清热、凉血、养阴、豁痰为法，治之多例，均获良效。[13]

2. 病毒性肝炎　在观察大剂量犀角地黄汤加味治疗慢性乙型肝炎的临床疗效中，对于符合中医热毒炽盛型（脏腑内热、血热妄行、血热动风）辨证标准，两组均给予水林佳、复方氨基酸胶囊的常规治疗，治疗组加用大剂量犀角地黄汤加味煎剂治疗，结果显示大剂量犀角地黄汤加味能显著改善临床症状,降低血清 ALT、AST、GGT、TBil、HA、LN、IV 水平[14]。重型肝炎发病机制较为复杂,临床表现多样,病情急重,多伴各种并发症,中医多认为其病机为热毒瘀滞,湿热胶结,在此病治疗上多用清热解毒、化瘀通络、清利湿热等法,犀角地黄汤为其主要用方之一。周仲瑛辨慢性迁延性乙型肝炎为湿热瘀毒、肝郁脾虚证者,以犀角地黄汤加味治疗,收效显著[15];李贵厚治疗重症肝炎以犀角地黄汤加生地、麦冬清热养阴,加山栀子、连翘、大黄、黄芩、郁金泻热逐瘀,短期即扭转病情[16];薛博瑜等在综合治疗的基础上,针对重型肝炎血分瘀热、火毒炽盛的病机,以犀角地黄汤为基础制成清肝解毒针注射液(水牛角、赤芍、丹皮、生地等),治疗重型肝炎 38 例,存活率为 61.16%,单用综合治疗的对照组存活率为 40%,治疗组用药后患者血清谷丙转氨酶、胆红素、凝血酶原活动度及胆碱酯酶都有显著改善。[17]

3. 带状疱疹　本病是由带状疱疹病毒引起的急性炎症性疾病,中医称“缠腰火丹”,多治以清热泻火,健脾除湿。如丛培华[18]认为带状疱疹病为肝火炽盛,血溢脉外,阻滞经络所致,治以泻肝火、凉心血,以犀角地黄汤加减,共治疗 67 例,总有效率 98.75%。赵明华等[19]治疗此病属外感温毒时邪,内蕴营血,外侵肌肤者,以犀角地黄汤加味,同时用珠黄散、六神丸局部外敷,收效良好。

4. 病毒性角膜炎　病毒性角膜炎多为肝肾阴虚、肝阳上亢、热邪犯目,标实而本虚,以犀角地黄汤加鲜茅根凉血养阴,治血中之伏火,加甘草调和诸药,加大黄、黄芪、枸杞子等发挥较强的抗病毒和增强机体免疫力等功能,再配合卡介苗,达到调整机体免疫功能,增强机体抵抗力,彻底祛除病毒,增强角膜修复能力的目的,依此法治疗 20 例,全部临床治愈,随访 2 年均未见复发。[20]

5. 登革热　登革热的临床证候变化复杂多样,但其传变离不开卫气营血,在对 257 例登革热病例进行中医辨治,对其中瘀毒交结证，治宜活血化瘀解毒，选方用犀角地黄汤，取得较好疗效。[21]

6. 流行性出血热　对于流行性出血热少尿期，辨证为血热妄行证，症见肌肤大片瘀斑，小便闭，唇干齿黑或咯血、吐血、尿血、便血，舌质红绛，苔少而干，或苔焦黑，脉数，治以凉血散血，选方为犀角地黄汤加味治疗[21]。用犀角地黄汤合桃核承气汤水煎服，同时酌用酚妥拉明、多巴胺、呋塞米，治疗流行性出血热急性肾功能衰竭80例，结果本组治愈77例，死亡3例。[22]

7. 手足口病　手足口病是肠道病毒引起的常见传染病之一，多发于6岁以下婴幼儿，主要以发热，手、足、口、臀等处疱疹为特点，运用犀角地黄汤加减治疗手足口病34例患者，取得良好效果。[23]

8. 成人水痘　水痘是由水痘带状疱疹病毒引起的急性、疱疹性、传染性疾病，多发于2～10岁儿童，近年来成人水痘发生率有增高趋势，采用犀角地黄汤联合阿昔洛韦治疗成人水痘30例，明显缩短病程，提高疗效，亦无明显不良反应。[24]

9. 单纯疱疹　单纯疱疹是人类单纯疱疹病毒引起的常见皮肤病，对于其中属于中枢神经系统感染者，选用犀角地黄汤加减，以清热凉血解毒，疗效显著。[25]

10. 水牛流行热　针对水牛流行热辨证属于火蒙三焦，热伤心、肝、肺经，热毒已入血分者，治以清热凉血，解毒散瘀，透热于外，使热邪转出气分而解，用犀角地黄汤加味治疗18例，治愈16例，另2例配合西药治疗，治愈率88%。[26]

清瘟败毒饮

清瘟败毒饮为清代余师愚创制，载于《疫疹一得》。此方由石膏、生地、犀角、黄连、栀子、桔梗、黄芩、知母、赤芍、连翘、玄参、甘草、丹皮、竹叶组成。该方主治疫毒邪气内侵脏腑，外窜肌表，气血两燔，表里俱盛的火热实证，临床表现为高热汗出，大渴饮冷，干呕狂躁，神昏谵语，抽搐，脉沉细数，舌绛唇焦等。该方具有清热解毒，凉血救阴之功。对该方的药理作用研究主要包括解热、拮抗血小板凝聚、降低血液黏度、抗炎、镇痛、镇静、抗菌、抗病毒、保肝、解毒、强心、利尿等[27]，但上述研究是基于细菌性致病造模实验或某一味药的药理实验研究，尚缺少清瘟败毒饮整体方剂的抗病毒实验的机制研究。后世运用此方治疗多种急性传染病和感染性疾病，疗效明显。

1. 甲型 H1N1 流感　观察组用清瘟败毒散加大椎叩刺放血治疗甲型 H1N1 流感有较好的临床疗效，较之于对照组用扎那米韦，有更好地预防甲型 H1N1 流感复发的功效，痊愈人数亦明显高于对照组。在复发率方面，观察组 1 个月内复发率明显少于对照组（$P<0.01$）。另据随访，观察组复发的患者在复发后的症状明显轻于前次发病，而对照组却不具备此现象，甚至有更剧者。[28]

2. 流行性出血热　将发病 5 天内入院的流行性出血热患者 180 例随机分成 2 组，对照组 60 例予利巴韦林静脉滴注，同时予液体疗法，对症处理并发症，治疗组 120 例在对照组治疗基础上根据不同病期配合清瘟败毒饮Ⅰ、Ⅱ、Ⅲ号口服，每日 2 次，结果为加用清瘟败毒饮治疗流行性出血热疗效显著，无不良反应，治疗组平均发热天数、多尿天数、血小板恢复正常天数、尿蛋白转阴天数均明显短于对照组（$P<0.01$），其少尿期越期率、低血压休克期越期率亦明显高于对照组（$P<0.01$），并发症发生率低于对照组（$P<0.05$）。[29]

3. 流行性乙型脑炎　对于流行性乙型脑炎，症见高热稽留，神昏谵语，反复抽搐惊厥，昏迷常同时存在，严重者可见全身强直，角弓反张，目合，口开，喉间痰声，甚则可见喘促，鼻煽，舌红绛，脉弦细数，辨为热陷营血证者，治以清营凉血，豁痰开窍，解毒息风，可选方清瘟败毒饮加减。[25]

4. 流行性腮腺炎　对于流行性腮腺炎，症见壮热不退，头痛呕吐，神志昏迷或嗜睡，颈项强硬，反复抽搐，腮部肿胀疼痛，坚硬拒按，舌红苔黄，脉数有力，属于变证的邪陷心肝证者，治以清热解毒，息风开窍，可选方清瘟败毒饮加减。[25]

5. 流感　将78例经ELISA法定性测定分泌物中的流感抗原阳性者随机分为治疗组和对照组，对照组以利巴韦林500 mg加入5%葡萄糖250 mL静脉滴注，每日1次；治疗组口服清瘟败毒饮200 mL，每日3次，结果为清瘟败毒饮治疗流感病毒性发热，能缩短热程、迅速消除中毒症状，研究中未出现不良反应，无论在缓解临床症状，还是在总有效率及治愈率方面，均明显优于利巴韦林西药组，联合应用后疗效有进一步的提高。[30]

6. 病毒性肺炎　清瘟败毒饮加味治疗小儿腺病毒肺炎25例，全部获愈，而用西药治疗的24例中，获愈4例，好转18例，死亡2例，同时观察啰音消失时间、喘咳消失时间及脑片恢复正常时间，清瘟败毒饮治疗组均短于西药组。[31]

7. 肾综合征出血热　清瘟败毒饮治疗肾综合征出血热发热期的临床实验研究显示，在西医疗法的基础上联合使用清瘟败毒饮比单纯西医疗法，具有调整机体细胞免疫功能，能够更显著改善肾综合征出血热发热期的临床症状，缩短病程，并且使TNF－α浓度降低，IL－10浓度明显上升，从而减轻炎症反应对机体的损伤，缓解病情。[32,33]

8. 儿童传染性单核细胞增多症　将40例儿童传染性单核细胞增多症（IM）患儿随机分为治疗组和对照组各20例，两组均根据病情使用布洛芬混悬液（降温）、能量合剂、保肝药物等治疗，对照组给予更昔洛韦，治疗组在对照组治疗基础上再加用清瘟败毒饮，治疗结果显示清瘟败毒饮佐治儿童IM有较好疗效，能有效缩短热程，改善咽峡炎和肝、脾、淋巴结肿大，并使外周血白细胞总数、异型淋巴细胞及肝功能尽快恢复正常，与对照组比较差异有统计学意义（$P<0.05$），且无明显不良反应。[34]

9. 肠道病毒71型感染　将60例EV71感染重症（2期）患儿随机分为治疗组和对照组，每组30例，对照组采用西医常规药物治疗，治疗组采用西医常规药物联合清瘟败毒饮结肠滴注治疗，结果显示清瘟败毒饮结肠滴注治疗肠道病毒71型感染重症疗效确切，热退时间、住院时间、治疗效果的指标比较均有统计学意义（$P<0.05$），且痛苦少，无不良反应。[35]

10. 水痘　水痘是由水痘带状疱疹病毒初次感染引起的急性传染病，主要发生在婴幼儿，根据症状不同有风热轻证及热毒炽盛证2型，对热毒炽盛证给予清瘟败毒饮加减并每天口服盐酸伐昔洛韦分散片，相较于单独抗病毒治疗，取得了明显的治疗效果[36]。采用中药清瘟败毒饮加减口服及静脉滴注阿昔洛韦注射液能迅速解除成人水痘患者的全身中毒症状，缩短病程，加速皮损干涸愈合，治疗效果确切，治疗成人水痘36例，痊愈28例，好转6例，无效2例，总有效率94.5%。[37]

11. 手足口病　在抗病毒治疗（对照组）基础上结合清瘟败毒饮加减方（治疗组，手足口病普通病例的湿热郁蒸型），能有效阻断该型向重症病例的发展，降低死亡率。治疗组口腔疱疹消失时间及退热时间为5.94±0.58天和2.36±0.52天，对照组为7.11±0.65天和3.15±0.60天；治疗组显效率60%，有效率34%，总有效率94%，对照组显效率46%，有效率42%，总有效率88%，两组疗效比较$P<0.05$。[38]或者以清瘟败毒饮联合匹多莫德治疗小儿手足口病（证属湿热蕴蒸型）38例，治愈率达78.95%，明显高于对照组（48.65%），体温降至正常时间（28.15±3.59）小时，明显短于对照组（32.23±4.71）小时，皮疹消退时间（3.60±1.25）天，明显低于对照组（5.15±1.93）天，差异均有统计学意义。[39]

12. 非典型肺炎　对于非典型肺炎，临床表现为高热不解，胸闷喘憋，呼吸困难等热入气分或气营两燔症状的患者，在西医常规治疗的同时，运用清瘟败毒饮治疗 28 例，26 例痊愈出院，2 例重症患者死亡。[40]

13. 艾滋病　对于艾滋病急性感染期，辨为气营（血）两燔证者，治以清气凉营，凉血解毒，选用方剂为清瘟败毒饮合紫雪丹加减。[25]

14. 犬瘟热　犬瘟热是由犬瘟热病毒引起的多种动物发病的高度接触传染性、致死性传染病。该病的发病率高，临床症状多样，死亡率高达 80%，中药方剂清瘟败毒饮与常规西药配合，通过灌肠方式对犬瘟热进行治疗，一定程度上提高了治疗效果，缩短了病犬的平均病程。[41]

15. 羊痘　痘病是由痘病毒所引起的人畜共患的一种急性热性接触性传染病，用板蓝根注射液和清瘟败毒饮结合治疗 93 例病羊，病羊体格较好的治疗 3 ~ 4 天痊愈，体格较差的治疗 5 ~ 6 天痊愈。[42]

参考文献

[1]仇伟. 犀角地黄汤的文献研究[D]. 南京：南京中医药大学，2008.

[2]张保国，程铁峰，刘庆芳. 犀角地黄汤药效研究及临床新用[J]. 中成药，2009，31(12)：1919 – 1921.

[3]Kim HM，Lee YW，Lee KJ，et al. Alveolar macrophages are indispensable for controlling influenza viruses in lungs of pigs[J]. J Virol，2008，82(9)：4265 – 4274.

[4]吴莹，李季倩，孟建，等. 犀角地黄汤合银翘散对流感病毒性肺炎小鼠炎性因子和自由基表达的影响[J]. 中国中医药信息杂志，2012，19(7)：28 – 30.

[5]郝钰,李季倩,吴莹,等.犀角地黄汤合银翘散对流感病毒性肺炎小鼠肺病毒滴度和肺组织病理改变的影响[J].北京中医药大学学报,2010,33(11):739-744,793.

[6]吴莹,金叶智,孟建,等.犀角地黄汤合银翘散含药血清抑制流感病毒感染大鼠肺泡巨噬细胞致炎物质的研究[J].中华中医药杂志,2010,25(12):1974-1978.

[7]吴莹,李季倩,孟建,等.中药复方对流感病毒性肺炎小鼠肺血管通透性的影响及机制[J].北京中医药大学学报,2011,34(10):668-672,682.

[8]张晨月,吴莹,郝钰,等.犀角地黄汤合银翘散对流感病毒感染PMVEC通透性升高中ERM相关信号通路的影响[A].中华医学会、中华医学会呼吸病学分会.中华医学会呼吸病学年会—2013第十四次全国呼吸病学学术会议论文汇编[C].中华医学会、中华医学会呼吸病学分会,2013:1.

[9]吴珺,李季倩,郝钰,等.犀角地黄汤合银翘散对流感病毒性肺炎小鼠脾细胞增殖的影响[A].中国免疫学会中医药免疫分会、中国环境诱变剂学会.第五届全国中医药免疫学术研讨会—暨环境·免疫与肿瘤防治综合交叉会议论文汇编[C].中国免疫学会中医药免疫分会、中国环境诱变剂学会,2009:2.

[10]李季倩,郝钰,吴珺,等.犀角地黄汤合银翘散抑制流感病毒性肺炎小鼠肺中炎性细胞浸润的机制[A].中国免疫学会中医药免疫分会、中国环境诱变剂学会.第五届全国中医药免疫学术研讨会—暨环境·免疫与肿瘤防治综合交叉会议论文汇编[C].中国免疫学会中医药免疫分会、中国环境诱变剂学会,2009:1.

[11]张晨月,张舒,吴莹,等.犀角地黄汤合银翘散对流感病毒感染的小鼠肺组织及大鼠肺微血管内皮细胞ICAM-1和VCAM-1表达的影响[J].中国病理生理杂志,2013,29(9):1685-1690.

[12]关现军.加味犀角地黄汤作用机理初探[J].西南民族学院学报(自然科学版),1999,25(3):292-297.

[13]李春祥.加味犀角地黄汤治疗病毒性肺炎[J].黑龙江中医药,2001,30(6):42.

[14]高辉,熊益群,贺劲松,等.大剂量犀角地黄汤加味治疗慢性乙型肝炎的临床研究[J].吉林中医药,2011,31(8):761-762.

[15]周仲瑛.凉血化瘀法治疗瘀热相搏证的体会[J].江苏中医,1996,28(1):3-6.

[16]李贵厚.犀角地黄汤在危重症治疗中的应用体会[J].实用中医药杂志,2001,17(1):36.

[17]薛博瑜.凉血解毒法治疗重型病毒性肝炎的临床研究[J].中国中医急症,1996,5(2):51-54,4.

[18]丛培华.犀角地黄汤加减治疗带状疱疹[J].山东中医杂志,2002,21(6):370.

[19]赵明华,成肇炎,沈鸿斌.犀角地黄汤临床运用举隅[J].安徽中医临床杂志,2003,15(4):334-335.

[20]牛秋莲,张青霞,解道国.卡介苗加犀角地黄汤治疗病毒性角膜炎20例[J].山东中医杂志,2001,20(11):677.

[21]韩凡,莫锦,覃小兰,等.从257例病例中探讨登革热的中医临床辨治[J].广州中医药大学学报,2014,31(6):855-859.

[22]魏素侠.清通逐瘀法为主治疗流行性出血热急性肾功能衰竭80例[J].中医杂志,2000,41(7):441-442.

[23]尤德明,杨惠泉.犀角地黄汤加减治疗小儿手足口病临床观察[J].湖北中医杂志,2010,32(8):34.

[24]王冬梅.犀角地黄汤联合阿昔洛韦治疗成人水痘30例[J].福建中医药,2008,39(5):37.

[25]李顺保,王自立主编.病毒性疾病中医诊疗全书[M].北京:学苑出版社,2007:269,291.

[26]侯守祥,史居岭.犀角地黄汤加味治疗水牛流行热[J].中兽医学杂志,2010,37(1):58.

[27]王庆伦,鲍廷锋,许军.清瘟败毒饮的药理作用与临床应用概况[J].江西中医学院学报,1995,7(4):39-40.

[28]黄士杰,谢菊英.清瘟败毒散加大椎叩刺放血治疗甲型H1N1流感

临床观察[J]. 中国中医急症,2010,19(6):925-926.

[29]郝向春,马素娟,陈玉良. 清瘟败毒饮治疗流行性出血热120例临床观察[J]. 中国中西医结合急救杂志,2001,8(1):45-46.

[30]熊广,陈生,张忠,等. 清瘟败毒饮加减治疗流感病毒性发热的临床观察[J]. 中国老年保健医学,2007,5(2):15-16.

[31]李贵满,周贵春. 清瘟败毒饮加味治疗小儿腺病毒肺炎对照观察[J]. 上海中医药杂志,1988,22(6):6-7.

[32]李绍民,于立丽. 清瘟败毒饮治疗肾综合征出血热发热期作用机理的探讨[J]. 黑龙江医药科学,2010,33(6):23-24.

[33]李绍民,高鹏翔. 清瘟败毒饮对肾综合征出血热发热期患者血清TNF-α,IL-10的影响[J]. 黑龙江医药科学,2012,35(2):54-55.

[34]盛巧妮,刘红瑞. 清瘟败毒饮佐治儿童传染性单核细胞增多症疗效观察[J]. 儿科药学杂志,2013,19(1):20-22.

[35]战慧荣. 清瘟败毒饮结肠滴注治疗肠道病毒71型感染重症的疗效观察及护理[J]. 当代护士(中旬刊),2015,20(2):94-95.

[36]曾金莲,熊冠华,胡运涛,等. 中西医结合治疗小儿水痘的研究[J]. 现代中西医结合杂志,2009,18(23):2757-2758,2761.

[37]李春生. 中西医结合治疗成人水痘36例[J]. 陕西中医,2003,24(9):791-792.

[38]徐萍萍,高树迎. 清瘟败毒饮加减方治疗手足口病湿热郁蒸型的临床研究[J]. 山东中医杂志,2011,30(6):386-387.

[39]曹艳艳. 清瘟败毒饮联合匹多莫德治疗手足口病疗效观察[J]. 中国临床研究,2012,25(8):805.

[40]陈益昀,石占成,石英秀,等. 清瘟败毒饮加减治疗传染性非典型肺炎28例临床观察[J]. 河北中医,2003,25(11):805-806.

[41]郭洋,马晓威,李鹏,等. 清瘟败毒饮联合西药对犬瘟热治疗效果的研究[J]. 当代畜牧,2015(11):86-90.

[42]李秀芳. 板蓝根注射液清瘟败毒饮结合治疗羊痘[J]. 中兽医学杂志,2013,(3):57.

第九章 温病常用中药的抗病毒作用研究

温病药物中抗病毒作用研究较多的有解表药、清热药、化湿药、开窍药及补虚药，综述如下。

第一节 解表药

凡以发散表邪、治疗表证为主的药物，称解表药。本类药物大多辛散轻扬，主入肺经、膀胱经，偏行肌表，能促进肌体发汗，从而达到治愈表证，防止疾病传变的目的。此外，部分解表药兼能利水消肿、止咳平喘、透疹、止痛、消疮等。解表药主要用于外感表证，部分解表药尚可用于水肿、咳喘、麻疹、风疹、风湿痹痛、疮疡初起等兼有表证者。温病初起，邪在卫分，除选用发散风热药物外，同时配伍清热解毒药。现代药理研究证明，解表药一般具有不同程度的发汗、解热、镇痛、抑菌、抗病毒及祛痰、镇咳、平喘、利尿等作用。部分药物还有降压及改善心脑血液循环的作用[1]。本类药物通过小鼠抗病毒、鸡胚法抗病毒等实验研究，临床上在治疗流感、肺炎、肝炎、麻疹、艾滋病等疾病方面得到广泛应用。

麻黄

麻黄，味辛、微苦，性温。归肺、膀胱经。具有发汗解表，宣肺平喘，利水消肿的功效。《神农本草经》：“主中风，伤寒头痛，温疟。发表出汗，去邪热气，止咳逆上气，除寒热，破癥坚积聚。”《本草纲目》：“麻黄乃肺经专药，故治肺病多用之。张仲景治伤寒无汗用麻黄,有汗用桂枝。”

现代研究发现:麻黄的主要化学成分为麻黄碱,并含少量伪麻黄碱、挥发油、黄酮类化合物、麻黄多糖等。在病毒性疾病的防治上,麻黄不仅具有免疫调节作用,而且对多种病毒具有抑杀作用。

1. 抗流感病毒　卢芳国[2]等研究了麻杏石甘汤方,麻黄先煎抗 A 型流感病毒作用优于四味药同煎的实验结果与其金属元素含量有关,并与机体对煎剂中有效成分反应,及细菌和病毒对药物有效成分的敏感性相联系。杨昕宇[3]等研究证明,麻黄水煎剂和挥发油对多种病毒有不同程度的抗病毒作用,如对亚洲甲型流感病毒有抑制作用,对小鼠感染甲型流感病毒 PR8 株有治疗作用。

2. 抗疱疹病毒　目前临床上用于治疗 HSV 感染的药物多使用阿糖腺苷、阿糖胞苷、阿昔洛韦等抗病毒药物,或配合使用中药制剂等。尹翠翠[4]等研究表明,麻黄附子细辛汤 70% 和 95% 乙醇洗脱物作为抗 HSV 药物,其抑毒指数相对较高,用于临床 HSV 感染在理论上有一定优势。

3. 抗呼吸道合胞病毒　朱欣[5]等从细胞水平进行麻黄水提液对 RSV 抑制作用的实验研究,结果表明,麻黄水提液在体外能抑制呼吸道合胞病毒,且一定浓度的麻黄水提液可能通过抑制 RSV 合胞体的形成而发挥抗病毒作用。麻黄水提液在细胞水平可以多环节抗 RSV。麻黄 EC_{50} 为 3.74 mg/mL, SI = 3.26,麻黄水提液的选择系数相对比较低,可进一步对麻黄水提液成分进行分离提取,进行各成分抗 RSV 作用的实验研究,降低其毒性,提高药效。

桂枝

桂枝,味辛、甘,性温。归心、肺、膀胱经。具有发汗解肌,温通经脉,助阳化气的功效。《神农本草经》:“主治上气咳逆,结气,喉痹,吐吸,利关节,补中益气。”《名医别录》:“主治心痛,胁风,胁痛，温筋通脉，止烦，出汗。”

现代研究发现：桂枝含挥发油，主要化学成分为桂皮醛，另外尚含有酚类、有机酸、多糖、苷类及鞣质等。

桂枝对流感病毒具有抑杀作用，如苟玲[6]等进行了桂枝挥发油含药血清体外抗病毒实验研究，表明桂枝挥发油含药血清体外对甲型流感病毒的增殖具有显著抑制作用，且呈现一定量效关系；桂枝挥发油的含药血清能对病毒有直接杀灭作用，减轻病毒对细胞的攻击性；含药血清浓度越高，对感染病毒的细胞无论是即刻加入含药血清还是感染10小时后加入，均体现出有效抑制病毒增殖的作用，但随着血清浓度降低，仅表现出感染后即刻给药的抑制效应。汤奇[7]等采用筛选药物抗病毒作用的鸡胚法，体外观察桂枝挥发油和桂皮醛对鸡胚内甲型流感病毒生长的影响，认为桂皮醛的抗病毒生长作用为优，药物治疗方式给药效果为优，桂皮醛可能是桂枝挥发油抗病毒的主要效应成分。此外，药物经卵黄囊途径给药其抗流感病毒作用更为显著，可能与药物的吸收程度有关。刘蓉[8]等研究发现桂枝挥发油和桂皮醛对MDCK细胞的半数中毒浓度(TC_{50})分别为5.38×10^{-3}mg/mL和5.49×10^{-3}mg/mL，最大无毒浓度(TCO)均为2.5×10^{-3}mg/mL，桂枝挥发油和桂皮醛能抑制流感病毒在MDCK细胞内的增殖。结果表明，桂枝挥发油与桂皮醛体外明显抑制甲型流感病毒(H1N1)在MDCK细胞中的增殖，并对流感病毒株感染小鼠有较好的治疗作用。桂枝挥发油及桂皮醛具有抗甲型流感病毒作用，桂皮醛是桂枝挥发油抗病毒效应的主要有效成分之一。

荆芥

荆芥，味辛，性微温。归肺、肝经。具有祛风解表，透疹消疮，止血的功效。《神农本草经》：“主寒热，鼠瘘，瘰疬生疮，破结聚气，下瘀血，除湿痹。”《药性论》：“治恶风贼风，口面㖞邪，遍身顽痹，心虚忘事，益力添精。主辟邪毒气，除劳，治丁肿。”

现代研究发现：荆芥含挥发油，化学成分主要包括右旋薄荷酮、消旋薄荷酮、胡椒酮及少量右旋柠檬烯，另含荆芥苷、荆芥醇、黄酮类化合物等。在病毒性疾病的防治上，荆芥不仅具有免疫调节作用，而且对多种病毒具有抑杀作用。

1. 抗流感病毒　汤奇[9]等研究首先采用筛选药物抗病毒作用的鸡胚法，体外观察荆芥挥发油、薄荷酮和胡薄荷酮对鸡胚内甲型流感病毒生长的影响。研究发现经尿囊腔途径预防方式给药胡薄荷酮 0.1×2^{-8} mL/胚剂量显著对抗病毒生长；经尿囊腔途径治疗方式给药荆芥挥发油 0.05×2^{-15} mL/胚剂量显著抑制病毒生长。结果表明，荆芥挥发油、胡薄荷酮在鸡胚内具有较好的抗流感病毒作用，且以卵黄囊途径给药效果为优，薄荷酮的抗病毒效应弱于前两者，故胡薄荷酮可能是荆芥挥发油抗病毒的主要效应成分之一。其次，采用流感病毒感染小鼠模型观察药物体内抗病毒效应，结果显示三种药物以预防方式给药后，各剂量组均对感染小鼠的肺指数无明显影响；而以治疗方式给药，荆芥挥发油 0.226 mL/kg、薄荷酮 0.5 mL/kg 以及胡薄荷酮 0.19 mL/kg 剂量能显著降低模型小鼠的肺指数。因此，无论体外与体内实验可以发现药物经治疗方式给药其抗流感病毒作用较明显，荆芥挥发油、胡薄荷酮的体内外作用均较明确，薄荷酮体内给药作用优于体外给药。何婷[10]等研究采用流感病毒感染小鼠模型观察药物对小鼠肺组织病毒滴度的影响，研究发现荆芥挥发油与胡薄荷酮对流感病毒细胞内增殖的半数抑制浓度（IC_{50}）分别为 1.7×10^{-3} g/L、1.9×10^{-3} g/L，对流感病毒直接杀灭作用的 IC_{50} 分别为 3.1×10^{-3} g/L、7.2×10^{-3} g/L；薄荷酮对流感病毒有直接杀灭作用，IC_{50} 为 5.1×10^{-3} g/L。结果表明，荆芥挥发油、薄荷酮和胡薄荷酮经治疗途径给药，荆芥挥发油 0.226 mg/kg、薄荷酮 0.5 mg/kg、胡薄荷酮 0.19 mg/kg 剂量均能明显降低模型小鼠的肺组织病毒滴度，进一步证实了荆芥挥发油与其主要成分的抗流感病毒作用。

2. 抗呼吸道合胞病毒　张霞[11]等研究荆芥穗提取物不同部位对呼吸道合胞病毒（RSV）的体外抗病毒活性，荆芥穗提取液经过 D101 大孔树脂吸附后，依次用水、25% 乙醇、50% 乙醇、75% 乙醇进行洗脱。结果表明，前 3 种水洗脱液均有抗 RSV 的效果，其中尤以 25% 乙醇洗脱液最为有效，其治疗指数（TI）为 63.55。因此，荆芥穗的水溶性成分对 RSV 病毒有明显的抑制作用。

防风

防风，味辛、甘，性微温。归膀胱、肝、脾经。具有祛风解表，胜湿止痛，止痉的功效。《神农本草经》：“主大风头眩痛，恶风，风邪，目盲无所见，风行周身，骨节疼痹，烦满。”《名医别录》：“胁痛，胁风头面去来，四肢挛急，字乳金疮内痉。”

现代研究发现：防风含挥发油，主要化学成分为甘露醇、谷甾醇、苦味苷、酚类、多糖类及有机酸等。在病毒性疾病的防治上，防风不仅具有增强机体免疫的功能，而且对多种病毒具有抑杀作用。

1. 抗呼吸道合胞病毒　姚梅悦[12]等探究白芷、防风、紫苏叶，单味药及配伍后体外抗呼吸道合胞病毒活性。结果表明，白芷、防风、紫苏叶的抑毒指数分别为 2.66、6.10、13.54，配伍后防风和紫苏叶的抑毒指数为 20.63。白芷、防风、紫苏叶配伍中，防风和紫苏叶共同作用抗呼吸道合胞病毒效果最为理想。

2. 抗流感病毒　窦红霞[13]等对防风的现代研究表明，防风及其复方水煎液具有一定的抑制流感病毒 A3 的作用。

薄荷

薄荷，味辛，性凉。归肺、肝经。具有疏散风热，清利头目，利咽透疹，疏肝行气的功效。《唐本草》："主贼风伤寒，发汗。治恶气腹胀满，霍乱，宿食不消，下气。"《本草纲目》："利咽喉，口齿诸病。治瘰疬，疮疥，风瘙瘾疹。"

现代研究发现：薄荷含有挥发油，主要化学成分为薄荷醇、薄荷酮、异薄荷酮、薄荷脑、薄荷脂类等多种成分。在病毒性疾病的防治上，薄荷对多种病毒具有抑杀作用。

1. 抗疱疹病毒　陈飞[14]等用大孔树脂吸附法提取薄荷的12个化学部位的成分并进行体外抗单纯疱疹病毒（HSV－1）研究，结果表明，薄荷大孔树脂水洗脱液2号具有显著的抗HSV－1活性，其TI指数为74.3，薄荷水溶性成分对HSV－1病毒有明显的抑制作用。张荣发[15]等对薄荷油的抗病毒活性的测定，结果显示，薄荷油对HSV－1和HSV－2均有较强的抑制作用，半数抑制量分别0.002%和0.000 8%；0.01%的薄荷油使HSV－1和HSV－2滴度分别减少了94%和92%，超过该浓度时，使滴度分别减少了82%和92%。薄荷油的杀HSV－1活性呈明显的时间相关性，与该病毒共同培养3h，显示出99%的抗病毒活性。

2. 抗呼吸道合胞病毒　姚梅悦[16]等研究感冒清热颗粒不同成分、不同极性溶剂提取物对呼吸道合胞病毒的体外抗病毒活性，结果表明，白芷、葛根、荆芥穗、薄荷、防风、紫苏叶的水溶性成分对呼吸道合胞病毒具有抑制作用，其中薄荷、荆芥穗有效指数为16，其他极性溶剂提取物抗病毒效果均不明显。因此，感冒清热颗粒在抗呼吸道合胞病毒中的有效成分主要是薄荷及荆芥穗的水溶性成分。

牛蒡子

牛蒡子，味辛、苦，性寒。归肺、胃经。能疏散风热，宣肺祛痰，利咽透疹，解毒消肿。《名医别录》："主明目，补中，除风伤。治伤寒、寒热、汗出，中风，面肿。"《药性论》："除诸风，利腰脚，又散诸结节筋骨烦热毒。"

现代研究发现：牛蒡子主要化学成分为牛蒡子苷、脂肪油、拉帕酚、维生素A、维生素B_1及生物碱等。

牛蒡子对流感病毒具有抑杀作用，如高阳[17]等体外观察牛蒡苷元(ACT)抗甲1型H1N1流感病毒作用，结果表明，ACT浓度(mmol/L)为67、13.4、26.8、53.6的血凝滴度抑制率(%)分别为0、75、87.5、100，ACT在体外有直接抑制流感病毒复制的作用。牛蒡苷及其苷元对甲1型H1N1流感病毒有直接抑制病毒生长的作用，在体表对H1N1有较强的抵抗作用。王雪峰[18]等采用血凝试验方法测定不同浓度牛蒡子提取物体外和鸡胚内抑制流感病毒效价，提取物可降低凝血效价，延长抑制病毒的时间。还可预防和保护治疗感染流感病毒的鸡胚，且在高浓度时，预防作用明显优于阳性对照利巴韦林组，牛蒡子可有效地抑制甲型流感病毒FM1株。

桑叶

桑叶，味甘、苦，性寒。归肺、肝经。具有疏散风热，清肺润燥，平抑肝阳，清肝明目的功效。《神农本草经》："除寒热，出汗。"《本草纲目》："治劳热咳嗽，明目，长发。"

现代研究发现：桑叶的主要化学成分为脱皮固酮、芸香苷、桑苷、槲皮素、异槲皮素、东莨菪素、东莨菪苷等。在病毒性疾病的防治上，桑叶不仅能够增强机体的免疫力，而且对多种病毒具有抑杀作用。

1. 抗逆转录病毒　1-脱氧野尻霉素(DNJ)是桑叶中的一种生物碱,徐爱良[19]等临床实验证明DNJ有显著的抗逆转录病毒活性作用,其 IC_{30} 为1.2~2.5 μg/mL,且随DNJ剂量的增加,其抑制力增强。

2. 抗流感病毒　王学兵[20]等利用10~20日龄鸡胚,观察桑叶、茵陈蒿、马齿苋、野菊花等4种中药的提取成分对禽流感病毒(AIV)的作用效果,发现4味中药对其都有一定的阻断和抑制作用。孙经梦[21]等研究检测了桑叶乙酸乙酯提取液用于治疗时,对甲型流感病毒感染引起的临床症状及肺部多项指标的影响,发现该提取物可降低流感小鼠的死亡率,明显改善流感症状,降低肺指数,减轻肺组织的损伤,还可降低肺组织中流感病毒的载量,表现出良好的流感治疗作用。

3. 抗呼吸道合胞病毒　戴开金[22]等研究桑叶体外抗呼吸道合胞病毒作用,结果表明,桑叶对Hela细胞的 TC_{50} 为21.98 mg/mL,表明其对细胞无明显毒性作用;桑叶无毒浓度范围内在体外对RSV有抑制作用,随着浓度增加,抗RSV作用增强;预防给药方式时,桑叶抗RSV最强,表明桑叶能保护细胞免受RSV攻击;桑叶或其所含的某些化学成分可能具有直接杀伤RSV和(或)抑制RSV增殖的作用。马方[23]等研究结果表明,20个品种桑叶的水提取液的细胞毒性均较低,而所有石油醚、乙酸乙酯和正丁醇提取样品对HEp-2细胞有不同程度的毒性;其中17个桑品种的26个提取部位具有抑制RSV Long株和(或)RSV A2株的作用,其半数抑制浓度(IC_{50}) <20 μg/mL,选择性指数(SI) >2.5。桑叶中含有抗呼吸道合胞病毒活性成分,但不同来源的桑叶其提取物表现出的抗病毒活性有一定的差异。

4. 抗乙型肝炎病毒　严金柱[24]研究乙型肝炎病毒(HBV),主要通过PreS1与肝细胞表面受体结合,其S蛋白与肝细胞膜上脂蛋白特异性相连,使 HBV 吸附并进入肝细胞内。DNJ 衍生物对 HBV 有抑制作用。彭忠田[25]等观察 DNJ 的衍生物 N－苄基－1－脱氧野尻霉素(P－DNJ)与 N－壬基－1－脱氧野尻霉素(NN－DNJ)在体外细胞培养试验中有抗 HBV 的作用。

此外,王辉[26]等利用细胞病变减少法检测发现多个桑叶样品的萃取组分或水相组分含有抗病毒活性物质,且抗病毒活性具有选择性。其中,能有效抑制单纯疱疹病毒 1 型的样品最多,广东桑品种桑叶的水相组分和石油醚萃取组分具有较高的抗甲型流感病毒活性,部分桑品种的萃取组分对登革病毒 2 型也有一定的抑制活性。

菊花

菊花,味辛、甘、苦,性微寒。归肺、肝经。具有疏散风热,平抑肝阳,清肝明目,清热解毒的功效。《用药心法》:“去翳膜,明目。”《神农本草经》:“主诸风头眩、肿痛,目欲脱,泪出,皮肤死肌,恶风湿痹,利血气。”

现代研究发现:菊花含挥发油,油中为龙脑、樟脑、菊油环酮,此外,主要化学成分为菊甘、腺嘌呤、胆碱、黄酮、水苏碱、维生素 A、维生素 B、维生素 E、氨基酸及刺槐素等。在病毒性疾病的防治上,菊花不仅具有增强机体免疫的功能,而且对多种病毒具有抑杀作用。

1. 抗艾滋病病毒　田硕[27]等研究发现菊花能抑制 HIV 复制和抑制 ZA 逆转录酶,从而具有抗艾滋病的作用。另外,从菊花中分离得到的新成分金合欢素－7－O－β－D－吡喃半乳糖苷,发现是抗艾滋病的新活性成分。

2. 抗流感病毒　史晨希[28]等研究结果表明,野菊花水提物 0.34、0.17、0.085 g/kg 3 个剂量组口服给药均能有效降低流感病毒感染小鼠肺指数，与模型组比较肺指数抑制率分别达到28.9%、28.9%、23.6%，野菊花水提物0.34 g/kg能延长流感病毒感染小鼠平均生存时间，降低死亡率；体外实验显示野菊花水提物在无毒浓度下的最大稀释浓度18.28 μg/mL下可以完全抑制病毒。野菊花水提物在体内外对甲1型流感病毒均有较好的抑制作用。

3. 抗呼吸道合胞病毒　呼吸道合胞病毒(RSV)是导致婴幼儿下呼吸道感染的重要病毒，也是诱发某些免疫抑制人群发病和死亡的重要原因。张振亚等[29]通过体外细胞培养技术，进行了野菊花提取物抗RSV的体外试验，通过采用MTT和空斑减数试验方法，证明野菊花提取物有较明显的RSV抑制作用。

柴胡

柴胡，味苦、辛，性微寒。归肝、胆经。具有解表退热，疏肝解郁，升举阳气的功效。《神农本草经》："主心腹肠胃结气，饮食积聚，寒热邪气，推陈致新。"《名医别录》："主除伤寒，心下烦热，诸痰热结实，胸中邪逆，五脏间游气，大肠停积水胀，及湿痹拘挛。"

现代研究发现：柴胡含挥发油，主要化学成分为菠菜甾醇、春福寿草醇及柴胡皂苷A、C、D。在病毒性疾病的防治上，柴胡不仅具有提高机体免疫力的作用，而且对多种病毒具有抑杀作用。

1. 抗人乳头瘤病毒　李劲[30]等研究采用FQ-PCR技术从不同极性提取成分、药物浓度及作用时间三方面观察柴胡对离体尖锐湿疣组织中HPV-DNA的影响，结果显示水提液成分对HPV-DNA有明显的破坏作用，其最低有效浓度为0.2 g/mL，显示柴胡有较强杀灭HPV作用，而且柴胡治疗尖锐湿疣的有效物质属于可溶于水的强极性物质。

2. 抗流感病毒　柴胡有较强的抗病毒活性，能显著抑制鸡胚内流感病毒，降低鼠肺炎病毒所致的肺指数增高，阻止肺组织渗出性病变,降低肺病毒所致的小鼠死亡率。赵萍[31]用体外抗病毒实验证明中药复方正柴胡饮在无毒浓度1.56、6.25 g/L分别对甲型流感病毒(FM1)、乙型流感病毒(昆科70B)有明显的抑制病毒致细胞病变的作用,柴胡常被用来治疗病毒性流感和病毒性呼吸道感染。

此外,黄锦标[32]等关于柴胡黄芩配伍抗病毒增效作用研究表明,柴胡、黄芩均具有抗病毒作用,但柴胡效果不及黄芩,然而柴胡的保肝作用优于黄芩,二者配伍,可以互补不足,不仅使药抗病毒作用更加明显,还能增加其保肝的疗效。

葛根

葛根,味甘、辛,性凉。归脾、胃经。具有解肌退热,透疹,生津止渴,升阳止泻的功效。《神农本草经》:"主消渴,身大热,呕吐,诸痹,起阴气,解诸毒。"《名医别录》:"疗伤寒中风头痛,解肌发表,出汗,开腠理,疗金疮,止痛,胁风痛。"

现代研究发现:葛根主要化学成分为含黄酮类物质如大豆苷、大豆苷元、葛根素等,还有大豆素-4、7-二葡萄糖苷、葛根素-7-木糖苷、葛根醇、葛根藤素及异黄酮苷等。

近年来少见葛根单味药抗病毒研究,但葛根配伍的抗病毒研究较多见。如朱石莲[33]等研究表明,葛根芩连汤及其有效部位组方通过阻止病毒进入宿主细胞,抑制该毒株的生物合成从而发挥抗病毒的作用。杨蒙蒙[34]等研究发现,葛根芩连微丸对轮状病毒吸附宿主细胞有一定干预作用,但是主要通过抑制轮状病毒在恒河猴胚胎肾细胞内的生物合成过程发挥体外抗轮状病毒作用。

参考文献

[1]高学敏,王永炎,颜正华. 中药学[M]. 第二版. 北京:中国中医药出版

社,2011:51.

[2]卢芳国,郭小鸽,谭露,等.麻黄先煎对麻杏甘石汤抗菌与抗A型流感病毒作用的影响[J].中华中医药杂志,2013,28(2):347-350.

[3]杨昕宇,肖长芳,张凯熠,等.麻黄临床应用与药理作用研究进展[J].中华中医药学刊,2015,33(12):2874-2877.

[4]尹翠翠,张子成,杨勇,等.麻黄附子细辛汤提取物对呼吸道病毒的体外抑制作用[J].山东中医杂志,2013,32(7):483-485.

[5]朱欣,李闻文.麻黄水提液抑制呼吸道合胞病毒作用实验研究[J].实用预防医学,2012,19(10):1555-1557.

[6]苟玲,何婷,曾南,等.荆芥、桂枝挥发油含药血清体外抗病毒的实验研究[J].时珍国医国药,2013,24(1):19-21.

[7]汤奇,刘蓉,杨发龙,等.桂枝挥发油与桂皮醛抗流感病毒作用的实验研究[J].时珍国医国药,2012,23(7):1622-1624.

[8]刘蓉,何婷,陈恬,等.桂枝挥发油抗甲型流感病毒作用[J].中药药理与临床,2012,28(2):76-79.

[9]汤奇,杨发龙,曾南,等.荆芥挥发油及其主要成分抗流感病毒作用研究[J].中药药理与临床,2012,28(2):29-32.

[10]何婷,汤奇,曾南,等.荆芥挥发油及其主要成分抗流感病毒作用与机制研究[J].中国中药杂志,2013,38(11):1772-1777.

[11]张霞,周长征,姚梅悦,等.荆芥穗提取物体外抗呼吸道合胞病毒有效部位研究[J].山东中医杂志,2015,34(3):213-215.

[12]姚梅悦,周长征,陈飞,等.白芷、防风、紫苏叶配伍的体外抗病毒追踪[J].世界中西医结合杂志,2015,10(6):782-784.

[13]窦红霞,高玉兰.防风的化学成分和药理作用研究进展[J].中医药信息,2009,26(2):15-17.

[14]陈飞,姚梅悦,张霞,等.薄荷抗单纯疱疹病毒有效部位筛选研究[J].山东中医杂志,2015,34(4):289-291.

[15]张荣发,杨宗发,江尚飞.薄荷油的药理毒理作用研究进展[J].中国药业,2012,21(19):1-3.

[16]姚梅悦,马奇,周长征,等.感冒清热颗粒体外抗病毒有效成分研究[J].药学研究,2013,32(1):1-3.

[17]高阳,董雪,康廷国,等.牛蒡苷元体外抗流感病毒活性[J].中草药,2002,33(8):54-56.

[18]王雪峰,潘曌曌,闫丽娟,等.牛蒡子提取物体外抗甲型流感病毒FM1株的实验研究[J].中医研究,2007,20(6):18-21.

[19]徐爱良,熊湘平,文宁,等.桑叶的现代研究进展[J].湖南中医学院学报,2005,25(2):60-62.

[20]王学兵,张红英,徐端红,等.几种中药在鸡胚上对鸡常见病毒的作用效果试验[J].中国农学通报,2009,26(13):5-9.

[21]孙经梦,刘骏,李炯,等.桑叶提取物对小鼠感染甲型流感病毒FM1的预防与治疗作用研究[J].中药材,2013,36(11):1837-1842.

[22]戴开金,罗奇志,侯连兵.桑叶体外抗呼吸道合胞病毒作用研究[J].中药材,2009,32(8):1276-1278.

[23]马方,王辉,李药兰,等.20个品种桑叶不同提取部位体外抗呼吸道合胞病毒活性初探[J].中药材,2013,36(3):451-455.

[24]严金柱.桑叶中1-脱氧野尻霉素生物活性及检测方法的研究进展[J].中国药物经济学,2013,8(3):57-60.

[25]彭忠田,申璀,谭德明,等.脱氧野尻霉素衍生物抗乙型肝炎病毒的体外试验研究[J].中国药房,2007,18(1):22-24.

[26]王辉,吴莎,孙毅凡,等.桑叶提取物的抗病毒活性检测[J].蚕业科学,2011,49(5):952-956.

[27]田硕,苗明三.菊花的研究及应用现状[J].中医学报,2014,29(3):378-380.

[28]史晨希,刘妮,张奉学,等.野菊花水提物体内外抗甲1型流感病毒(H1N1)作用研究[J].中药材,2010,33(11):1773-1776.

[29]张振亚,方学平,刁志花,等.野菊花提取物抑制呼吸道合胞病毒作用的体外实验研究[J].解放军药学学报,2006,22(4):273-276.

[30]李劲,罗奎章,林奕,等.柴胡对人乳头瘤病毒杀灭作用的实验研究

[J]. 中国中西医结合皮肤性病学杂志,2005,4(3):43-45.

[31]赵萍,刘安平,刘妮,等. 正柴胡饮体外抗甲型流感病毒和乙型流感病毒作用的研究[J]. 实用医技杂志,2007,14(16):2155-2156.

[32]黄锦标,梁赋. 柴胡黄芩配伍抗病毒增效作用的临床应用[J]. 成都中医药大学学报,2014,37(2):92-93.

[33]朱石莲,罗佳波,谭晓梅,等. 葛根芩连汤有效部位组方体内外抗轮状病毒作用研究[J]. 中药材,2010,33(5):785-788.

[34]杨蒙蒙,张琰,陈文,等. 葛根芩连微丸体外抗轮状病毒作用实验研究[J]. 中华中医药学刊,2010,28(9):1981-1983.

第二节　清热药

清热药药性寒凉,沉降入里,通过清热泻火、凉血、解毒及清虚热等不同作用,使里热得以清解。主要用治温热病高热烦渴、湿热泻痢、痈肿疮毒等里热证。现代药理研究证明,很多清热药具有抗病毒的作用,其机制有二:一是直接抑制或杀灭病毒;二是增强机体特异性或非特异性免疫功能,从而间接抑制病毒。

石膏

石膏,味甘、辛,性寒。归肺、胃经。具有清热泻火,除烦止渴等功效,为清泻肺胃气分实热之要药。用于治疗温热病气分实热,症见壮热、烦渴、汗出、脉洪大者;可治疗温病气血两燔,症见壮热、神昏谵语、发斑者。《名医别录》记载:"除时气头痛身热,三焦大热,皮肤热,肠胃中膈热,解肌发汗,止消渴烦逆,腹胀暴气喘息,咽热。"

近年来一些学者对含石膏的抗病毒方剂进行了研究,如陈俊[1]研究柴石颗粒对乙型脑炎患者疗效,田连起等[2]对大青龙汤抗甲型 H1N1 流感病毒及解热的药效物质基础研究，曹莉[3]对竹叶石膏汤治疗急性期病毒性心肌炎等临床观察及研究，得出了石膏对乙型脑炎、甲型 H1N1 流感、病毒性心肌炎等病毒性疾病中所出现的发热症状有很好的退热效果。

知母

知母，味苦、甘，性寒。归肺、胃、肾经。具有清热泻火，滋阴润燥的功效。善治外感热病，高热烦渴，肺热燥咳，骨蒸潮热，内热消渴等。《神农本草经》知母："主消渴热中，除邪气，肢体浮肿，下水，补不足，益气。"《用药法象》："泻无根之肾火，疗有汗之骨蒸，止虚劳之热，滋化源之阴。"

现代研究发现，知母中的化学成分主要以甾体皂苷、双苯吡酮类为主，具有抗病毒作用的是双苯吡酮类化合物知母宁。知母宁具有明显的抗甲型流感病毒、单纯疱疹病毒（HSV）、乙肝病毒的作用。李沙等[4,5]通过考察知母宁体外抗甲型流感病毒作用和检测知母宁体外抗单纯疱疹病毒Ⅱ型（HSV－Ⅱ）作用，得出结论：知母宁对甲型流感病毒具有明显的综合抑制作用及抑制病毒吸附后的复制增殖作用；知母宁体外抗单纯疱疹病毒Ⅱ型效果好，且其抗病毒作用具有多个作用点。同时知母宁可明显降低病毒的感染性。高杰[6]对知母宁抗乙肝病毒进行了体内外试验研究，结果表明，知母宁有抗乙肝病毒的作用，其机制可能与抑制 HBV－DNA 的复制有关。

天花粉

天花粉，味甘、微苦，性微寒。归肺、胃经。具有清热泻火，生津止渴，消肿排脓等功效。常用于治疗热病烦渴，肺热燥咳，内热消渴，疮疡肿毒。《本草汇言》："天花粉，退五脏郁热，如心火盛而舌干口燥，肺火盛而咽肿喉痹，脾火盛而口舌齿肿，痰火盛而咳嗽不宁。若肝火之胁胀走注，肾火之骨蒸烦热，或痈疽已溃未溃，而热毒不散，或五疸身目俱黄，而小水若淋若涩，是皆火热郁结所致。”

研究发现，天花粉富含蛋白质、淀粉、植物凝血素、多糖、皂苷等化学成分，且从中提取的天花粉蛋白（TCS）是其抗病毒的主要化学成分。有文献报道[7]天花粉蛋白是一种抗病毒剂，它能选择性地进入HIV感染的T淋巴细胞和巨噬细胞，直接抑制病毒的蛋白质合成和破坏感染细胞，进入核糖体，停止HIV感染细胞中的蛋白质合成，从而降低患者HIV水平。因此，天花粉一直是抗HIV病毒研究的重点。随后又有报道，天花粉蛋白不良反应强。丁媛媛[8]对中药天花粉作热提取，去除蛋白后，分别在体外及体内对提取物的抗病毒活性做初步研究发现，天花粉热提取物随稀释度增加，毒性作用减弱。1∶128及以后稀释度对HeLa细胞无毒性作用，1∶128～1∶2 048稀释度的天花粉热提取物均显示出不同程度的对HeLa感染细胞的保护作用，尤以1∶512稀释度的抗病毒作用最好，天花粉热提取物可作用于病毒的吸附和穿入过程。天花粉热提取物具有抗病毒的临床应用潜力。

栀子

栀子，味苦，性寒。归心、肺、三焦经。能泻火除烦、清热利尿、凉血解毒，具有通泻三焦火邪的功效，是中医药用于治疗温毒疫病的要药。《神农本草经》栀子：“主五内邪气，胃中热气，面赤酒疱皶鼻，白癞赤癞疮疡。”

研究发现，栀子的主要化学成分包括环烯醚萜、二萜、三萜、黄酮、有机酸酯、挥发油、多糖及各种微量元素。在病毒性疾病的防治中，栀子对多种病毒具有抑制作用。王意忠等[9]体外抗病毒试验研究发现栀子提取物ZG对甲型流感病毒、副流感病毒、呼吸道合胞病毒、单纯疱疹病毒、腺病毒所致细胞病变有明显抑制作用。郭姗姗等[10,11]对栀子抗病毒的机制进行了研究，提出栀子提取物ZG抗病毒感染的机制之一可能是通过改善细胞膜的流动性从而维持细胞膜的正常功能；而其抑制HSV－Ⅰ吸附作用可能是作用于病毒吸附的多个环节，而并非单一的作用机制。马伏英等[12]通过体外试验探究栀子、黄连、黄芩、大青叶及复方制剂在体外抗柯萨奇B_3病毒（CVB_3）的作用，证实了上述药物对柯萨奇病毒具有不同程度的抑制作用，为治疗急性病毒性心肌炎用药组方提供了可靠依据。另外，有研究发现，栀子具有抗埃博拉病毒的作用。

夏枯草

夏枯草，味辛、苦，性寒。归肝、胆经。具有清热泻火，明目，散结消肿的功效，临床多用来治疗目赤肿痛，头痛眩晕，目珠夜痛，瘰疬，瘿瘤，乳痈肿痛等疾病。《神农本草经》夏枯草："主寒热、瘰疬、鼠瘘、头疮，破癥，散瘿结气，脚肿湿痹。"

研究表明，夏枯草含有多种化学成分，主要包括三萜及其苷类、甾醇及其苷类、黄酮类、香豆素、苯丙素、有机酸、挥发油及糖类等成分，其通过阻碍病毒复制、抑制细胞病变等效应来抑制病毒。Yao XJ等[13]证明夏枯草粗提物可显著抑制艾滋病病毒（HIV），并具有较低的细胞毒性。姜玲海等[14]通过实验证明并探讨得出，夏枯草多糖用于单纯性疱疹的治疗作用，可能不是由对病毒的直接作用引起的，而是促进淋巴细胞转化增殖和诱生干扰素等免疫调节作用的结果。临床上广泛用于治疗艾滋病和单纯疱疹性角膜炎。

黄芩

黄芩，味苦，性寒。归肺、胆、脾、胃、大肠、小肠经。具有清热燥湿，泻火解毒，止血，安胎等功效。尤长于清中上焦湿热，治疗温病的湿温、暑湿证。《神农本草经》黄芩："主诸热黄疸，肠游泻痢，逐水，下血闭，恶疮疽蚀火疡。"

研究发现，黄芩化学成分主要包括黄芩苷、黄芩素等黄酮类化合物、挥发油、多糖及萜类化合物等，黄芩及其有效成分具有广谱抗病毒的作用，其作用机制可能与抑制病毒复制及保护宿主细胞有关。

1. 抗流感病毒　体外实验发现，黄芩根煎剂对流感病毒 PR8 株、亚洲甲型流感病毒等具有一定的对抗作用[15]。永井隆之[16]认为，黄芩根中分离出的黄酮成分 F36 可较强地抑制小鼠感染流感病毒（IFV）及明显阻碍 IFV 对小鼠的致死活性，对 IFV 的唾液酸酶有特异的抑制活性，并抑制 IFV 的膜融合及脱壳。NagaiT[17]发现，黄芩黄酮 F36 抗流感病毒 A（H3N2）、B 的作用机制，部分是通过抑制病毒膜与病毒感染周期前期红细胞浆质、溶酶体膜融合，从而抑制其增殖、B 病毒在基质中释放及其与脂质体结合及在肺中的增殖。最新研究发现，黄芩苷对甲流病毒 H1N1 在体内外均有抑制作用[18]。

2. 抗呼吸道合胞病毒　国内外均通过体外实验的方法，证实了黄芩提取物在细胞水平对 RSV 的抑制作用。Ma SC 等[19]通过细胞病变效应（CPE）测定法证实，黄芩提取物对呼吸道合胞病毒（RSV）表现出抗病毒活性，随后 Li Y 等[20]亦采取 CPE 测定法证实了黄芩提取物的体外抗 RSV 的作用，但在抑制浓度上有差别。王雪峰等[21]曾将定喘汤分解剂在 Hela 细胞上进行抗 RSV 的实验研究，认为黄芩有抑制细胞内 RSV 增殖的作用，或抑制了病毒复制的某一环节。

3. 抗人类免疫缺陷病毒　近年来，对黄芩黄酮类成分（黄芩苷、黄芩苷元）抗 HIV 作用的研究成为国内外研究黄芩抗病毒作用的一大热点。国内的研究大多集中黄芩抗病毒的作用机制，已经深入到细胞分子水平[22]，并证明其不存在细胞毒性。赵晶等[23,24]发现黄芩苷及黄芩苷元，在细胞培养中均能抑制免疫缺陷病毒逆转录酶（HIV－1RT）的活性。且黄芩苷元抑制 HIV－1 的活性及细胞毒性均强于黄芩苷，两种化合物治疗指数相近。

4. 抗柯萨奇病毒　黄芩提取物对柯萨奇病毒具有抑制作用，其作用机制多从整体、细胞、分子水平进行探究。王雪峰等[25]通过以 CVB_3 腹腔注射诱导的 BALB/c 小鼠心肌炎模型（VMC），证明了黄芩提取物对病毒性心肌炎小鼠整体保护及心肌细胞损伤的调节作用，其结果显示，黄芩提取物能降低感染小鼠的发病率和死亡率，提高生存质量。卫文峰等[26]用黄芩提取物对 CVB_3 感染的 VMC 小鼠进行治疗。实验发现，黄芩苷对细胞膜上 Na^+-K^+-ATP 酶有稳定保护作用，对减轻细胞水肿、保护细胞功能有重要作用。张凤英等[27]通过体外细胞培养方法对黄芩茎叶提取物体外抗 CVB_3 作用及其作用机制进行研究。结果显示，黄芩茎叶提取物具有一定的直接抗 CVB_3 作用，还能增强 Hela 细胞抗 CVB_3 的攻击，对已感染的 Hela 细胞也能减轻其病变。

5. 抗肝炎病毒　黄芩对乙型肝炎病毒和丙型肝炎病毒具有抑制作用，且具有保肝作用。黄芩根煎剂能够抑制乙型肝炎病毒 DNA 复制[15]，黄芩苷对乙型肝炎表面抗原、e 抗原、核心抗原均有较显著的抑制作用，且可在一定程度上抑制乙型肝炎病毒 DNA 的复制；用药后能明显降低谷丙转氨酶含量，对肝脏有较好的保护作用。徐珊等[22]在整体水平观察了黄芩的体内抑制 HCV 活性。黄芩在 HCV 感染的实验动物模型（小鼠）中发挥解热和清除毒素的作用。国外有实验证实,黄芩虽无直接清除 HCV 的作用,但是能够明显的抑制 HCV－RNA 的复制。

国内外研究表明,黄芩及其活性成分还对猪生殖和呼吸系统综合征病毒、单纯疱疹病毒、人巨细胞病毒(HCMV)、SARS 冠状病毒等有抑制作用,但对其作用程度及机制的进一步研究报道的较少。

黄连

黄连,味苦,性寒。归心、脾、胃、胆、大肠经。具有清热燥湿,泻火解毒的功效。善清中焦湿热,治温病湿热阻滞中焦,气机不畅所致的痞满及湿热泻痢等。《珍珠囊》黄连:"其用有六:泻心脏火,一也;去中焦湿热,二也;诸疮必用,三也;去风湿,四也;治赤眼暴发,五也;止中部见血,六也。"

黄连的药理作用主要与其根茎所含的多种生物碱有关,主要的有效成分是小檗碱型生物碱。黄连对很多病毒均有抑制作用,如柯萨奇病毒、流感病毒、风疹病毒、单纯疱疹病毒等。李凡等[28]发现黄连对流感病毒 A_3V,腺病毒 Adv3,麻疹病毒 MV,风疹病毒 RSV,单纯疱疹病毒Ⅰ型 HSV－Ⅰ,单纯疱疹病毒Ⅱ型 HSV－Ⅱ,柯萨奇病毒 B_3(CVB_3),柯萨奇病毒 B_4(CVB_4),柯萨奇病毒 A_{16}(CVA_{16}),新型肠道病毒 71 型(EV_{71})10 种病毒均有直接杀灭作用。马伏英[12]用柯萨奇病毒 B_3(CVB_3)感染 BALB/c 小鼠,建立 CVB_3 心肌炎动物模型,然后用黄连、黄芩、栀子及复方制剂对感染鼠进行治疗,结果表明 4 种药物均有抗病毒性心肌炎作用。马卫列等[29]通过实验观察了黄连水提取物对甲型流感病毒(LAV)活性的影响,得出黄连水提取物对 LAV 活性及感染性有较强抑制性,可能与抑制 RNA 聚合酶活性有关。

黄柏

黄柏，味苦，性寒。归肾、膀胱、大肠经。具有清热燥湿，泻火解毒，除骨蒸的功效，用于治疗湿热带下，热淋涩痛，湿热泻痢，黄疸湿热脚气，痿证，骨蒸劳热，盗汗，遗精等病症。《神农本草经》中记载："主五脏肠胃中结热，黄疸，肠痔，止泄利，女子漏下赤白，阴伤蚀疮。"

黄柏中含有大量生物活性成分，如生物碱、甾醇、内酯及黏液质等。黄柏具良好的抗单纯疱疹病毒（HSV－Ⅰ、HSV－Ⅱ）作用。蔡宝昌等[30]选择了32种天然药物的热水提取液，对接种了单纯疱疹病毒而引发疱疹的小鼠给药，与阿昔洛韦对照组及空白对照组比较，黄柏给药组可延缓疱疹症状发作或扩散时间，延长小鼠生存时间，并显著降低小鼠的死亡率。李涛等[31]以HSV－Ⅰ型病毒感染Vero细胞，检测黄柏提取物对单纯疱疹病毒Ⅰ型（HSV－Ⅰ）引起的细胞病变的抑制作用，并用阿昔洛韦作对照，结果表明黄柏提取物抗病毒的作用优于西药阿昔洛韦组（$P<0.05$）。后又观察黄柏提取物在体外对单纯疱疹病毒Ⅱ型的抑制作用，结果类似[32]。

金银花

金银花，味甘，性寒，归肺、心、胃经，可疏散风热，清热解毒，是治疗丹毒、喉痹、痈肿疔疮、温病发热、风热感冒、热毒血痢等感染性疾病的常用药，《温病条辨》中多方用到。《本草纲目》金银花："一切风湿气，及诸肿毒、痈疽疥癣、杨梅诸恶疮，散热解毒。"

金银花具有多种药用成分，包括有机酸类、黄酮类、萜类和挥发油等，具有抗病毒和增强免疫力等药理作用，主要对常见呼吸道病毒和单纯疱疹病毒Ⅰ型有抑制作用。胡克杰等[33]研究了金银花中的主要有效成分氯原酸的体外抗病毒作用，发现不同浓度的氯原酸对合胞病毒、柯萨奇 B_3、腺病毒 7 型、腺病毒 3 型和柯萨奇 B_5 型等常见呼吸道病毒有较强的抑制作用。马晓波[34]研究发现，金银花提取物对甲型流感病毒有良好的抑制、拮抗作用，且剂量越高，抗病毒效果越好。王变利等[35]体外抗病毒实验 CPE 法，观察金银花水提物对单纯疱疹病毒Ⅰ型、手足口病病毒 EV71 株和流感病毒 H1N1 株的抑制作用，结果金银花水提物对单纯疱疹病毒Ⅰ型，手足口病病毒 EV71 株未见明显抗病毒效果，具有良好的抗甲型流感病毒 H1N1 的作用，且某些样品作用优于利巴韦林组。马双成等[36]从金银花中分离得到了 2 种黄酮类化合物，并确认黄酮类成分具有较好的抗呼吸道病毒的作用。王志杰[37]以阿昔洛韦(ACV)为对照，用 HSV－Ⅰ HS－1 株感染豚鼠皮肤的动物模型，观察了金银花在体外抗单纯疱疹病毒Ⅰ型(HSV－Ⅰ)的作用，发现金银花对 HSV－Ⅰ HS－1 株增殖抑制的治疗指数是 ACV 相应指标的 104.72 倍，药效比 ACV 好。

此外，金银花以及用金银花和其他中草药合理配伍对预防和治疗病毒性疾病屡见报道，金银花也是近期专家们在中医药预防“非典型肺炎”的推荐用药[38]。

连翘

连翘，味苦，性微寒。归肺、心、小肠经。具有清热解毒，消肿散结，疏散风热的功效，用于痈疽，瘰疬，乳痈，丹毒，风热感冒，温病初起，温热入营，高热烦渴，神昏发斑，热淋涩痛。《珍珠囊》：“连翘之用有三：泻心经客热，一也；去上焦诸热，二也；为疮家圣药，三也。”《神农本草经》金银花：“主寒热、鼠瘘、瘰疬、痈肿、恶疮、瘿瘤、结热、蛊毒。”

连翘化学成分复杂，主要含有萜类、苯乙醇苷类、木脂素类、黄酮类、天然醇类、香豆素、挥发性成分和一些醇、酯、酸、醛、酮等化合物。在病毒性疾病的防治中,连翘对多种病毒有明显的抑制作用。

1. 抗流感病毒　段林建等[39]用甲型流感病毒核蛋白(NP)基因转染 Hela 细胞,用甲型流感病毒胶体金法检测连翘苷对转染后细胞内和上清核蛋白表达情况,用实时定量反转录聚合酶链反应(RT-PCR)检测 Hela 细胞内 NP 基因的拷贝数。重复4次转染后48 h,连翘苷组 NP 基因表达量低于 NP 重组质粒组。说明连翘苷可以抑制甲型流感病毒 NP 基因转染后表达。

2. 抗人巨细胞病毒　张丹丹等[40]用细胞病变法和 MTT 法,检测连翘、槲皮素抗人巨细胞病毒的最小有效浓度,并与更昔洛韦进行比较。结果显示更昔洛韦、连翘及槲皮素的最小有效浓度分别为10、30、0.3 mg/L,槲皮素抗人巨细胞病毒的效果远高于更昔洛韦和连翘。证明连翘尤其是槲皮素具有良好的体外抗人巨细胞病毒效果。

3. 抗乙型脑炎病毒　洪文艳等[41]以白纹伊蚊 C_6/36 细胞为宿主细胞,阿昔洛韦为阳性对照药物,通过细胞病变效应(CPE)观察法和改良 MTT 法来测定药物抗乙型脑炎病毒对细胞的吸附作用以及药物对乙型脑炎病毒在细胞内复制增殖的抑制作用。结果显示连翘浓煎液在16.0 mg/mL 以上浓度用药时有抗乙型脑炎病毒吸附细胞的作用,也能抑制乙型脑炎病毒在细胞内的复制增殖,半数有效浓度为7.6 mg/mL。说明连翘浓煎剂在体外细胞模型中有较好的抗乙脑病毒感染作用,作用机制可能是干扰病毒对细胞的吸附及抑制病毒在细胞内的复制增殖。

4. 抗呼吸道合胞病毒　田文静等[42]采用细胞培养技术,以利巴韦林为阳性对照药,比较观察连翘水提液对呼吸道合胞病毒(RSV)引起的细胞病变的抑制作用。水提液抗呼吸道合胞病毒的半数有效浓度为0.15 mg/mL，于感染呼吸道合胞病毒后0、2、4、6、8小时加入连翘水提液均有抑制呼吸道合胞病毒活性作用。陈杨等[43]将连翘水提液提纯，采用细胞病变效应（CPE）观察法，以利巴韦林为对照组，进一步实验证明连翘抗病毒有效部位LC4在体外对感染呼吸道合胞病毒的Hela细胞有明显的治疗作用。

5.抗单纯疱疹病毒　刘颖娟等[44]通过细胞培养和活细胞染色计数法（MTT）观察研究连翘的有效成分在HepG2细胞上抗单纯疱疹病毒Ⅰ型的作用。结果显示连翘4个部位的有效成分均有不同程度的抑制病毒复制的作用。

此外，在临床中由连翘、鱼腥草、菊花等其他中药组成的四季抗病毒合剂被做成片剂、口服液、冲剂等多种剂型广泛应用。

穿心莲

穿心莲，味苦，性寒。归心、肺、大肠、膀胱经。具有清热解毒，凉血，消肿，燥湿的功效，用于外感风热，温病初起，肺热咳喘，肺痈吐脓，咽喉肿痛，湿热泻痢，热淋涩痛，湿疹瘙痒，痈肿疮毒，蛇虫咬伤。

穿心莲的主要成分含有二萜内酯类、黄酮类、甾醇皂苷、糖类、生物碱等，研究较多的是内酯类。穿心莲能调节机体免疫功能，对多种病毒有抑制作用。吴碧兰[45]进行体内抗病毒实验，研究穿心莲水提物对流感病毒甲型FMl株感染小鼠抗流感病毒的作用，结果表明穿心莲水提物能显著改善小鼠感染甲型流感病毒的肺指数和肺指数抑制率，具有体内抗流感病毒作用。张培宪[46]研究了穿心莲内酯抗病毒的临床现状指出，穿心莲内酯制剂穿琥宁、喜炎平等对腺病毒、流感病毒、呼吸道合胞病毒有明显的灭活作用，被用于治疗小儿呼吸系统疾病；穿心莲内酯制剂喜炎平能抑制毛细血管通透性增加，减少炎症渗出，可提高白细胞、中性粒细胞及巨噬细胞的吞噬能力，增强细胞免疫力，对急性病毒性心肌炎有很好的疗效。轮状病毒是儿童秋季腹泻常见的病原体，穿心莲内酯对轮状病毒有灭活作用，马桂琴等[47]报道，穿心莲内酯制剂炎琥宁治疗大便轮状病毒抗原检测阳性的腹泻患儿的效果明显优于利巴韦林。钟政武等[48]报道，治疗病毒性脑炎患儿时，加入炎琥宁，患儿的退热时间、止呕时间、神经精神症状缓解时间等明显缩短。国外报道，穿心莲内酯合成的脱水穿心莲内酯琥珀酸单酯在体外有抗 HIV 病毒的特性。在穿心莲内酯药物治疗 HIV 感染的临床 I 期试验中发现，10 mg/kg 药物注射 HIV－1 感染者可抑制 HIV－1 所致细胞周期失调，增强感染细胞免疫力。

大青叶

大青叶，味苦，性寒。归心、胃经。具有清热解毒，凉血消斑的功效，用于治疗温热病心胃毒盛，热入营血，气血两燔，高热神昏，发斑发疹，喉痹口疮，痄腮丹毒。《本草纲目》大青叶："主热毒痢，黄疸，喉痹，丹毒。"《本草正》："治瘟疫热毒发斑，风热斑疹，痈疡肿痛，除烦渴，止鼻衄，吐血……以热兼毒者，皆宜蓝叶捣汁用之。"

大青叶的主要成分包括生物碱类、有机酸、苷类化合物和无机元素等，在病毒性疾病的防治中，大青叶不仅能增强和调节免疫功能，而且对多种病毒具有抑制和灭活作用。

1. 抗流感病毒　刘盛等[49]用鸡胚法观察了 15 种不同种质的大青叶对甲型流感病毒的抑制作用，其血凝滴度实验结果表明，大多数药材对甲型流感病毒有直接作用、治疗作用和预防作用。刘钊等[50]采用中药大青叶有效单体进行体外抗流感病毒（H1N1）的研究，结果表明，大青叶有效单体具有体外抗病毒的作用，其作用是通过抑制病毒在 MDCK 细胞内生物合成而发挥，其对病毒无直接灭活作用，也不能阻止病毒的吸附作用。

2. 抗疱疹病毒 方建国等[51]利用人喉癌上皮细胞细胞体外培养系统通过MTT比色法和观察细胞病变效应(CPE)考察大青叶不同部位体内抑制单纯疱疹病毒Ⅰ型(HSV－Ⅰ)的作用。结果表明大青叶Ⅳ部位具有较强的体内外抗HSV－Ⅰ病毒活性。喻淑庆等[52]采用CPE和MTT比色法,检测大青叶提取物体外抗单纯疱疹病毒Ⅱ型(HSV－Ⅱ)的作用,结果表明大青叶提取物在体外有一定的抗HSV－Ⅱ感染效果,主要是通过抑制病毒在细胞内的复制增殖而发挥作用。

3. 抗柯萨奇病毒 李小青等[53]发现大青叶对柯萨奇病毒(CVB_3)引起的小鼠病毒性心肌炎早期病理改变有显著影响,分析其机制,大青叶可能通过抑制病毒合成、增强白细胞吞噬作用、降低毛细血管通透性等作用改善和保护心肌细胞,促进心肌炎的治疗。刘钊等[50]采用中药大青叶有效单体进行体外抗柯萨奇病毒的研究,通过观察病毒引起的细胞病变效应(CPE)、MTT法检测细胞活性,考核药物抗病毒作用。得出大青叶单体对柯萨奇病毒虽然没有直接灭活作用,但可以抑制其在感染细胞中的增殖,从而具有抗病毒的作用。

4. 抗巨细胞病毒 刘海智等[54]首次观察大青叶体外抗豚鼠巨细胞病毒的活性,结果显示大青叶在体外可以减轻或抑制巨细胞病毒致细胞病变反应,对细胞具有保护作用。为大青叶抗巨细胞病毒应用于临床提供了理论基础。

板蓝根

板蓝根,味苦,性寒。归心、胃经。具有清热解毒,凉血,利咽的功效,用于治疗外感发热,温病初起,咽喉肿痛,温毒发斑,痄腮,丹毒,痈肿疮毒。《分类草药性》板蓝根:"解诸毒恶疮,散毒去火捣汁或服或涂。"《日华子本草》:"治天行热毒。"

板蓝根的化学成分复杂，主要包括生物碱类、有机酸类、黄酮、木脂素类、蒽醌类、甾体、三萜类、芥子苷类化合物、含硫类化合物和氨基酸类化合物等，板蓝根在防治病毒性疾病方面，不仅能增强细胞免疫功能，而且对多种病毒具有不同程度的抑制作用。

1. 抗流感病毒　胡兴昌等[55]对45.3 mg/mL的板蓝根凝集素粗提液的体外抗流感病毒作用进行了研究，发现凝集素对流感病毒有明显的杀灭、预防和较好的治疗作用。刘盛等[49]以鸡胚法考察15个种质的板蓝根对甲型流感病毒的抑制作用，血凝滴度实验显示，板蓝根的水提醇沉液对病毒的直接作用、治疗作用、预防作用有效率分别为100%、60%、70%。

2. 抗人巨细胞病毒　孙广莲等[56]以MTT法检测50%中药板蓝根煎剂对人巨细胞病毒的抗毒效应，发现板蓝根煎剂在1:200稀释度时即有显著的抗病毒效应，是一种较为理想的抗人巨细胞病毒的中药。

3. 抗肝炎病毒　蒋锡源等[57]采用酶联免疫吸附测定(ELISA)法及放射免疫测定(RIA)法，对50种治疗肝炎中草药与制剂进行考察，发现板蓝根及板蓝根注射液对乙型肝炎表面抗原(HBsAg)、乙型肝炎病毒的抗原(HBeAg)、乙型肝炎病毒的核心抗原(HBcAg)及HBV-DNA有显著的抑制作用。

4. 抗柯萨奇病毒　李玲等[58]对板蓝根有效成分进行了药理试验，发现板蓝根中的新成分4(3H)-喹唑酮浓度为0.2%时可抑制柯萨奇病毒。张宸豪等[59]利用组织细胞培养法研究了板蓝根水煎剂对柯萨奇病毒的抑制作用，抑制指数为2.75。

贯众

贯众，味苦，性微寒，有小毒。归肝、脾经。具有清热解毒，凉血止血，杀虫的功效，可用于治疗风热感冒、痄腮、温毒发斑、发疹以及血热所致的衄血、吐血、便血、崩漏等。也用于驱杀绦虫、钩虫、蛲虫、蛔虫等多种肠道寄生虫。《神农本草经》:“主腹中邪热气,诸毒,杀三虫。”《本草纲目》:“治下血崩中,带下,产后血气胀痛,斑疹毒,漆毒,骨鲠。”

贯众的主要化学成分包括间苯三酸类、黄酮类、萜类、甾类、脂肪烃类、芳香烃类、苯丙素类、苷类、糖类等,贯众对多种病毒具有抑制作用。徐程等[60]利用贯众 3 种提取物对甲型流感病毒 FM1 株的体外直接抑制病毒作用研究,确定抑制作用由强到弱的顺序为乙醇提取物、乙醚提取物和水提取物,而且贯众对流感病毒乙型、丙型、丁型也有作用,由此可看出绵马贯众水煎剂对多发性流感病毒均有效。张成镐等[61]曾报道贯众具有良好的抗柯萨奇病毒和保护心肌细胞的作用,临床上用来治疗病毒性心肌炎。郑民实等[62]采用反相被动血凝抑制实验,发现绵马贯众具有抗乙肝病毒作用。贯众对腺病毒、单纯疱疹病毒、艾滋病毒等都具有明显的抗病毒作用。

紫花地丁

紫花地丁,味苦、辛,性寒。归心、肝经。具有清热解毒,凉血消肿的功效,用于治疗痈,肿,疔疮,丹毒,毒蛇咬伤。《本草正义》紫花地丁:“地丁专为痈肿疔毒通用之药”“然辛凉散肿,长于退热,惟血热壅滞,红肿焮发之外疡宜之……”

紫花地丁含黄酮类、香豆素类、有机酸、酚类、生物碱、皂苷、多糖、氨基酸、多肽及蛋白质、植物甾醇等多种有效成分。紫花地丁对多种病毒具有轻微的抑制作用。在体内、外试验中均有抗乙型肝炎病毒(HBV)活性的作用[63],体内试验中紫花地丁水浸出物具有抑制 HBV - DNA 的复制作用;体外试验发现紫花地丁水浸出物对 HBsAg 和 HBeAg 具有抑制作用。国外报道,紫花地丁提取物具有很高的抗Ⅰ型艾滋病病毒(HIV－Ⅰ)的活性。张奉学等[64]体外试验发现以紫花地丁、夏枯草等为主要组成的艾可清复方制剂具有显著的抗猴免疫缺陷病毒(SIV)的活性。此外,紫花地丁全草提取物对呼吸道合胞病毒(RSV)具有抑制作用。

野菊花

野菊花,味苦、辛,性微寒。归心、肝经。具有清热解毒,疏风平肝的功效,主要用于治疗痈疽疔疖,咽喉肿痛,目赤肿痛,头痛眩晕,也用治疗湿疹、湿疮、风疹痒痛。《本草汇言》野菊花:"破血疏肝,解疔散毒……解天行火毒丹疔。洗疮疥,又能去风杀虫。"

野菊花的主要化学成分包括黄酮、萜类及有机酸等,在病毒性疾病的防治中,野菊花对多种病毒具有抑制作用。张振亚等[65]通过体外细胞培养技术,进行了野菊花提取物抗呼吸道合胞病毒(RSV)的体外试验,证明野菊花提取物有较明显的RSV抑制作用。野菊花对单纯疱疹病毒的抑制作用不仅在体外实验中得到证实,而且在临床中也有报道[66],野菊花注射液治疗由柯萨奇病毒引起的疱疹性咽峡炎,疗效优于阿昔洛韦加头孢匹胺,说明野菊花对柯萨奇病毒具有抑制作用[67]。

鱼腥草

鱼腥草,味辛,性微寒。归肺经。具有清热解毒,消痈排脓,利尿通淋的功效,用于治疗肺痈吐脓,肺热咳嗽,咳吐脓血,热毒疮痈,湿热淋证,湿热泻痢等。《本草经疏》鱼腥草:"治痰热壅肺,发为肺痈吐脓血之要药。"

鱼腥草主要化学成分包括挥发油类、黄酮类、有机酸类、甾醇类等,在病毒性疾病的防治中,鱼腥草对多种病毒都有抑制作用。它对单纯疱疹病毒Ⅰ型(HSV－Ⅰ)、流感病毒、人类免疫缺陷病毒

(HIV－Ⅰ)有直接抑制活性的作用;对流行性出血热病毒(E－HFV),流感亚洲甲型京科68－1株病毒,甲、乙型流感病毒和腮腺炎病毒均呈现一定的抑制效果[68]。李丹等[69]研究了鱼腥草抗病毒有效部位槲皮素体外抗人巨细胞病毒(HCMV)的作用,得出槲皮素能明显抑制人巨细胞病毒感染引起的细胞病变效应,CPE抑制率随着药物浓度的增加而增高。鱼腥草抗病毒作用已应用于临床,复方鱼腥草片治疗流行性腮腺炎效果较好,鱼腥草滴眼液对流行性角膜炎疗效明显,鱼腥草注射液对病毒性肺炎、病毒性肠炎、病毒性心肌炎、小儿急性荨麻疹、带状疱疹均有很好的疗效[70]。

紫草

紫草,味甘、咸,性寒。归心,肝经。具有清热凉血,活血,解毒透疹的功效。主要用于治疗温病血热毒盛,斑疹紫黑,麻疹不透,疮疡,湿疹等。《神农本草经》紫草:"主心腹邪气,五疸,补中益气,利九窍,通水道。"《本草纲目》:"紫草,其功长于凉血活血,利大小肠。故痘疹欲出未出,血热毒盛……"

紫草的化学成分主要包括以紫草素及其衍生物为主的脂溶性成分和以酸性多糖及酚酸为主的水溶性成分。紫草抗病毒的作用机制包括:直接杀灭病毒;抑制病毒的复制;增强T细胞,巨噬细胞的活性,提高机体免疫力,从而达到抗病毒的作用。

1. 抗流感病毒　采用血细胞凝集反应及细胞病变法研究紫草提取物中左旋紫草素的抗副流感病毒作用,结果显示其在实验所用的质量浓度范围内毒性较低,且具有一定的体外抗副流感病毒活性及直接杀灭副流感病毒的作用[71]。紫草水提物能较好地保护H1N1流感病毒致MDCK细胞病变效应,同时也能减少病毒在MDCK细胞中的复制[72]。

2. 抗疱疹病毒　采用原代兔肾细胞培养方法对紫草水煎液抗

单纯疱疹病毒Ⅱ型(HSV－Ⅱ)的作用进行研究，结果发现其有效抑制浓度3.125 mg/mL中毒浓度为6.25 mg/mL，并对单纯疱疹病毒的感染有预防作用[73]。

3. 抗肝炎病毒　张有明[74]报道，以紫草为主药治疗甲肝80例，其中，治愈78例，总有效率高达97.5%。应静芝[75]用紫草等中药治疗乙肝1例，连用3个月，谷丙转氨酶(ALT)降至正常，随访近20年未复发。孙志义等报道，用紫草为主药治疗乙型肝炎32例，也取得较好疗效[76]。紫草对肝炎病毒所致的湿热内蕴，热毒郁结，肝功异常，ALT升高也有很好的疗效。以上结果表明紫草对甲肝、乙肝病毒确有一定抑制作用，但其抗病毒的有效成分、作用机制未见报道，还有待进一步研究。

4. 抗人类免疫缺陷病毒　国外筛选新疆紫草的含水丙酮提取物在急性感染HIV的细胞中，显示了相当高的抗HIV活性[77]。紫草的另一有效成分紫草多糖可促进腹腔巨噬细胞吞噬功能，增加脾脏中T淋巴细胞计数和T淋巴细胞功能，促进迟发型变态反应，说明紫草多糖对机体具有增强特异性和非特异性免疫的作用。此外体内体外试验均显示，紫草复方在一定剂量范围内能提高自然杀伤细胞(NK细胞)杀伤靶细胞的活性，提高机体免疫功能，发挥对淋巴细胞的调节功能[78]。徐杭民等报道，艾滋Ⅱ号(以紫草为主要成分)能增强NK细胞功能，促进胸腺细胞、脾脏淋巴细胞的转化增殖[79]。

青蒿

青蒿，味苦、辛，性寒。归肝、胆经。具有清透虚热，凉血除蒸，解暑，截疟的功效。用于治疗温邪伤阴，夜热早凉，阴虚发热，劳热骨蒸，暑热外感，疟疾等。《本草纲目》青蒿："治疟疾寒热。"《本草新编》青蒿："退暑热。"

青蒿的主要化学成分包括青蒿素及其衍生物蒿甲醚、蒿乙醚、青蒿琥酯等，青蒿对多种病毒有抑制作用。青蒿素浓度增加至3.6 μg/mL时有非常显著的抗病毒作用，这种作用的性质为抑制而非杀灭，青蒿1:3浸剂对埃柯病毒有抑制杀灭作用[80]。青蒿与金银花组方，利用蒸馏法制备的青银注射液，对伤寒、副伤寒、甲乙三联菌苗致热的家兔，有比单味青蒿注射液更为显著的退热效果，其降温特点迅速而持久，优于柴胡和安痛定注射液对照组。金银花与青蒿有协同解热作用[81]。

参考文献

[1]陈俊. 柴石退热颗粒对乙型脑炎病毒体外感染BHK细胞的影响及流行性乙型脑炎辨证规律的研究[D]. 武汉:湖北中医药大学,2014.

[2]田连起,黄鹤归,叶晓川,等. 大青龙汤颗粒剂体外抗甲型H1N1流感病毒实验研究[J]. 中医学报,2013,28(2):172－175.

[3]曾莉,郭灿. 竹叶石膏加味方治疗儿童急性期病毒性心肌炎32例[J]. 环球中医药,2015,8(11):1380－1382.

[4]李沙,甄宏. 知母宁体外抗甲型流感病毒作用研究[J]. 中国药师,2005,8(4):267－270.

[5]李沙,甄宏,蒋杰,等. 知母宁的体外抗单纯疱疹病毒Ⅱ型作用[J]. 华中科技大学学报(医学版),2005,34(3):304－307.

[6]高洁,李明,刘妮. 知母宁抗乙肝病毒作用的体内外实验研究[J]. 山西中医学院学报,2007,8(2):16－18.

[7]彭勃,苗明三,杨晓娜. 中医药治疗艾滋病的研究进展[J]. 河南中医,2006,26(1):82.

[8]丁媛媛,刘晶星,陈淑云. 天花粉热提取物抗柯萨奇B组病毒感染的研究[J]. 上海第二医科大学学报,2002,22(1):22－25.

[9]王意忠,崔晓兰,高英杰,等. 栀子提取物抗病毒试验研究[J]. 中国中药杂志,2006,31(14):1176－1178.

[10]王秀坤,郭姗姗,黄洋,等.栀子提取物ZG对单纯疱疹病毒Ⅰ型感染后细胞膜流动性的影响[J].中华微生物和免疫学杂志,2006,26(11):1005-1008.

[11]郭姗姗,王秀坤,张媛媛,等.栀子提取物ZG对单纯疱疹病毒Ⅰ型细胞吸附的影响[J].病毒学报,2006,22(3):198-202.

[12]马伏英,智光,樊毫军.栀子等中药抑制柯萨奇B_3病毒的体外实验研究[J].新乡医学院学报,2006,23(1):33-35.

[13]Yao XJ,Wainberg MA,Parniak MA. Mechanism of inhibition of HIV-1 infection in vitro by purified extract of Prunellavulgaris[J]. Virology,1992,187(1):56.

[14]姜玲海,冯怡,徐德生,等.夏枯草多糖抗单纯性疱疹病毒及相关免疫活性初步研究[J].时珍国医国药,2007,18(11):2622-2623.

[15]郑虎占,董泽宏,佘靖.中药现代研究与应用(4)[M].北京:学苑出版社,1998.

[16]永井隆之.生物中类黄酮药抗流感病毒活性产生的作用机制(2)[J].国外医学:中医中药分册,1995,17(6):40.

[17]Nagai T.黄芩根中抗流感A(H3N2)和B病毒的黄酮类成分5,7,4c-羟基-8-甲氧基黄酮F36[J]:国外医学:中医中药分册,1996,18(3):6.

[18]郑勇凤,王佳婧,傅超美,等.黄芩的化学成分与药理作用研究进展[J].中成药,2016,38(1):141-147.

[19]Ma SC,Du J,But PP,et al. Antiviral Chinese medicinal herbs against respiratory syncytial virus[J]. J Ethnopharmacol,2002,79(2):205-211.

[20]Li Y,Ooi LS,Wang H,et al. Antiviral activities of medicinal herbs traditionally used in southern main land China[J]. Phyto-ther Res,2004,18(9):718-722.

[21]王雪峰,吴振起,崔振泽.定喘汤及宣降清分解剂对RSV感染Hela细胞的实验研究[J].中华实验和临床病毒学杂志,2005,19(2):168.

[22]徐珊,王乐,杨巧芳,等.黄芩抗病毒药理作用研究述评[J].中华中

医药学刊,2007,25(7):1355－1357.

[23]赵晶,张致平,陈鸿珊,等.黄芩苷元及其苄基衍生物的制备与抗人免疫缺陷病毒实验研究[J].药学学报,1997,32(2):140 - 143.

[24]赵晶,张致平,陈鸿珊,等.黄芩苷衍生物的合成及抗人免疫缺陷病毒活性研究[J].药学学报,1998,33(1):22.

[25]王雪峰,周丽.柴胡黄芩提取物对CVB_{3m}感染小鼠心肌损伤影响的实验研究[J].辽宁中医杂志,2004,31(11):890－891.

[26]卫文峰,张国成,许东亮,等.柴胡黄芩炙甘草对小鼠CVB3心肌炎治疗作用的研究[J].中国当代儿科杂志,2003,5(3):223－225.

[27]张凤英,高玉峰,宋鸿儒.黄芩茎叶提取物与生脉饮抗柯萨奇病毒B_3的体外研究[J].天津医药,2005,33(11):716－718.

[28]李凡,易世红,赵春艳,等.双黄连粉针剂抗病毒作用[J].中草药,2002,33(1):52－55.

[29]马卫列,罗芬,李锦云,等.黄连水提物抗甲型流感病毒活性初步研究[J].广东医学院学报,2014,32(6):759－762.

[30]蔡宝昌,潘扬,吴皓,等.国外天然药物抗病毒研究简况[J].国外医学:中药分册,1997,19(3):48－31.

[31]李涛,彭立新.黄柏提取物在体外对Vero细胞单纯疱疹病毒Ⅰ型的抑制作用[J].中国社区医师(医学专业),2012,14(16):5－6.

[32]李涛,彭立新,姜良英.黄柏提取物在体外vero细胞中对单纯疱疹病病毒Ⅱ型的抑制作用[J].中国实验诊断学,2012,16(6):1098－1100.

[33]胡克杰,王跃红,王栋.金银花中氯原酸在体外抗病毒作用的实验研究[J].中医药信息,2010,27(3):27－28.

[34]马晓波.采用金银花提取物对抗病毒的作用研究[J].大家健康(学术版),2014,8(24):342－343.

[35]王变利,高燕,赵秀香.金银花水提物体外抗病毒实验研究[J].辽宁中医杂志,2015,42(8):1495－1497.

[36]马双成,刘燕,毕培曦,等.金银花药材中抗呼吸道病毒感染的黄酮类成分的定量研究[J].药物分析杂志,2006,26(4):426－430.

[37]王志洁,黄铁牛.金银花在体内外抗人Ⅰ型疱疹病毒的实验研究[J].中国中医基础医学杂志,2003,9(7):39-43,50.

[38]殷凯生.非典型肺炎防治手册[M].南京:江苏科学技术出版社,2003.

[39]段林建,张清,王农荣,等.连翘苷对甲型流感病毒核蛋白基因表达的影响研究[J].中国全科医学,2012,15(18):2082-2084.

[40]张丹丹,方建国,陈娟娟,等.连翘及其主要有效成分槲皮素体外抗人巨细胞病毒的实验研究[J].中国中药杂志,2010,35(8):1055-1059.

[41]洪文艳,唐博恒,刘金华,等.连翘浓缩煎剂抗乙型脑炎病毒的体外实验研究[J].亚太传统医药,2010,6(12):13-14.

[42]田文静,李洪源,姚振江,等.连翘抑制呼吸道合胞病毒作用的实验研究[J].哈尔滨医科大学学报,2004,38(5):421-423.

[43]陈杨,李鑫,周婧瑜,等.连翘抗病毒有效部位(LC-4)体外抗呼吸道合胞病毒作用的研究[J].卫生研究,2009,38(6):733-735.

[44]刘颖娟,杨占秋,肖红,等.中药连翘有效成分体外抗单纯疱疹病毒的实验研究[J].湖北中医学院学报,2004,6(1):36-38.

[45]吴碧兰.穿心莲抗甲1型流感病毒FM1株的作用及机制研究[D].广州:中医药大学,2008.

[46]张培宪.穿心莲内酯抗病毒感染的临床现状[J].山西中医,2009,25(1):39-40.

[47]马桂琴,祖丽比亚.炎琥宁治疗小儿轮状病毒性肝炎疗效分析[J].中国保健杂志,2006,14(12):122.

[48]钟政武,平小荣,毛丽娟.更昔洛韦联合炎琥宁治疗儿童病毒性脑炎[J].现代中西医结合杂志,2007,16(36):5423-5424.

[49]刘盛,陈万生,乔传卓,等.不同种质板蓝根和大青叶的抗甲型流感病毒作用[J].第二军医大学学报,2000,21(3):204-206.

[50]刘钊,杨占秋,肖红.中药大青叶有效单体抗流感病毒作用[J].中南民族大学学报(自然科学版),2009,28(3):42-46.

[51]方建国,胡娅,汤杰,等.大青叶抗单纯疱疹病毒Ⅰ型的活性研究

[J]. 中国中药杂志,2005,30(17):1343－1346.

[52]喻淑庆,陈湘漪,余凌. 大青叶提取物抗单纯疱疹病毒Ⅱ型的体外实验研究[J]. 医药导报,2008,27(4):394－396.

[53]李小青,张国成,许东亮,等. 黄芪和大青叶治疗小鼠病毒性心肌炎的对比研究[J]. 中国当代儿科杂志,2003,5(5):439－442.

[54]刘海智,陈素华,王昕荣,等. 大青叶抑制巨细胞病毒致细胞病变的药效实验初探[J]. 中国优生与遗传杂志,2006,14(1):58－60.

[55]胡兴昌,郑伟强. 板蓝根粗提液抑制流感病毒的实验研究[J]. 上海师范大学学报(自然科学版),2003,32(1):62－65.

[56]孙广莲,胡支力,孟红,等. MTT 法检测板蓝根抗巨细胞毒效应[J]. 山东中医药大学学报,2001,24(2):137－138.

[57]蒋锡源,杨珍珠,胡志军,等. 50 种治疗肝炎中草药与制剂体外抑制 HBsAg 活性的比较[J]. 现代应用药学,1992,9(5):208－211.

[58]李玲,董同义,李修禄,等. 大青叶类药材及其制剂质量控制的研究[J]. 药学学报,1994,29(2):128－131.

[59]张宸豪,高梅,马爱新,等. 板蓝根对柯萨奇病毒抑制作用的研究[J]. 第四军医大学吉林医学院学报,2003,23(3):125－126.

[60]徐程,于艳,孙科峰,等. 绵马贯众提取物抗甲型流感病毒 FM1 株实验研究[J]. 辽宁中医药大学学报,2010,12(7):29－31.

[61]张成镐,玄延花,曹红子,等. 贯众水提取液对感染柯萨奇 B_3 病毒的培养大鼠心肌细胞的影响[J]. 延边大学医学学报,2001,24(4):268－271.

[62]郑民实,韩漪萍. 150 种中草药对乙型肝炎病毒表面抗原的抑制作用[J]. 药学通报,1988,23(4):234.

[63]王玉,吴中明,敖弟书. 紫花地丁抗乙型肝炎病毒的实验研究[J]. 中药药理与临床,2011,27(5):70－74.

[64]张奉学,邓文娣,胡英杰,等. 中药艾可清体外抑制猴免疫缺陷病毒活性的观察[J]. 广州中医药大学学报,1999,16(2):127－129.

[65]张振亚,方学平,刁志花,等. 野菊花提取物抑制呼吸道合胞病毒作用的体外实验研究[J]. 解放军药学学报,2006,22(4):273－276.

[66]陈福彬.银翘芩芍汤内服外用治疗聚星障58例——附西药治疗35例对照[J].浙江中医杂志,2003,38(12):516.

[67]邓发文.野菊花注射液治疗儿童疱疹性咽峡炎96例[J].中国中医药现代远程教育,2010,8(11):33－34.

[68]高静,周日宝,王朝晖,等.鱼腥草的现代研究进展[J].湖南中医学院,2005,25(6):60－61.

[69]李丹,李力,张柳红.鱼腥草有效成分抗巨细胞病毒的实验研究[J].中国妇幼保健,2010,25(36):5463－5465.

[70]顾静蓉,冯莉莉,罗建伟,等.鱼腥草的药理作用及临床应用新进展[J].海峡药学,2006,18(4):121－123.

[71]罗学娅,李明辉,伦永志,等.左旋紫草素抗副流感病毒作用[J].中草药,2005,36(4):568－571.

[72]李治建,周凡,斯拉甫·艾白,等.紫草药理作用研究进展[J].中国中医药信息杂志,2010,17(11):110－112.

[73]谢长才,范瑞强,朱宇同,等.紫草抗Ⅱ型单纯疱疹病毒的实验研究[J].岭南皮肤性病科杂志,2000,7(3):4－6.

[74]张有明.紫草治疗甲型肝炎[J].中医杂志,1996,37(4):197－198.

[75]应静芝.紫草在儿科临床应用举隅[J].浙江临床医学,2002,4(10):729.

[76]孙志义,张东华,王文华,等.紫草的成分、药理及临床应用研究概况[J].山东医药工业,1998,17(3):30－31.

[77]郑肖莹.新藏假紫草咖啡酸四聚体钠钾盐的抗艾滋病毒作用[J].中成药,1996,18(7):49.

[78]严松柏,谈献和,胡玉涛.紫草的研究进展[J].时珍国医国药,2003,14(2):103.

[79]徐杭民,王绪鳌,谢志慧,等.中药复方“艾滋Ⅱ号”的免疫药理作用[J].中药药理与临床.1995,11(4):21.

[80]李广勋.中药药理毒理与临床[M].天津:天津科技翻译出版公司:1992.

[81]李新莉.小议青蒿的药理作用及化学成分[J].内蒙古中医药,2011,16(56):58-59.

第三节 化湿药

凡以化湿运脾为主,治疗湿阻中焦证的药物,称为化湿药。因本类药物多有芳香味,故又称为芳香化湿药。其中药性偏于温燥,作用较强的,称为燥湿药。

本类药物辛香温燥,主入脾、胃经。脾胃为后天之本,主运化,喜燥而恶湿,爱暖而喜芳香,易为湿邪所困。湿困脾胃(又称湿阻中焦)则脾胃功能失常,其辛能行气,香能通气,能行中焦之气机,以解除因湿浊引起的脾胃气滞之症状。

化湿药能宣化湿浊,醒悦脾胃而使脾运复健。主要适用于湿浊内阻,脾为湿困,运化失常所致的脘腹胀满、呕吐泛酸、大便溏薄、食少体倦、口甘多涎、舌苔厚腻等症。部分药物还有祛暑、辟秽、解表、截疟等作用,湿温、暑温等证,亦可选用。

化湿药大多能促进胃液分泌,兴奋肠管蠕动,使胃肠推动加快,以增强食欲,促进消化。大多具有抑菌作用,如苍术、厚朴、藿香、白豆蔻、砂仁等。苍术烟熏能抑制多种病毒、细菌;佩兰能抑制流感病毒。

藿香

藿香,味辛,微温。归脾、胃、肺经。具有芳香化湿,和中止呕,祛暑解表的功效。《珍珠囊》藿香:“甘苦。补卫气、益胃气,进饮食,又治吐逆霍乱。”《本草再新》:“解表散邪、利湿除风、清热止渴。治呕吐霍乱、疟、痢、疮疥。梗:可治喉痹、化痰、止咳嗽。”

现代研究发现:藿香挥发油的主要化学成分为广藿香酮和广

藿香醇，尚含有苯甲醛、丁香油酚、桂皮醛、广藿香奥醇。是临床常用于治疗感冒的中成药如藿香正气丸、抗病毒口服液的重要原料，同时也是其他30多种中成药的主要原料。现代药理研究表明，广藿香具有抗病原微生物、抗炎、抗病毒、解热、镇痛等作用。

1. 抗鼻病毒　日本学者发现广藿香中的黄酮类物质具有抗病毒活性，该物质可用来抑制及消灭上呼吸道病原体，即所谓鼻病毒的增殖[1]，试用于鼻病毒感染的治疗获较好疗效。刘世增等研究发现含有广藿香的香菊感冒冲剂对鸡胚接种病毒H1N1株及polio有抑制作用，对小鼠静脉滴注致死量内毒素有保护作用[2]。高相雷等发现广藿香的醋酸乙酯提取物、甲醇提取物体外具有抗柯萨奇B3病毒作用[3]。

2. 抗流感病毒　运用体内抗病毒实验对广藿香各提取部位混合物进行抗流感药效实验，首次发现广藿香具有体内抗流感病毒的作用，对其不同极性提取组分开展筛选研究，证实二氧化碳超临界萃取组分是其抗病毒的有效组分。运用硅胶柱层析等手段对该组分进行化学成分研究，得到广藿香醇等8个单体化合物。体外细胞抗病毒筛选实验结果证明广藿香有效组分及其主要成分并非通过直接抑制病毒而实现对流感病毒感染小鼠的保护作用。广藿香醇具有抑制小鼠所致肺炎，延长病毒感染小鼠生存时间的作用，呈一定的剂量依赖关系，是广藿香抗流感病毒的有效成分。有抑制流感病毒感染小鼠脾和胸腺的缩小、提高机体细胞免疫功能、有效减轻脂质过氧化损伤以及增强机体抗氧化能力的作用。提示广藿香醇通过调节机体免疫功能、调控体内细胞因子水平、抗氧化等方面减轻免疫损伤，从而达到抗病毒的作用。

佩兰

佩兰，味辛，性平。归脾、胃、肺经。具有芳香化湿，醒脾开胃，发表解暑的功效。《雷公炮炙论》佩兰："生血，调气与荣。"

现代研究发现：佩兰的化学成分主要为挥发油类化合物，全草含挥发油1.5%～2.0%，油中含有对－聚伞花烃、橙花醇乙酯、5－甲基麝香草醚、延胡索酸、琥珀酸、甘露醇等。佩兰叶中邻香豆酸、含香豆精及麝香草氢醌；佩兰花中含有蒲公英甾醇、蒲公英甾醇棕榈酸酯、蒲公英甾醇醋酸酯等；佩兰地上部分和根中含有双稠吡咯啶生物碱，包括仰卧天芥菜碱、宁德洛非碱和兰草素等。

1. 抗流感病毒　佩兰挥发油对流感病毒有抑制作用，其中对聚伞花素和橙花醇乙酯对流感病毒的抑制作用更为明确。因此佩兰在抗SARS中为首选处方中药。有临床报道使用佩兰水蒸馏液治夏季感冒疗效较好；郑志学报道悬挂佩兰香囊预防感冒实验，发现佩兰香囊对预防感冒有作用，可以提高呼吸道的免疫力[4]。佩兰香囊佩戴14天后，可以促进分泌型免疫球蛋白A浓度提高4倍，而相关研究表明SigA是呼吸道黏膜表面分泌的一种免疫球蛋白，它能抗菌、抗病毒和抗毒素，保护呼吸道黏膜，防止有害物质侵入人体。李飞泽等[5]用苍术、白芷、佩兰熏蒸剂对病室空气消毒，控制医院病房的交叉感染，发现中药熏蒸剂的空气消毒效果与紫外线灯和低温等离子体消毒机处理有显著差异，中药熏蒸剂优于低温等离子体消毒机，可以代替紫外灯消毒，并且操作期间人员流动不受限制，对人体无毒无害，可以广泛应用。

2. 抑制轮状病毒　佩兰治疗婴幼儿轮状病毒性肠炎和婴儿腹泻。婴幼儿轮状病毒性肠炎是小儿秋冬季最常见的消化系统疾病，本病为轮状病毒感染所致。该病起病急，发病快，并发症多，传染性强，临床上以发热、呕吐、频繁腹泻为主要特征，在短时间内可因频繁的腹泻、呕吐导致严重脱水、电解质紊乱及酸碱平衡失调而危及生命。陈辉[6]用中药汤剂佩兰饮治疗轮状病毒性肠炎74例，与常规西药对照组进行比较，治疗组在止泻时间、粪便Rv－Ag转阴率等方面的作用明显优于对照组，这与佩兰饮方中君药佩兰的抗病毒作用有关。婴儿腹泻是由不同的病因引起以腹泻为主的综合征，是儿科常见病之一。佩兰饮不仅使外邪得驱，而且以固护脾胃为根本，既扶正，又祛邪，缩短了病程，而且疗效好，见效快，临床疗效远优于单纯用西药治疗。佩兰白术散具有健脾燥湿、消积化浊之功效，能够对应绝大多数急、慢性单纯腹泻，有利于恢复胃肠道消化腺功能，做到止泻而不留邪。任一心[7]等应用中药佩兰白术散治疗2岁以下婴儿腹泻237例，5日内大部分达到有效治愈。

苍术

苍术，味辛、苦，性温。归脾、胃、肝经。具有燥湿健脾，祛风散寒，明目的功效。《仁斋直指方》苍术："脾精不禁，小便漏浊淋不止，腰背酸痛，宜用苍术以敛脾精，精生于谷故也。"《本草正义》："苍术，气味雄厚，较白术愈猛，能彻上彻下，燥湿而宣化痰饮。"

现代研究发现：苍术的主要化学成分包括苍术素、苍术酮、β－桉叶醇、3－β－羟基苍术酮、3－β－乙酰氧基苍术酮、苍术内酯、苍术素、苍术素醇、乙酰苍术素醇、茅苍术醇等数十种成分，苍术素、苍术酮相对含量较高[8]。中医常用于治疗风寒感冒，并有苍术制成的烟熏剂用于预防流感等病毒性传染病。

苍术有抗流感病毒作用。苍术素和苍术酮是苍术的特征成分，苍术酮在无毒浓度下对甲型H3N2流感病毒、甲型H5N1流感病毒（禽流感病毒）和乙型流感病毒均有消毒作用，而苍术素、茅苍术水提液、北苍术水提液对上述病毒无消毒作用，茅苍术SFE－CO_2提取物具有弱抗病毒作用，而北苍术SFE－CO_2提取物抗病毒作用强。样品中含苍术酮量越高，抗流感病毒作用的最大稀释度越大。苍术酮对3种类型的流感病毒均有消毒作用，而苍术素则无灭毒作用；不含苍术酮的水提液对流感病毒3种类型均无消毒作用,茅苍术 SFE - CO_2 提取物苍术酮含量低、抗流感病毒作用弱;而北苍术 SFE - CO_2 提取物苍术酮含量高,抗流感病毒作用强。样品中苍术酮含量与抗流感病毒作用呈正相关关系。苍术酮无限毒量浓度为1:160,是抗流感病毒作用的最大稀释度1:1 280的8倍。由此可确认苍术酮是苍术抗流感病毒的有效成分。流感病毒株选用甲型的H3N2、H5N1株,其中甲型的H3N2是在亚洲流行的流感发病病毒,而H5N1是人感染高致病性禽流感病毒,曾引发1997年和2003年香港禽流感,是亚洲流行的高致病性禽流感的病毒株。苍术酮具有灭杀H3N2、H5N1甲型流感病毒和乙型流感病毒的作用,提示苍术酮可用于人的甲型流感和乙型流感的防治,也可用于禽流感。

厚朴

厚朴,味苦、辛,性温。归脾、胃、肺、大肠经。具有燥湿消痰,下气除满的功效。李杲:“厚朴,苦能下气,故泄实满;温能益气,故能散湿满。”《本草汇言》:“厚朴,宽中化滞,平胃气之药也。凡气滞于中,郁而不散;食积于胃,羁而不行,或湿郁积而不去,湿痰聚而不清。用厚朴之温可以燥湿,辛可以清痰,苦可以下气也。故前古主中风、伤寒头疼寒热,呕逆泻利,虫积痞积,或肺气胀满,痰涎喘嗽,或胃气壅滞,水谷不行,用此消食化痰,去湿散胀,平土、金二脏,以至于中和也。”

现代研究发现:厚朴含有多种酚类物质,在厚朴的活性成分中占5%[9],其中主要的活性物质以厚朴酚与和厚朴酚为主,还含有四氢厚朴酚、异厚朴酚、龙脑基厚朴酚、辣薄荷基厚朴酚、辣薄荷基和厚朴酚、二辣薄荷基厚朴酚、厚朴木脂素A~I、厚朴三醇、厚朴醛B~E、台湾檫木醛等[10]。厚朴具有影响胃肠活动、抗菌、抗病毒、抗过敏、肌肉松弛和中枢抑制等作用。《神农本草经》将厚朴列为上品。开胸顺气丸、藿香正气丸、木香顺气丸、鳖甲煎胶囊、保济丸、香砂养胃丸等传统中药及新药中均以厚朴为主药。

在国外,尤其是日本,对厚朴的抗病毒、抗肿瘤作用研究得较深入。池田浩治[11]不仅探讨了厚朴酚对肿瘤移植后增殖的影响,还探讨了其抑制机制与诱导细胞凋亡的相关性。他对 C57BL/6 小鼠的背部皮下或右后足跖部移植 B16 - BL6 细胞,分别定时腹腔内给予各种剂量的厚朴酚,并且在背部皮下移植肿瘤 8 天后以及足跖部移植 21 天后切除肿瘤,分别检测肿瘤的大小及新生血管数。通过观察细胞形态、DNA 片断化以及半胱天冬酶(caspase)活性探讨了厚朴酚对诱导细胞凋亡的影响。实验证明,给予厚朴酚对背部皮下移植及右后足跖移植均有抑制肿瘤增殖的作用,新生血管数也明显减少。厚朴酚对细胞增殖、诱导细胞凋亡的体外研究发现添加 100 μm 厚朴酚时可抑制肿瘤细胞增殖、诱导细胞凋亡,并伴有 caspase 活性增强,从而提示厚朴酚诱导肿瘤细胞凋亡是 caspase 依赖性途径。体内和体外研究的结果表明厚朴酚诱导肿瘤细胞凋亡的直接作用以及阻碍血管生成的间接作用共同抑制了肿瘤细胞的增殖。和厚朴酚对于持续病毒应答(SVR)细胞,在 10 和 15 μg/mL 的浓度下,对其抑制率分别达到 60% 和 85% 。而在人淋巴细胞中,其抗 HIV 活性的 EC_{50} 为 3.3 μmol/L,具有非常强的抗病毒效果。

砂仁

砂仁,辛、温。归脾、胃经。具有化湿行气,温中止泻,安胎的功效。《汤液本草》砂仁:“缩砂,与白檀、豆蔻为使则入肺,与人参、益智为使则入脾,与黄柏、茯苓为使则入肾,与赤、白石脂为使则入大、小肠。”《本草经疏》:“缩砂密,辛能散,又能润,温能和畅通达。虚劳冷泻,脾肾不足也,宿食不消,脾胃俱虚也,赤白带下,胃与大肠因虚而湿热与积滞客之所成也。”

现代研究发现：砂仁挥发油的主要化学成分包括樟脑萜、α－蒎烯、水茴香萜、乙酸龙脑酯、樟脑、龙脑、7,7－二甲基－2－亚甲基－双环[2]庚烷等。叶、茎可提炼出植物油，外用对唇周疱疹、皮肤湿疹、体癣确有功效，有较强的抗病毒作用。

草果

草果，辛，温。归脾、胃经。具有燥湿温中，除痰截疟的功效。《用药心法》草果：“温脾胃，止呕吐，治脾寒湿、寒痰；益真气，消一切冷气膨胀，化疟母，消素食，解酒毒、食积。兼辟瘴解瘟。”《本经逢原》：“除寒，燥温，开郁，化食，利膈上痰，解面食、鱼、肉诸毒。”

现代研究发现：草果的化学成分主要分为五大类，即单萜烯类、含氧单萜类、倍半萜烯烃类、含氧倍半萜类和其他，其主要成分为1,8－桉油素（45.24%）、ρ－对丙基苯甲醛（6.04%）、香叶醇（5.11%）、香叶醛（4.52%）、α－松油醇（3.59%）、α－水芹烯（3.07%）、橙花醛（2.95%）、β－蒎烯（2.67%）等。在民间，草果主要运用于疟疾、咽喉感染、腹痛、胃功能失调、消化不良、恶心呕吐和腹泻等。在临床上可治疗多种疾病，具有镇痛、抗胃溃疡、抗癫痫、治疗腹部手术后腹胀和治疗急性结膜炎等功效，亦可作为脾胃寒湿主药。

有抗乙肝病毒的作用，李文等[12]采用 HBV－DNA 斑点杂交技术对170种中草药进行了体外抑制 HBV 的实验研究，结果表明中药草果、黄连、北山楂等19种草药对纯化的 HBV－DNA 有不同程度的抑制作用。从1 000种中草药水提取液（每种含生药250 g/50 μL）与 HBsAg（8个血凝单位）接触4 h后，共筛选出28种高效药物（8倍抑制）。草果水提液有明显的抑制 HBsAg 的作用。MTT 试验表明，草果挥发油对人癌细胞系的细胞毒性有选择性，其中以对 HepG2 最敏感，IC50 为 31.80±1.18 μg/mL，除癌细胞系 PC-3 和 A549 外，挥发油较其单体成分 1,8-桉油素和香叶醇对其余癌细胞系（HepG2、Hela、Bel7402、SGC-7901）有更强的细胞毒性，并呈浓度依赖。与丝裂霉素比较，草果挥发油在高浓度下有明显抗肿瘤活性，而对人体正常细胞系（HL-7702，HUVEC）却仅有较低的细胞毒性。推测草果挥发油两种单体成分可能不是其抗肿瘤活性的主要成分，极有可能是两单体成分的协同作用和（或）与油中其他成分的共同作用所致。通过流式细胞仪和 DNA 电泳分析，挥发油（60、80、100、150、200 μg/mL）对 HepG2 细胞系的毒性作用呈明显浓度依赖性，高浓度作用下出现大量凋亡小体，核区染色质浓缩及 DNA 断裂，推测草果油的抗肿瘤作用机制是诱导细胞凋亡。

参考文献

[1]任守忠，靳德军，张俊清，等.广藿香药理作用研究进展[J].中国现代中药，2006，8(8):27-29.

[2]刘世增，杨吉成，顾振纶，等.香菊感冒冲剂的药理作用研究[J].中成药，1997，19(3):25-27.

[3]高相雷，熊盛，王一飞，等.广藿香三种有效部位体外抗柯萨奇病毒 B_3 作用的初步研究[J].中药材，2009，32(5):261-264.

[4]郑志学.古为今用马王堆汉墓中香囊[J].家庭用药，2003，43(1):56.

[5]李飞泽，吕华，张峻.苍芷佩兰熏蒸剂对病室空气消毒的探讨[J].中国中医药信息杂志，1999，22(9):73.

[6]陈辉.佩兰饮治疗轮状病毒性肠炎 74 例[J].中国民族民间医药杂志，2002，11(2):78-80.

[7]任一心，孙瑾，孙悦，等.中药佩兰白术散治疗婴儿腹泻 237 例[J].中医药学报，1996，24(3):22.

[8]常新全,丁丽霞.中药活性成分分析手册,上册[M].北京:学苑出版社,2002:1104.

[9]李玲玲.厚朴挥发油化学成分研究[J].中草药,2001,32(8):686-687.

[10]肖培根.新编中药志[M].第三卷.北京:化学工业出版社,2002:612-627.

[11]池田浩治.厚朴酚抑制肿瘤细胞增殖[J].国外医学中医(中药分册),2002,24(4):248-250.

[12]李文,邹正宇,查赣,等.170种中草药抗乙型肝炎病毒的实验研究[J].世界华人消化杂志,1999,7(1):89-90.

第四节 开窍药

开窍药是一类具有通窍开闭、苏醒神识作用的药物,以治闭窍神昏之证,具有辛香走窜之性,又名芳香开窍药。温病学中常用的开窍药物主要有麝香、冰片、牛黄等。开窍药主要用于治疗温病热陷心包、痰浊蒙蔽清窍之神昏谵语,以及惊风、癫痫、中风等猝然昏厥、痉挛抽搐等症。近年来以开窍药为主,抢救治疗由多种原因所致昏迷及冠心病、心绞痛等急症,取得较好疗效,尤其是包括病毒感染所致的多种急性感染性病。

现代药理学研究证实,醒脑开窍中药有效成分脂溶性强、分子量极小,易挥发;易快速透过血脑屏障(BBB)进入脑组织,并具有双向调节BBB通透性的作用,能改善BBB功能和保护脑组织;能引药上行,除了本身能透过BBB进入脑组织发挥作用之外,还可促进其他药物透过BBB,提高药物的疗效[1],对中枢神经系统有兴奋作用,有镇痛、兴奋心脏与呼吸、升高血压的作用,能够改善机体病理损伤,同时也表现具有解热、抗炎、抗感染的作用[2],这些作用与感染病毒后对机体造成的病理损害相关,而单纯的开窍药物的抗病毒实验研究较少。

麝香

麝香,性味辛、温,归心、脾经,具有开窍醒神,活血通经,消肿止痛的功效。《神农本草经》称麝香"主辟恶气,杀鬼精物,温疟,蛊毒,痫痓",《名医别录》认为麝香"主治诸凶邪鬼气,中恶,心腹暴痛胀急,痞满,风毒"。临床多用于治疗包括病毒感染所致的闭证神昏,以及疮疡、咽喉肿痛、血瘀经闭、风寒湿痹、跌打损伤等病证。

现代研究表明,麝香对中枢神经、呼吸、循环等系统具有开窍解痉和强心等作用,并具有较强抗炎、抗菌、抗溃疡、抗肿瘤、免疫调节和雄激素样作用[3],而对于麝香的抗病毒机制,实验研究尚未查到,临床上运用以麝香为主的中药治疗多种病毒性感染性疾病,可能与麝香的综合药理作用有关,尤其是麝香的抗炎作用及其对脑组织的保护作用。

1. 抗炎作用　中性粒细胞具有趋化、吞噬、产生氧自由基及释放作用等功能,是炎症初期在损伤部位出现的主要细胞,它除了重要的防御作用外,还可以引起感染部位的炎症,引起病理损害,使炎症反应进一步加重,麝香多肽蛋白质类主要通过3个方面影响中性粒细胞的功能,从而起到抗炎作用[4]:①减少活性脂质的生成,麝香多肽蛋白通过抑制AA代谢酶中的5-LO作用,减少LTB4等炎性递质的生成,从而控制炎症的发生和发展[5],麝香糖蛋白成分可以抑制乙酰转移酶的活性,改变活性脂质的水平,减少LTB4、PAF的生成,从而抑制中性粒细胞的趋化[6,7];②麝香糖蛋白能够减弱中性粒细胞的释放作用,减少中性粒细胞释放颗粒内容物,不仅可以抑制中性粒细胞的趋化,还可以抑制β-葡糖苷酸酶和溶菌酶的释放,增加氧自由基的生成,但氧自由基的增加与麝香的抗炎作用并不完全相悖，并不影响其整体抗炎效能的发挥[8]；③麝香多肽蛋白类抑制中性粒细胞内游离钙水平的升高，降低游离钙水平，进而抑制细胞因子的产生及中性粒细胞的趋化反应[9]。

麝香水溶物可降低大鼠肾上腺内维生素 C 含量，并可提高外周血皮质酮含量，提示其可刺激肾上腺使其功能增强，切除肾上腺后麝香的抗炎作用消失，表明肾上腺功能增强与麝香的抗炎作用密切相关，但垂体切除后麝香对大鼠琼脂性关节肿的抑制作用依然存在，表明麝香的抗炎作用直接依赖肾上腺而不需垂体的参与，在大脑发生深度抑制情况下，麝香仍有明显的抗炎效应，表明脑的高级神经中枢，不是其抗炎作用的必要条件；麝香水溶物可降低大鼠肾上腺内维生素 C 含量，提高外周血皮质酮含量，切除肾上腺其抗炎作用消失，但切除垂体其抗炎作用依然存在，说明肾上腺与麝香水溶物的抗炎作用密切相关，并能增强小鼠免疫溶血反应的作用，提示其可能通过免疫调节而发挥抗炎作用[10]。

2. 脑保护作用　麝香对中枢神经系统的调节表现为兴奋和抑制的双重作用，同时可提高中枢抗缺氧能力，保护脑神经细胞，能透过血脑屏障进入脑组织，吸收快，发挥药效迅速，可延长小鼠在常压下缺血环境中的存活时间，明显减轻脑缺血缺氧和脑水肿，显著减轻以毛细血管和星形胶质细胞及其轴突引起的脑水肿，其主要成分麝香酮对脑缺血后脑水肿、血脑屏障通透性加大、脑体比值和脑组织含水量增加、病理组织改变等病理性损伤具有保护作用[11]。

冰片

冰片，性微寒，味辛、苦，归心、脾、肺经，具有开窍醒神，清热止痛的功用。《新修本草》记载冰片"主心腹邪气，风湿积聚，耳聋，明目，去目赤肤翳”，《本草纲目》认为冰片可“疗喉痹、脑痛、鼻瘜、齿痛、伤寒舌出、小儿痘陷，通诸窍，散郁火”。临床用于治疗目赤肿痛、喉痹口疮、疮疡肿痛、冠心病等病证，通过配伍其他药物，可以治疗热闭神昏（安宫牛黄丸）和寒闭神昏（苏合香丸），是治疗闭证神昏的要药。

现代医学研究表明，冰片有抗炎、镇痛、抗菌、保护心脑、双向调节神经系统、提高其他药物生物利用等作用，也具有一定的抗病毒作用[12]。其中，对于冰片的抗病毒实验研究较少，尚未能确切证实冰片的抗病毒机制。文献大多集中于对冰片的抗炎、提高生物利用度、调节神经系统和保护心脑的研究，这些作用可能有助于含有冰片药物的处方治疗多种病毒性感染导致的闭证神昏证。

1. 抗病毒作用　冰片的化学成分主要是右旋龙脑、左旋龙脑或异龙脑等，异龙脑可能通过抑制病毒多肽的糖基化而产生抗病毒作用，将Ⅰ型单纯疱疹病毒暴露于一定浓度的异龙脑30分钟，病毒即可被灭活，0.06%的异龙脑可以完全抑制病毒复制，但不影响病毒吸附[13]。

2. 双向调节中枢神经系统作用　冰片对中枢神经兴奋性有较强的双向调节作用，既“镇静安神”又有醒脑作用。具体表现为冰片能缩短戊巴比妥持续睡眠时间，还能延长苯巴比妥入睡时间，表现出醒脑和兴奋作用；可以对抗苦味毒兴奋中枢神经的作用，延长惊厥潜伏期，起镇静抗惊厥作用[14]。

3. 保护心脑组织　冰片能延长常压耐缺氧实验小鼠耐缺氧存活时间[15]，单味冰片对急性心肌梗死具有与冠心苏合丸类似的使冠状窦血流量回升、减慢心率和降低心肌耗氧量的作用；以冰片为主要成分的醒脑静，能减少谷氨酸造成的大鼠脑皮层神经细胞内乳酸脱氢酶漏出量，具有抗脑缺血作用；冰片能降低缺血再灌脑组织 MDA 含量，提高脑微血管 eNOS 表达，降低神经元及微血管

iNOS 表达，降低缺血引起的 NO 毒性[16]。

4. 提高药物的生物利用度　冰片可促进人体对药物的吸收，有"率领群药"的作用[17]。可促进药物透过生物膜屏障以达到药物在机体内的最佳吸收、分布，其中研究最多的是冰片透过血－脑脊液屏障（BBB）的作用。冰片既能够直接透过 BBB，并在脑部保持一定的浓度，较血液中药物浓度高，也能促进其他药物透过 BBB，无论是水溶性的还是脂溶性的都有促透的作用[18]。

牛黄

牛黄，性味甘、凉，归心、肝经，功用为化痰开窍，凉肝息风，清热解毒。《神农本草经》记载牛黄"主惊痫寒热，热盛狂痓"，《名医别录》认为牛黄"疗小儿百病，诸痫热，口不开，大人狂癫"。临床可用于治疗小儿惊风、癫痫、口舌生疮、咽喉肿痛等病证，是治疗病毒性疾病导致热闭神昏证的常用药物。

现代研究表明牛黄具有解热、镇静、抗惊厥、抗癫痫、强心、兴奋呼吸、抗炎、抑制病毒复制、抗癌、消炎利胆、恢复肝功能及提高机体免疫力等作用[19,20]。其中关于牛黄的抗病毒机制研究目前尚少，牛黄治疗病毒性疾病的机制可能与牛黄的解热、镇静、抗惊厥等对于中枢神经系统的影响以及调节心脏活动和免疫功能有关。

1. 抗病毒作用　牛黄、西洋参并用对乙肝病毒有较好的抑制作用，能明显降低谷丙转氨酶（ALT）、谷草转氨酶（AST）、总胆红素（Tbil）的水平，改善层黏蛋白（LN）、透明质酸酶（HA）等肝纤维化指标，总体疗效优于恩替卡韦，提示牛黄、西洋参并用具有改善患者肝功能，抑制肝纤维化的作用[21]。

2. 免疫作用　天然牛黄可能主要通过调节机体单核吞噬细胞及 B 细胞的功能而发挥其免疫药理作用，能明显提高小鼠单核吞噬细胞的吞噬功能和免疫小鼠脾细胞中抗体生成细胞的数量及抗体产生的能力，并能明显提高LPS刺激的淋巴细胞转化[22]。牛磺鹅去氧胆酸能提高小鼠外周血中吞噬细胞的吞噬功能、血清溶菌酶含量、溶血素形成以及抑制迟发型变态反应，在增强机体非特异性免疫和特异性免疫功能方面发挥着重要作用[23]。

3.对中枢神经系统的影响　天然牛黄对中枢神经系统具有镇静作用，可对小鼠自主活动有显著的抑制作用而降低小鼠协调运动功能，能加强催眠药物如戊巴比妥钠的中枢抑制作用，延长戊巴比妥钠小鼠催眠时间，减轻吗啡等所致小鼠兴奋，抗惊厥作用表现为可对抗可卡因、咖啡因或戊四氮所致的小鼠惊厥或延长惊厥潜伏期[24,25]。

4.调节心脏活动　牛黄调节心脏活动的主要成分可能是牛磺酸，其在心血管方面的作用有：抗心律失常作用，通过抑制钙内流，降低钙含量，对内皮损伤诱导的血管平滑肌细胞的增生有抑制作用，拮抗缺血大鼠心肌肌膜及线粒体 Ca^{2+} – ATP 酶、Mg^{2+} – ATP 酶及 Na^{+}，K^{+} – ATP 酶活性降低的细胞保护作用，起到保护心肌线粒体的功能和防止心肌损伤的作用；还可显著拮抗大鼠的应激性心律失常及心肌收缩、舒张功能的降低，保护心肌组织免受应激损伤[26]。

参考文献

[1]刘林，方永奇．醒脑开窍中药对血脑屏障影响的研究进展[J]．中华中医药学刊，2010，28(8)：1726 – 1728.

[2]宋晓静．论中药开窍药的临床应用及药理作用[J]．中外医疗，2009，28(17)：105.

[3]程黎晖．麝香的鉴别及应用[J]．中草药，2007，38(4)：641 – 642.

[4]曹喜红，周远大．麝香抗炎作用的研究进展[J]．中国药房，2007，18

(21):1662－1665.

[5]程桂芳,李宁元,刘大培,等.麝香的药理研究Ⅳ.麝香对大鼠炎性渗出液中白细胞花生四烯酸代谢的影响[J].中国医学科学院学报,1992,14(5):346－350.

[6]王文杰,白金叶,程桂芳,等.麝香糖蛋白成分对大鼠中性白细胞花生四烯酸代谢酶的作用[J].中国中药杂志,1997,22(5):45－47＋64－65.

[7]王文杰,周龙恩,白金叶,等.麝香糖蛋白成分对大鼠中性白细胞血小板活化因子生成及细胞内钙水平的影响[J].中国中药杂志,2000,25(12):29－32.

[8]王文杰,白金叶,程桂芳,等.麝香糖蛋白成分对白细胞介素－8激活的大鼠中性白细胞功能的影响[J].中国中药杂志,2001,26(1):51－53.

[9]王文杰,钟淼,郭颖,等.麝香糖蛋白成分对中性白细胞趋化反应的抑制作用[J].中国中药杂志,2003,28(1):63－66.

[10]朱秀媛,徐桂芳,程雨时,等.麝香的药理研究Ⅲ.麝香抗炎作用原理[J].中国医学科学院学报,1989,11(1):52－56.

[11]吕丽莉,张作平,黄伟,等.麝香酮对局灶性脑缺血大鼠模型的保护作用及对BBB转运功能的影响[J].中药药理与临床,2009,25(2):31－35.

[12]魏楚蓉,伍赶球.冰片的药理作用及其机制研究进展[J].国际病理科学与临床杂志,2010,30(5):447－451.

[13]Armaka M,Papanikolaou E,Sivropoulou A,et al. Antiviral properties of isoborneol a potentinhibitor of herbs simplex virus type 1[J]. AntivirRes,1999,43(2):79－92.

[14]方永奇,邹衍衍,李羚,等.芳香开窍药和祛痰药对中枢神经兴奋性的影响[J].中医药研究,2002,18(3):40.

[15]江光池,冯旭军,黄岚,等.龙脑和异龙脑对小鼠和家兔的药理作用[J].华西药学杂志,1989,4(1):23.

[16]万文成,李杰芬,罗海燕,等.醒脑静对大鼠皮层神经细的保护作用[J].广州中医药大学学报,2002,19(2):125.

[17]王光清.中国膏药学[M].北京:人民卫生出版社,1981:11.

[18]周德生,曾荣,胡华,等.冰片透过血脑屏障之述评[J].中国中医急症,2013,22(1):67－70.

[19]刘成德,刘洋,旺建伟.牛黄的药理作用及临床应用概况[J].中医药信息,2006,23(6):14－15.

[20]赵文静,郝丽莉,于庆芝.实用动物药研究[M].哈尔滨:黑龙江科学技术出版社,2003:280.

[21]陈利锋,李羚青,赵映前.牛黄与西洋参并用治疗慢性乙型病毒性肝炎的临床研究[J].湖北中医药大学学报,2011,13(6):15－17.

[22]张玮,路岐祥,袁惠南.天然牛黄对小鼠免疫功能的影响[J].中国中药杂志,1993,18(5):302－303,320.

[23]何秀玲,李培锋,关红,等.牛磺酸鹅去氧胆酸对小鼠免疫功能的影响[J].中药材,2005,28(12):1089－1092.

[24]郭淑民,苏燕生,王汝娟.牛齿根与牛黄的解热及镇静作用比较[J].中草药,1996,27(10):603－605.

[25]王本祥.现代中药药理与临床[M].天津:天津科技翻译出版社公司,2002:318.

[26]臧恒昌,翟光喜,张泰松,等.牛磺酸应用于心血管疾病的研究进展[J].中国生化药物杂志,2001,22(4):215－217.

第五节 补虚药

补虚药是能补充人体物质亏损,增强人体机能活动,以提高抗病能力,消除虚弱证候的一类药物。现代药理研究表明,补虚药可增强机体的免疫功能,产生扶正祛邪的作用,并且部分药物有抗病毒作用。结合温病用药及药物的抗病毒作用,在此选取人参、黄芪、甘草三种常用的补虚药进行介绍。

人参

人参,味甘、微苦,性平,归肺、脾、心经。具有大补元气,补脾益肺，生津，安神益智的功效。《神农本草经》人参："补五脏，安精神，定魂魄，止惊悸，除邪气，明目，开心益智。"《医学启源·药类法象》引《主治秘要》人参："补元气，止渴，生津液。"

现代研究发现：人参的主要化学成分包括多种人参皂苷、挥发油、氨基酸、微量元素及有机酸、糖类、维生素、蛋白质等。在对于病毒性疾病的防治上，人们发现人参皂苷及人参中的蛋白质发挥着重要作用。

1. 增强免疫作用　张才军[1]等通过研究发现人参皂苷 Rhl [20、40、80 mg/(kg·d)] 作用于免疫功能低下的小鼠后，各剂量组小鼠的脾和胸腺指数、巨噬细胞吞噬功能、T 淋巴细胞增殖作用均明显提高。潘维华[2]等采用 MTT 法和中性红试验分别测定各人参皂苷组分对脾淋巴细胞增殖功能和巨噬细胞吞噬功能的影响。结果显示，用不同浓度的乙醇洗脱下来的人参皂苷组分在试验范围内对小鼠脾淋巴细胞增殖功能以及巨噬细胞吞噬功能均有不同程度地促进作用，其中 70% 乙醇洗脱下来的人参皂苷组分的促进作用最强，提示用 70% 乙醇洗脱人参总皂苷所得到的皂苷组分具有良好的免疫增强剂的作用。周英武[3]等利用生物芯片技术检测人参皂苷 Rgl 对小鼠树突状细胞 Dc 功能调控相关基因表达的影响，发现人参皂苷 Rg3 对 Dc 作用涉及多个基因的表达调控，这些基因控制并影响着 Dc 功能、分化和成熟，为进一步寻找药物靶点提供了线索。

2. 抗病毒作用　褚秀玲[4]等采用马立克氏病毒(MDV)人工感染雏鸡模型，通过人参皂苷 Rg3 口服途径。并应用发病率、保护率、平均存活日龄等指标来评价了药物对机体的保护作用。结果发现人参皂苷 Rg3 可明显降低试验鸡的发病率与肿瘤检出率，能保护感染鸡的免疫器官，增强了感染鸡的免疫力，具有抗病毒作用。研究还发现人参皂苷和修饰后的衍生物 7 可以减轻(MDV)

感染鸡胚成纤维细胞(CEF)的损伤程度。李平亚[5]等通过观察人参皂苷 Rg3,Rb3 抗病毒的活性,发现 0.125 ~ 4.000 μg/mL 浓度的人参皂苷 Rg3 因浓度不同而以不同方式抑制单纯疱疹病毒 1 型(HSV - 1)和 PolioV 致细胞病变抑制效应(CPE),而对其他病毒的抑制作用不明显。常雅萍[6]等在体外实验证实 Rg3 具有抗 HSV - 1的作用。程晓耕[7]等研究了干扰素(IFN)和人参二醇皂苷(PDS)对感染流感病毒小鼠的治疗作用,当单独用 IFN 或 PDS 治疗时,小鼠的治愈率分别是 85% 和 60%,二者合用可将治愈率提高到 90%,与利巴韦林的治愈率相同。就肺病变而言,单剂组中 IFN 和 PDS 差别不大,合剂组中 IFN(4×10^3 IU)加 40 mg PDS 组肺病变率仅为 20%,而且病变程度亦较轻微。Zhang, H. Yu[8]等从人参根部提取的木聚糖酶,分子量只有 15 kDa,明显低于从其他药用植物分离得到木聚糖酶,最适酶活温度为 50℃,具有人工型免疫缺陷病毒转录抑制的活性。据已有文献报道,人参蛋白 GP4 为人参核糖核酸酶,该蛋白主要有 29KDa 和 27KDa2 个亚基组成,具有抗菌和抗病毒的活性,分子量约为 64KDa;人参蛋白 GP1 为类 RNA 酶蛋白,具有抗真菌、抗病毒和转录抑制活性[9,10]。

从上述研究可以发现人参可作为有效的免疫增强剂进行开发利用,可作为较好的抗病毒中药,为研制新型抗病毒药提供依据。

黄芪

黄芪,味甘,性微温。归脾、肺经。具有健脾补中,升阳举陷,益卫固表,利尿,托毒生肌的功效。《神农本草经》黄芪:"主治痈疽,久败疮,排脓止痛……补虚。"《本草汇言》黄芪:"补肺健脾,实卫敛汗,驱风运毒之药也。"

现代研究发现:黄芪的主要化学成分包括苷类、多糖、黄酮、氨基酸、微量元素等,在病毒性疾病的防治上,黄芪不仅能增强和调节机体免疫功能，而且对多种病毒具有抑杀作用。

1. 抗流感病毒　赵文[11]比较了新疆黄芪和山西黄芪100%水煎液的抗流感病毒作用，结果表明新疆黄芪和山西黄芪对实验用流感病毒毒株均有一定程度地直接抑制作用，新疆黄芪作用较强。对流感病毒感染鸡胚也表现不同程度地预防和治疗作用，其中新疆黄芪的预防作用较强，山西黄芪的治疗作用强。李丽娅[12]观察了黄芪多糖体内抗流感病毒的作用，结果表明黄芪多糖溶液能明显抑制流感病毒滴鼻小鼠模型的肺炎实变和流感病毒的增殖，显著延长流感病毒感染的小鼠生存时间。舒莉萍[13]和左丽[14]等的研究结果表明，黄芪 A6 组对流感病毒具有显著的体外抑制和体内拮抗作用。此外，黄芪尚具有抗禽流感病毒和甲型流感病毒的作用。王国霞[15]采用细胞病变（CPE）抑制实验考察了黄芪和金银花提取物抗禽流感病毒的作用，实验结果表明，金银花提取物体外对禽流感病毒有直接的抑杀作用，黄芪提取物虽无明显的作用，但能显著地增强金银花提取物对禽流感病毒的抑杀作用，使金银花对禽流感病毒的直接杀灭浓度由 7.81 mg/mL 提高至 0.98 mg/mL，最小阻断浓度由 3.90 mg/mL 提高到 1.95 mg/mL。张传杰[16]研究表明黄芪提取物能显著提高甲型流感病毒性小鼠肺炎模型的肺指数抑制率，延长小鼠存活天数。

2. 抗柯萨奇病毒　柯萨奇病毒是导致病毒性心肌炎的最重要病毒之一，黄芪临床治疗病毒性心肌炎效果显著，现代药理研究亦证实其具有良好的抗柯萨奇病毒作用，为黄芪治疗病毒性心肌炎提供了依据。体外实验研究表明，黄芪水提醇沉液具有抗 $CVB-A_{16}$、$CVB-B_1$、$CVB-B_3$ 和 $CVB-B_4$ 的作用[17]，水提液可抑制持续感染细胞模型中 CVB_3、CVB_5 的增殖[18]，醇提物、总提物和黄芪甲苷亦能显著抑制柯萨奇 B_3 病毒导致的心肌细胞病变。前两者 $TCID_{50}$ 降低两个以上对数值，后者 IC_{50} 为 6.4 ± 0.5 g/mL，治疗指数为200[19,20]。体内研究表明，黄芪、黄芪皂苷、黄芪注射液和黄芪甲苷均可降低心肌细胞对柯萨奇 B_3 病毒的敏感性，提高 CVB－B_3病毒性心肌炎小鼠的存活率，减轻心肌损害[21]。

3. 抗疱疹病毒　孙艳[22]等研究黄芪水煎液抗Ⅰ型单纯疱疹病毒（HSV－1），结果显示黄芪有较显著的抗 HSV－1 作用，但是与阿昔洛韦（ACV）相比较，黄芪的治疗指数（TI）较低。黄芪总皂苷、总多糖、总黄酮以阿昔洛韦为阳性对照，在活体中的抗人疱疹病毒Ⅰ型效果无显著性差异[22]，而三种成分中尤以黄芪总皂苷的疗效最为明显[23]。黄芪与虎杖联用对 HSV－1 的治疗指数达 10^3 而且细胞毒作用无加和性[24]，与干扰素合用能够协同抑制单纯性疱疹病毒的增殖[25]。张丽兰[26]等发现黄芪总皂苷与白藜芦醇以1:1 的比例合用对 HSV－2 的药效最强，协同作用最显著。有研究显示，黄芪注射液与白细胞介素－2、聚肌胞联合应用对复发性单纯疱疹性角膜炎均能提高疗效并降低复发率[27,29]。

近年来实验研究表明，黄芪对带状疱疹亦有较好的治疗作用。黄芪对失衡的细胞因子有调节作用，能改善机体的免疫功能紊乱状态[30]，作为阿昔洛韦的辅助药物服用能明显提高中老年带状疱疹的治疗有效率[31]。

4. 抗乙型肝炎病毒　在治疗乙型肝炎的处方中，黄芪多以主药使用。现代药理研究表明，黄芪及黄芪甲苷对体外乙型肝炎病毒抗原存在抑制作用，并与药物浓度呈正相关[32]。在治疗乙肝的黄芪有效成分中，黄芪多糖最为引人注目[33]。黄芪多糖能够确切提高机体免疫力、保护肝细胞、抗肝细胞纤维化[34]，对慢性乙肝的治疗具有重要意义。

此外，黄芪对巨细胞病毒、伪狂犬病毒、猪细小病毒、新城疫病毒等也有一定的治疗作用。黄芪虽有广谱的抗病毒作用，但其机制方面的研究仍不十分明确。黄芪通过扶正抗病毒的作用机制体现在:在整个机体水平上,能显著增强机体的非特异性免疫功能和特异性免疫功能,保护机体;在细胞水平上,能增强病毒诱生和机体自身诱生干扰素的能力,大幅度增加干扰素的产量,从而增加抗病毒蛋白质的数量,是一味良好的干扰素诱生剂。有关黄芪祛邪抗病毒作用已有报道,其机制仍需深入研究。黄芪与某些清热解毒药联合使用,攻补并施、祛邪扶正同时进行,可增强病毒性疾病的治疗效果,值得进一步研究发现更多配伍组合。

甘草

甘草,味甘,性平。归心、肺、脾、胃经。具有补脾益气,祛痰止咳,缓急止痛,清热解毒,调和诸药的功效。《本草汇言》甘草:“和中益气,补虚解毒之药也。”《本草正义》甘草:“味至甘,得中和之性,有调补之功,故毒药得之解其毒,刚药得之和其性……”

现代研究发现,甘草的主要化学成分包括三萜类(三萜皂苷甘草酸的钾、钙盐为甘草甜素,是甘草的甜味成分)、黄酮类、生物碱、多糖等,其中三萜类抗病毒作用明显。

1. 抗疱疹病毒　早在 20 世纪 80 年代,研究者就已经发现甘草次酸衍生物甘珀酸钠(CBX)和环胃酮钠(CCX)具有抗 HSV 的作用[35]。CBX 和 CCX 均具有抗 HSV-1、HSV-2 的活性,可显著抑制病毒复制,使感染性病毒颗粒的数量减少。据文献报道,将一些具有抗病毒和抗炎活性的酶或蛋白质如溶菌酶(lysozyme,LYS)和乳铁传递蛋白(lactotransferrin,LAC)与甘草酸联合应用,可产生协同作用,从而增强甘草酸抗 HSV-1 病毒的活性[36]。我国研究者通过体内研究发现,甘草甜素可有效抑制 HSV 对脑毛细血管内皮细胞和多形核中性粒细胞的吸附,从而显著减轻 HSV 感染宿主细胞后引起的炎症应答[37]。

Francesca Curreli[38]等首次发现,甘草酸可以终止潜伏于 B 淋巴细胞中的卡波氏肉瘤相关疱疹病毒的复制。此机制表明，通过干扰潜伏感染中相关基因的表达，可有效清除潜伏期卡波氏肉瘤相关疱疹病毒，从而为临床治疗提供新思路。Carmen Manuela Klass[39]等通过研究也证实了甘草酸不仅可以抑制卡波氏肉瘤相关疱疹病毒的裂解性复制，而且能有效清除处于潜伏感染期的疱疹病毒。

2. 抗人类免疫缺陷病毒（HIV） 20世纪80年代末，日本学者相继报道了甘草酸、甘草甜素等甘草属三萜类化合物具有抗HIV的活性，能有效抑制HIV复制[40,42]。Hidetaka Sasaki[43]等在HIV感染者的外周血单核细胞中检测到甘草甜素具有抗HIV的作用。Shinji Harada[44]等研究发现甘草甜素还可以通过降低细胞膜的流动性以减少细胞间的融合，从而抑制HIV在细胞间的增殖和扩散。Miwa Takei[45]、Tsuyoshi Yoshida[46]等通过研究证实，甘草酸及其盐（甘草甜素）可以有效抑制R5 HIV的复制。

3. 抗肝炎病毒 据文献报道，甘草酸、甘草甜素等甘草属三萜类化合物具有直接抗HBV的活性，且这种抗病毒作用对宿主细胞没有毒性[47]。日本学者通过在豚鼠体内进行甘草甜素抗HBV活性的研究证实，静脉注射甘草甜素可改变HBV相关抗原在肝细胞中的表达，并抑制乙肝表面抗原（HBsAg）的唾液酸化作用[48]。据文献报道，联合应用拉米夫定和甘草甜素可以更有效地抑制HBV复制，大大降低了HBV-DNA的浓度，使之前持续升高的转氨酶水平恢复正常[49]。研究者通过临床实验证实，长期给慢性乙肝患者静脉注射甘草酸可促进病情好转，疾病治愈率达30%~40%，明显高于干扰素治疗组[50]。甘草酸、甘草甜素等甘草属三萜类化合物不仅可以有效抑制HBV感染，还具有较强的抗HCV活性。Usman A Ashfaq等在感染HCV的肝细胞中使用无毒剂量的甘草甜素检测其抗病毒活性。结果发现不同剂量组HCV核心基因的表达水平均有下降,且这种抗病毒作用呈剂量依赖性,在安全范围内使用较大剂量的甘草甜素可获得更好的抗 HCV 效果。此外,研究者还发现甘草甜素和 IFN - α 具有协同作用,联合用药更能抑制 HCV 复制[51]。Masaaki Korenaga[52]等通过体内外实验证实,甘草甜素制剂(SNMC)可保护线粒体免受 HCV 蛋白诱导的氧化应激损伤,从而有效降低丙型肝炎患者罹患肝硬化的概率。

4. 抗 SARS 冠状病毒 在 SARS 疫情发生后,筛选抗 SARS 冠状病毒活性药物,研究 SARS 冠状病毒基因组和蛋白结构等相关研究工作迅速开展。在药物筛选过程中,我国研究者发现甘草甜素具有抗 SARS 冠状病毒的活性[53]。Cinatl[54]等分别对利巴韦林、6 - 氮尿苷、吡唑呋喃菌素、霉酚酸和甘草甜素等五类药物进行抗 SARS 冠状病毒活性检测,结果显示甘草甜素抗 SARS 冠状病毒活性最强,能够显著抑制 SARS 冠状病毒复制,并在病毒复制早期抑制病毒吸附和侵入宿主细胞。在对 15 种甘草酸衍生物进行抗 SARS 冠状病毒活性检测的过程中,Gerold Hoever 等发现甘草酸衍生物抑制 SARS 冠状病毒复制的活性更强。将 2 - 乙酰胺基 - β - D - 吡喃葡萄糖胺引入到甘草酸的糖链中而获得的衍生物,其抗 SARS 冠状病毒的活性比甘草酸强 10 倍,且其对细胞的毒性低。此外,研究者发现结合两个氨基酸残基和一个游离羧基的甘草酸衍生物,其抑制 SARS 冠状病毒复制的作用比甘草酸强 70 倍,但这类衍生物对细胞的毒性明显增高,从而降低了治疗的安全性[55]。

5. 抗流感病毒 研究者通过体外实验发现甘草酸可通过降低血凝素水平抑制鸡胚中流感病毒的生长[56]。To kuichiro Utsunomiya[57]等在感染致死剂量 A2 型流感病毒(H2N2)的小鼠中进行甘草甜素抗流感病毒活性的研究。结果显示,注射了甘草甜素的小鼠的平均存活时间明显延长,其肺组织的实变程度和病毒滴度明显低于对照组(注射生理盐水)。据文献报道,与单独使用金刚烷胺抗流感病毒相比,联合应用甘草酸和谷氨酰-色氨酸可获得更显著的抗病毒效果,从而使肺组织水肿和炎症细胞浸润明显减轻[58]。新近研究表明,高迁移率组框蛋白1(High mobility groupbox protein 1,HMGB1)在细胞核内流感病毒的复制中起着重要作用。HMGB1与流感病毒核蛋白结合可促进病毒生长并增强病毒聚合酶的活性。甘草甜素通过对抗这种结合作用,可降低流感病毒聚合酶的活性,从而抑制流感病毒复制[59]。

6.其他　此外,研究者们发现甘草属三萜类化合物也具有抗轮状病毒、致病性虫媒病毒的活性。Michele E Hardy[60]等通过体外实验分别研究甘草甜素和18β-甘草次酸抗轮状病毒的活性并进行比较,结果发现18β-甘草次酸处理组中轮状病毒的滴度与对照组相比减少了99%,而甘草甜素处理组的结果与对照组相似。实验结果表明,有效抑制轮状病毒复制的甘草酸类药物是18β-甘草次酸而不是甘草甜素。Jean Marc Crance[61]等通过体外实验研究了利巴韦林、IFN-α、6-氮尿苷和甘草甜素对登革病毒、日本脑炎病毒、黄热病毒等致病性虫媒病毒的抗病毒活性,发现IFN-α抗虫媒病毒的活性最强,而在安全范围内使用较高浓度的甘草甜素也可有效抑制虫媒病毒复制。

参考文献

[1]张才军,郭民,柳波,等.人参皂苷Rh1对免疫功能降低小鼠的免疫调节作用研究[J].昆明医学院学报,2009,30(11):51-54.

[2]潘维华.人参提取物及其组分对小鼠免疫功能的影响[D].镇江:江苏科技大学生物化学与分子生物学系,2011.

[3]周英武,彭桂英,顾立刚,等.利用生物芯片技术检测人参皂苷Rgl对小鼠树突状细胞功能调控相关基因表达的影响[J].中国免疫学杂志,2010,

26(7):1086－1090.

[4]褚秀玲,苏建青,韦旭斌.细胞病变观察法检测人参皂苷及其衍生物抗马立克氏病病毒的作用[J].中国畜牧兽医,2010,37(3):179－182.

[5]李平亚,郝秀华,赵春芳,等.人参皂苷 Rg3,Rb3 在抗病毒作用的研究[J].中国老年学杂志,2001,21(3):215－216.

[6]常雅萍,吴雅珍,李平亚,等.G－Rg_3 治疗单疱病毒性角膜炎实验研究[J].白求恩医科大学学报,2000,26(2):134－136.

[7]程晓耕,赵雪俭,迟宝琦,等.IFN 和 PDS 合剂体内抗流感病毒的作用[J].微生物学杂志,2004,24(5):64－65.

[8] Zhang C, Yu H, Bao Y, et al Purification and characterization of ginsenoside－beta－glucosidase from ginseng[J]. Chemical and Pharmaceutial Bulletin,2001,49(7):795－798.

[9] Lam S K, Ng T B. Isolation of a novel thermolabile heterodimeric ribonuclease with antifungal and antiproliferative activities from roots of the sanchi ginseng[J]. Biochemicaland Biophysical Research Communications, 2001, 285: 419－423.

[10]Ng T B, Wang H X. Panaxagin, a new protein from Chinese ginseng possesses anti－fungal, anti－viral, translation inhibiting and ribonuclease activities [J]. Life Sciences,2001,68:739－749.

[11]赵文,任永凤.新疆黄芪抗病毒作用研究[J].中国药学杂志,2001,36(1):23.

[12]李丽娅,凌秋,崔洪波.黄芪多糖抗流感病毒的实验研究[J].中国中医药科技,2002,9(6):354.

[13]舒莉萍.黄芪 A6 组分对流感病毒抑制作用的体外实验研究[J].现代中西医结合杂志,2009,18(35):4339.

[14]左丽,杨夏,佘晓玲,等.黄芪 A 组分对流感病毒抑制作用的实验研究[J].贵州医药,1997,21(5):272.

[15]王国霞,邹海棠,梅春升,等.黄芪、金银花提取物体外抗禽流感病毒的试验研究[J].中兽医学杂志,2005(3):4.

[16]张传杰,刘丽娟,张蓬华,等.黄芪和秦艽提取物抗甲型流感病毒研究[J].郧阳医学院学报,2010,29(2):138.

[17]杨洁,刘萍,武晓玉.5种中药提取物体外抗病毒药效学研究[J].军医进修学院学报,2007,28(5):375.

[18]苏琦华,訾自强,罗炳锋,等.黄芪对体外B组柯萨奇病毒持续感染抑制作用的研究[J].天津医科大学学报,2004,10(3):382.

[19]贾俊骅,王仓,贾海骅.黄芪的醇提有效部位对心肌细胞的保护作用[J].中国分子心脏病学杂志,2008,8(6):341.

[20]宋晓东,刘玉清,王汉卿,等.黄芪总提取物对心肌细胞的保护作用及对c-myc基因表达的影响[J].中国分子心脏病学杂志,2003,3(1):3.

[21]于小华,张新刚,王时俊,等.黄芪甲甙对病毒性心肌炎小鼠心肌柯萨奇病毒受体基因表达的影响[J].实用儿科临床杂志,2005,20(3):215.

[22]孙艳,杨洁.黄芪水煎液抗Ⅰ型单纯疱疹病毒的实验研究[J].第一军医大学学报,2004,24(1):57-58.

[23]王志洁,黄铁牛.黄芪多种成分对豚鼠皮肤Ⅰ型人疱疹病毒感染的治疗作用[J].中国现代应用药学杂志,2003,20(6):452-455.

[24]邓成国,杨虹.黄芪多种成分抗豚鼠皮肤Ⅰ型人疱疹病毒感染的实验研究[J].医学新知杂志,2004,14(2):100-116.

[25]王志洁,程仲敏.虎杖、黄芪联用抗Ⅰ型疱疹病毒药效分析[J].中国中药杂志,1999,24(3):176-180.

[26]张丽兰,刘永清.黄芪和干扰素合剂抗单纯疱疹病毒的作用[J].中华实验和病毒学杂志,1998,12(3):269-271.

[27]王志洁,黄岐善.白藜芦醇与黄芪总皂苷合用抗Ⅱ型人疱疹病毒药效分析[J].浙江中医学院学报,2005,29(6):81-84.

[28]石慧君,张铭连.黄芪注射液联合白细胞介素-2治疗复发性单纯疱疹性角膜炎疗效观察[J].中国中医眼科杂志,2000,10(2):88-90.

[29]赵治河.聚肌胞联合黄芪注射液治疗单纯疱疹性角膜炎[J].中国中医眼科杂志,1993,3(3):158-159.

[30]薛凤,李红.黄芪对老年带状疱疹患者Th1/Th2失衡调节作用的探

讨[J].中国医药指南,2007(5):122－125.

[31]张美芳,李莉.大剂量黄芪在中老年带状疱疹治疗中的作用[J].中国皮肤性病学杂志,2003,17(3):171－174.

[32]吴晓蔓,袁文声.黄芪抗乙型肝炎病毒的体外实验研究[J].广东医学,2008,9(1):37－38.

[33]张娟,陈建宗.黄芪甲苷体外抗乙型肝炎病毒的作用[J].第四军医大学学报,2007,28(4):2291－2293.

[34]陈云茹,袁利超.黄芪多糖治疗慢性病毒性乙型肝炎[J].世界最新医学信息文摘,2004,3(3):1130－1131.

[35]Dargan D J, Subak－Sharpe J H. The antiviral activity against herpes simplex virus of the triterpenoid compounds carbenoxolone sodium and cicloxolone sodium[J]. J Antimicrob Chemother, 1986, 18:185－200.

[36]Lampi G, Deidda D, Pinza M, et al. Enhancement of anti－herpetic activity of glycyrrhizic acid by physiological proteins[J]. Antivir Chem Chemother, 2001, 12(2):125－131.

[37]Huang W, Chen X, Li Q, et al. Inhibition of intercellular adhesion in herpex simplex virus infection by glycyrrhizin[J]. Cell Biochem Biophys, 2012, 62(1):137－140.

[38]Curreli F, Friedman－Kien A E, Flore O. Glycyrrhizic acid alters Kaposi sarcoma－associated herpesvirus latency, triggering p53－mediated apoptosis in transformed B lymphocytes[J]. J Clin Invest, 2005, 115(3):642－652.

[39]Klass C M, Offermann M K. Targeting human herpes virus－8 for treatment of Kaposi′s sacroma and primary effusion lymphoma[J]. Curr Opin Oncol, 2005, 17(5):447－455.

[40]Nakashima H, Matsui T, Yoshida O, et al. A new anti－human immunodeficiency virus substance, glycyrrhizin sulfate; endowment of glycyrrhizin with reverse transcriptase－inhibitory activity by chemical modification[J]. Jpn J Cancer Res, 1987, 78(8):767－771.

[41]Ito M, Sato A, Hirabayashi K, et al. Mechanism of inhibitory effect of

glycyrrhizin on replication of human immunodeficiency virus(HIV)[J]. Antiviral Res,1988,10(6):289 - 298.

[42]Hattori T,Ikematsu S,Koito A,et al. Preliminary evidence for inhibitory effect of glycyrrhizin on HIV replication in patients with AIDS[J]. Antiviral Res, 1989,11(5 - 6):255 - 261.

[43]Sasaki H,Takei M,Kobayashi M,et al. Effect of glycyrrhizin,an active component of licorice roots, on HIV replication in cultures of peripheral blood mononuclear cells from HIV - seropositive patients[J]. Pathobiology,2002,70(4):229 - 236.

[44]Harada S. The broad antiviral agent glycyrrhizin directly modulates the fluidity of plasma membrane and HIV - 1 envelope[J]. Bio J,2005,392(Pt1): 191 - 199.

[45]Takei M,Kobayashi M,Li X D,et al. Glycyrrhizin inhibits R5 HIV replication in peripheral blood monocytes treated with 1 - methyladenosine[J]. Pathobiology,2005,72(3):117 - 123.

[46]Yoshida T,Kobayashi M,Li X D,et al. Inhibitory effect of glycyrrhizin on the neutrophil - dependent increase of R5 HIV replication in cultures of macrophages[J]. Immunol Cell Biol,2009,87(7):554 - 558.

[47]Romero M R,Efferth T,Serrano M A,et al. Effect of artemisinin/artesunate as inhibitors of hepatitis B virus production in an"in vitro" replicative system[J]. Anti - viral Res,2005,68(2):75 - 83.

[48]Sato H,Goto W,Yamamura J,et al. Therapeutic basis of glycyrrhizin on chronic hepatitis B[J]. Antiviral Res,1996,30(2 - 3):171 - 177.

[49]Matsuo K,Takenaka K,Shimomura H,et al. Lamivudine and glycyrrhizin for treatment of chemotherapy induced hepatitis B virus(HBV) hepatitis in a chronic HBV carrier with non - Hodgkin lymphoma[J]. Leuk Lymphoma,2001,41(1 - 2):191 - 195.

[50]Eisenburg J. Treatment of chronic hepatitis B. Part 2: Effect of glycyrrhizic acid on the course of illness[J]. Fortschr Med,1992,110(21):395 -

398.

[51] Ashfaq U A, Masoud M S, Nawaz Z J, et al. Glycyrrhizin as antiviral agent against hepatitis C virus[J]. J Transl Med, 2011, 9: 112 – 113.

[52] Korenaga M, Hidaka I, Nishina S, et al. A glycyrrhiz in – containing preparation reduces hepatic steatosis induced by hepatitis C virus protein and iron in mice[J]. Liver International, 2011, 31(4): 552 – 560.

[53] Chen F, Chan K H, Jiang Y, et al. In vitro susceptibility of 10 clinical isolates of SARS coronavirus to selected antiviral compounds[J]. J Clin Virol, 2004, 31(1): 69 – 75.

[54] Cinatl J, Morgenstern B, Bauer G, et al. Glycyrrhizin, an active component of liquorice roots, and replication of SARS – associated coronavirus[J]. Lancet, 2003, 361(9374): 2045 – 2046.

[55] Hoever G, Baltina L, Michaelis M, et al. Antiviral activity of glycyrrhizic acid derivatives against SARS – coronavirus[J]. J Med Chem, 2005, 48(4): 1256 – 1259.

[56] Pompei R, Paghi L, Ingianni A, et al. Glycyrrhizicacid inhibits influenza virus growth in embryonatedeggs[J]. Microbiologica, 1983, 6(3): 247 – 250.

[57] Utsunomiya T, Kobayashi M, Pollard R B, et al. Glycyrrhizin, an active component of licorice roots, reduces morbidity and mortality of mice infected with lethal doses of influenza virus[J]. Antimicrob Agents Chemother, 1997, 41(3): 551 – 556.

[58] Smirnov V S, Zarubaev V V, Anfimov P M, et al. Effect of a combination of glutamyl – tryptophan and glycyrrhizic acid on the course of acute infection caused by influenza (H3H2) virus in mice[J]. Vopr Virusol, 2012, 57(3): 23 – 27.

[59] Moisy D, Avilov S V, Jacob Y, et al. HMGB1protein binds to influenza virus nucleoprotein and promotes viral replication[J]. J Virol, 2012, 86(17): 9122 – 9133.

[60] Hardy M E, Hendricks J M, Paulson J M, et al. 18beta – glycyrrhetinic

acid inhibits rotavirus replication in culture[J]. Virol J,2012,9(1):96 – 97.

[61] Crance J M, Scaramozzino N, Jouan A, et al. Interferon, ribavirin, 6 – azauridine and glycyrrhizin: antiviral compounds active against pathogenic flaviviruses[J]. Antiviral Res,2003,58(1):73 – 79.